私たち100人の乳がん体験記

乳がんと診断されたらすぐに読みたい本

豊増さくらと乳がん患者会bambi*組

【監修】
高尾信太郎
(兵庫県立がんセンター乳腺科部長、神戸大学医学部教授)
脇田和幸
(茶屋町ブレストクリニック院長)

エッセンシャル出版社

子供たちに、そして仲間に

２０１１年６月。40歳の私は乳がんの手術を受けた。

手術はあっという間に終わった……ような気がする。

なにしろ、麻酔で寝ていたのだから。


「聞こえますか～。聞こえたら手をあげてくださーい」

という看護師さんの声に現実世界に引き戻され、胸の痛みで手術の完了を知る。

すぐにしゃべれるようにもなり、まず最初に聞いたことは、「今何時ですか？」

時間は６時40分。

手術開始から４時間40分が経過していた。

その返答を聞いて思った。
「キセキは起きなかったんだな」と。

入院前、こんな話をママ友から聞いた。
なんでもその人の知り合いも「がん」と診断されたものの、いざ手術をしてみると、がんではなく、そのまま傷口を縫って手術が終了したらしい。

触診もマンモグラフィーもエコーも細胞診も組織診もすべてクロだった私だけど、心の奥底では、もしかしたら自分も何かの間違いでがんと診断されたのではないかと思っていた。だってこんなに元気だし。家系にがんの人はいないし。乳がんのリスクといわれる要因もほぼあてはまらない。

でも手術は5時間弱。
開いてすぐ縫ったような時間ではない。

手術は無事すんだけど正直とても悲しくなった。
自分にはキセキは起こらなかったのだと。

私には前述の人の話が誤診ではなく、奇跡のように感じられていた。
幼い子供を抱え、がんを告知され、3日3晩泣き通したというその人を不憫に思い、
神様ががんを消してくれたのではないかと。

「腋《わき》の下もきれいに取れましたからね」という医師の言葉もむなしく響く。
転移してたのか……。

私にはキセキは起こらなかった……単なる病人。
でも幸せです。

息子が「病室で退屈だったら遊んでね。」と作ってくれたマラカス。

「お母さんはやく」

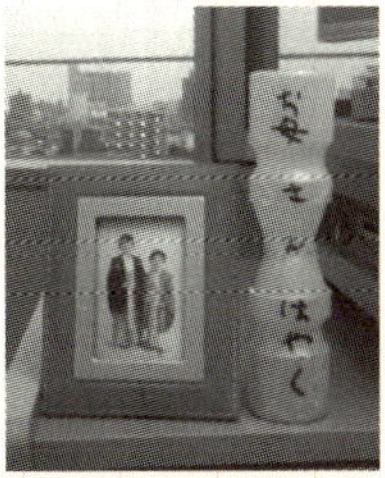

「よくなりますように」

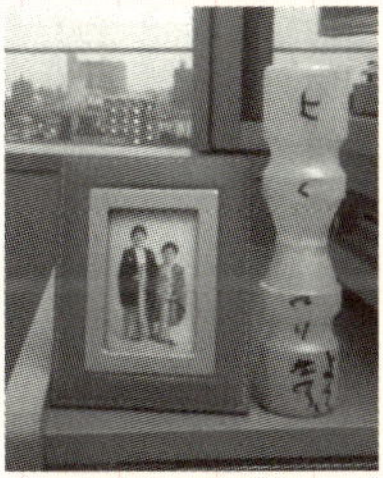

ありがとう。頑張って病気治すよ。

この本はどこにでもいる働くお母さんの乳がん体験記と、
思いがけなく出会いに恵まれた１００人の闘病仲間の体験談です。

はじめに

ある日突然自分が「普通の人」から「がん患者」へ。

「これから先どうなるの!?」

人間誰しも経験したことがないことには恐怖を感じるものです。当事者やその家族、多くの人が驚き戸惑い慌てふためくことと思います。そんなとき、ぜひ役立ててほしいのが経験者の声です。

でも、私自身そうだったのですが、知り合いに乳がん患者はいませんでした。そんな私が頼ったのはネット。まずは先輩乳がん患者さんのブログを読み、次いで自分でも書き始め、そうこうするうちにたくさんの仲間ができました。そしてそんな仲間たちと直接会う機会を通じて知ったのは、「同じ乳がんといっても、本当にさまざまな治療方法がある」ということ。手術の方法、抗がん剤の種類、副作用を抑えるための処置……。

なぜそんなにたくさんの治療方法があるかというと、実はひと口に乳がんといってもさまざまなタイプがあり、それぞれに応じた治療方法が提供されているからです。

また、いろいろな医療機関や学術機関、企業が切磋琢磨して治療方法を開発しており、同じタイプの乳がんでも治療の選択肢は多岐にわたっています。


仲間たちとそんな話をするといつも出るのが、

「もっといろいろ知っときたかった！」

「同じ病気の人との会話が何よりの薬！」という声。

自分の体のことだから、自分で調べて、自分で納得できる治療を選びたかった。

経験者の体験談から心の準備をしたかった……。

自分ひとりで泣いていたのが仲間に出会えて本当に楽になった……。

この本は突然の病気に「これから先どうなるの！」ととまどう患者さんやその家族に、「こんなふうになるよ」、「こんな選択肢があるよ」ということをお伝えしたくて書いた本です。何かのご参考になればうれしいですし、「なんだ意外と元気じゃん」と、ほんの少しでも元気になっていただければとてもとてもうれしいです。

病気の種類も治療法も受け止め方も千差万別。ぜひ、あなたの仲間をこの本で見つけてください！

CONTENTS

手術・リハビリ・病理検査

抗がん剤治療

髪の毛のこと

放射線治療・ホルモン療法・術後検査

治療のこと●補足

第2章 ✻ 生活のこと

治療中って生活はどうなるの!? そんな不安にお答えします!

お金のこと

日々のこと

100人の体験記　アンケート結果《データ&コラム》

第1章 ✲ 治療のこと

第2章✲生活のこと

治療のこと ✿ 第1章

これから治療を受けられる方、ご家族の方へ
乳がんの治療って、こんな感じで結構バラエティに富んでます！

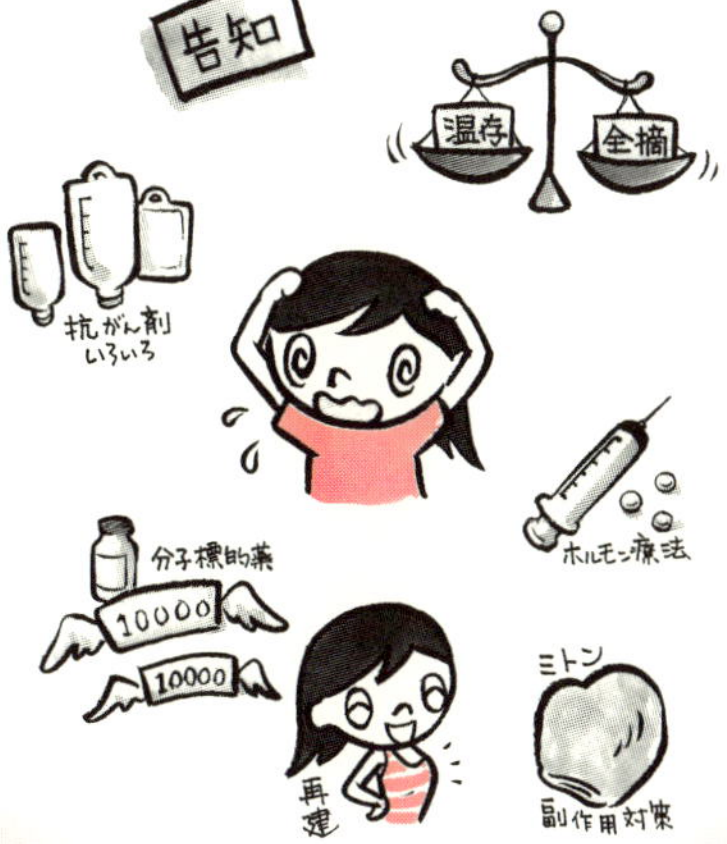

私の治療スケジュール

2011年
3月31日

近所のSクリニック（産婦人科。乳腺外来あり）を受診。
マンモグラフィー検査をして2週間後に結果を聞きに来るようにいわれる

最初の受診から2週間

2011年
4月14日

Sクリニックを再受診。
マンモグラフィーは「異常なし」。
エコー検査をしたところ、翌日総合病院に行くようにいわれ、紹介状を受け取る。

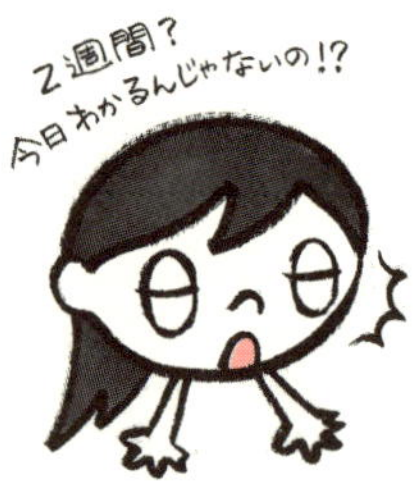

2週間？
今日わかるんじゃないの!?

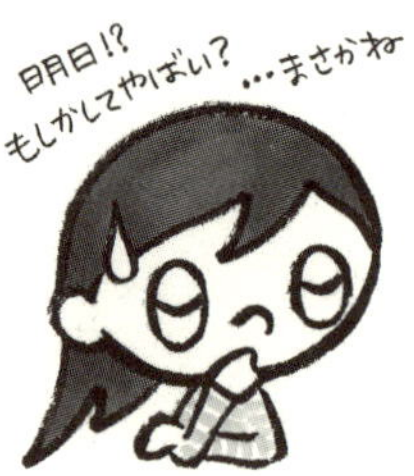

明日!?
もしかしてやばい？
…まさかね

最初の受診から
2週間と1日

2011年
4月15日

I病院（総合病院）を受診。
再びマンモとエコー。組織診のため、針で組織採取。
ゴールデンウィークを挟むため、3週間後に結果を聞きに来るようにいわれる。

最初の受診から
約5週間

2011年
5月6日

乳がんの告知。そのまま肺検査を受け、
即日「肺は大丈夫」との診断。
手術まではいくつかの検査が必要、との説明を受け、
検査の予約をして帰宅。

最初の受診から
5週間と4日

2011年
5月10日

骨シンチ。
検査だけ受けて帰宅。

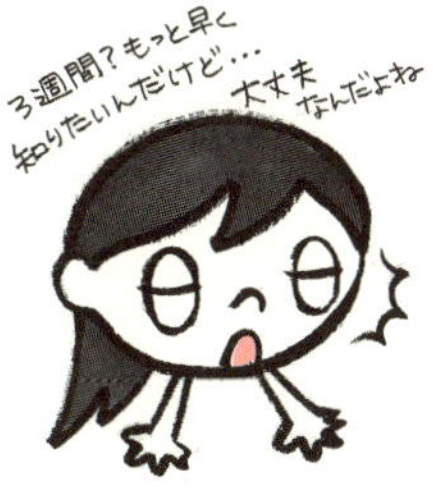
3週間？もっと早く知りたいんだけど…
大丈夫なんだよね

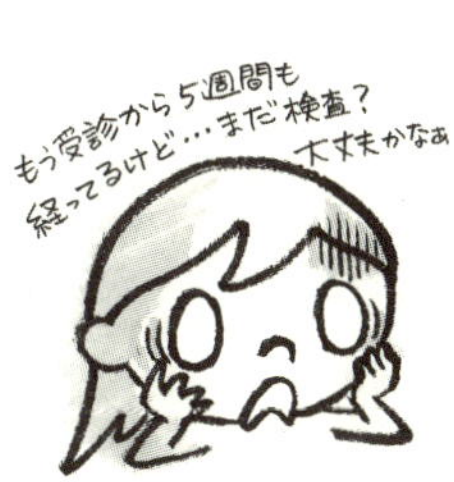
もう受診から5週間も経ってるけど…まだ検査？
大丈夫かなぁ

最初の受診から
6週間と3日

2011年
5月16日

造影CT。
検査だけ受けて帰宅。

最初の受診から
約2ヵ月

2011年
5月30日

乳腺MRI。
検査だけ受けて帰宅。

最初の受診から
約2ヵ月

2011年
6月1日

「転移なし」の診断と手術の日程の説明。
手術は6月23日とのこと。
「もう少し早くなりませんか?」（心の声…ではなく実際にいう）
「なりません」（ガクッ!）

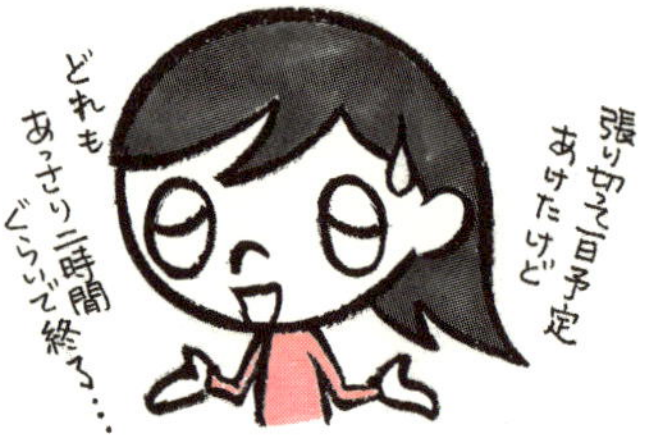
張り切って一日予定あけたけど
どれもあっさり二時間ぐらいで終る…

最初の受診から
約３ヵ月弱

2011 年
6 月 24 日

帰宅後医師から電話があり、

「手術は6月29日にしてください」とのこと。

「えっ…？」（これ以上待ちたくない！）と返答に困ってると、

「1週間ぐらいで急に悪くなりませんから」といわれ、いい子ちゃんぶって了承。

しかし、月をまたいだおかげで入院費が高くついた（141ページ参照）。

「断りゃよかった！」（と、あとから考える）

～この間受診・治療なし～

最初の受診から
約３ヵ月弱

2011 年
6 月 29 日

不安が最高潮に達し、「しこりが大きくなってる！」

と予約なしで受診。

結果は、「大きくなってません」で赤っ恥（でも安心）。

やっと手術。

「なんでもええからはよ切ってくれや！」

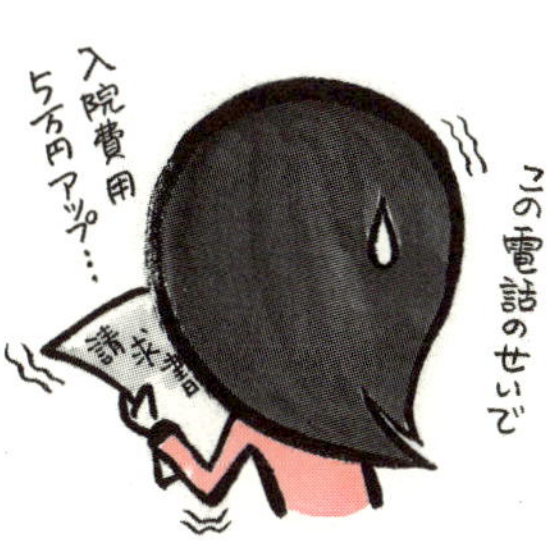
この電話のせいで
入院費用
5万円アップ…
請求書

手術から１週間

2011年
7月5日

退院。退院だけは早かった……。

～2週間に1回程度のリハビリ通院～

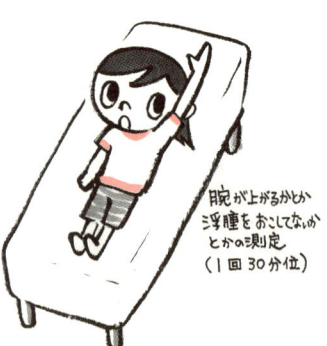

最初の受診から
３ヵ月と３週間
手術から３週間

2011年
7月20日

手術後初受診。「病理の結果が出てるかも」といわれていたのにまだだって。
おかげで抗がん剤やるかどうかも決められず。傷口だけ診てもらって帰宅。

最初の受診から
４ヵ月と１週間
手術から５週間

2011年
8月3日

今度こそ「病理の結果が出てる」といわれてたのにやっぱりまだだって。
「また2週間後に……」といわれ、ついに「早くしてください！」と要望を口に。
1週間後に再度受診することに。

腕が上がるかとか
浮腫をおこしてないか
とかの測定
（1回30分位）

最初の受診から
4ヵ月と2週間
手術から6週間

2011年
8月10日

今度こそ病理の結果が出た！
「やりゃぁできるじゃん！」（心の声←ますます偉そうになってきた）
「抗がん剤やりましょうか？」って。ああ、やるよ、やってやるよ！
「最短でいつからできますか？」って聞いて8月19日を選択。

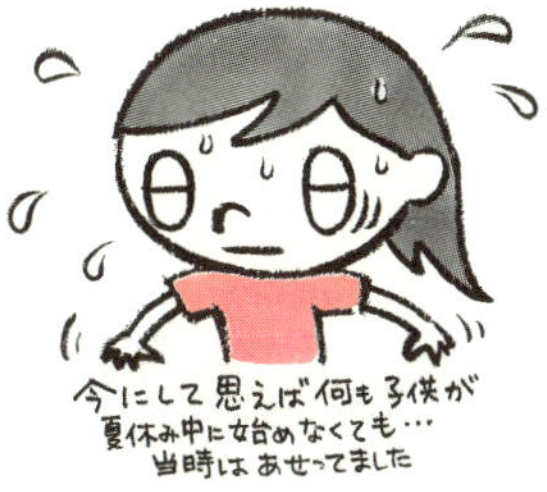
今にして思えば何も子供が
夏休み中に始めなくても…
当時はあせってました

最初の受診から
4ヵ月と3週間
手術から約7週間

2011年
8月19日

抗がん剤治療開始。悲壮感はなく、
むしろ「やっとここまで来た」って感じの変な達成感が。

最初の受診から
9ヵ月超
手術から約7ヵ月

2012年
1月18日

抗がん剤治療終了！

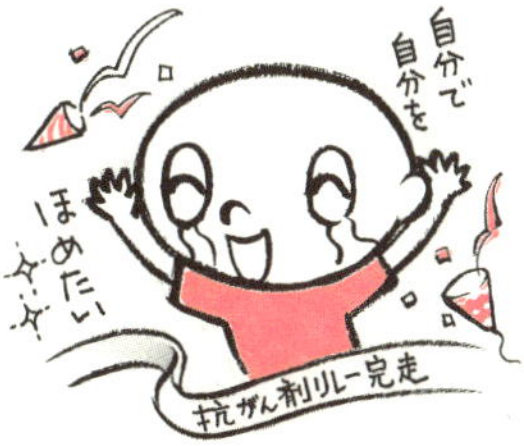
自分で
自分を
ほめたい
抗がん剤リレー完走

2012年
2月1日

ホルモン療法開始。

ホルモン療法開始から
5ヵ月超

2012年
7月

4日　1年目検査（造影CT）
11日　1年検査（骨シンチ・乳腺エコー）
18日　診察（転移なしで2年生に！）

2012年
7月25日

副作用による気分の落ち込みで
精神科を受診する……
……も、あっさり回復。

2013年
11月

ホルモン薬の副作用も特になく、
元気に3年生になり現在に至る。

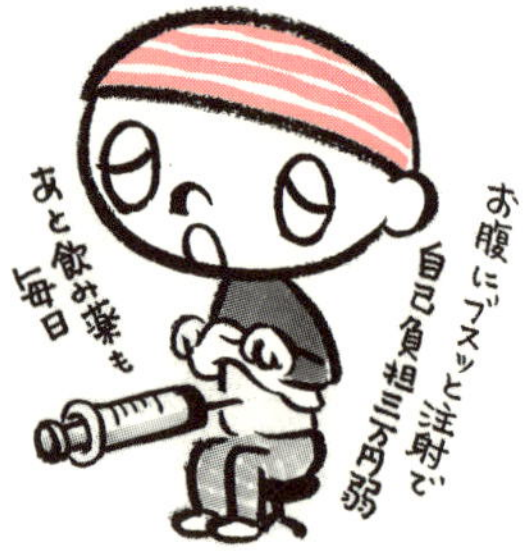
お腹にブスッと注射で
自己負担三万円弱
あと飲み薬も
毎日

受診・告知・術前検査

✲確定前の診察——マンモグラフィーって万能じゃなかったの！

２０１１年４月のある日、私は近所の産婦人科クリニックにいた。２週間前に受けたマンモグラフィーの結果を聞きに。

クリニックの乳腺担当の女性医師は笑顔で私にこういった。

「先日のマンモグラフィー、二人の医師で見ましたがなにも異常はありませんでした」

当時私は39歳。念願の一戸建てを建築し～の、二人の子供を育てながら挑んだ資格試験にも合格し～の、その勢いで開業したところ仕事にも恵まれ～の、で、「なんか最近イイことばっかりで怖～い」なんていってたら、それを神様が聞きつけたらしい。無事（？）よくないことが舞い込んできた。左胸にしこりを発見したのである。

そいつは消しゴムぐらいの硬さで、大きさは親指の先ぐらい。痛みはない。

私は定期的に乳がん検診を受けているし、それに加えて人間ドックでマンモグラフィーもエコーもやっている。1年半前に受けたときの結果は「異常なし」だった。だからたぶん大丈夫。悪いものならそのとき見つかってる。きっと消えるはず……。

そう思いながら数週間様子を見ていたけど、残念ながらそれは消えなかった。

ちなみになぜ数週間も様子を見ていたかというと、〝受診＝自治体のクーポンとかないと全額自己負担〟だと思っていたから。しかし、予約のために電話で聞いてみると、「症状があるなら保険適用で診察」とのこと。冷静に考えてみれば当たり前ではあるが……。

「そうとわかりゃ、さっさと調べてさっさとはっきりしたい！」と、勢いよく駆け込んだものの、そのクリニックではまずマンモグラフィーを撮影し、それを二人の医師が見て診断するため、撮影から診断までには時間がかかる。

「え〜、そんなかかるの⁉」という本音は心の中にしまいつつ、まるで物わかりのいい患者のような顔をして病院をあとにした。で、今日がその2週間目。医師の見立ては前述のとおり。そのときの感想は「ああ、やっぱりね」

近親者に乳がん患者なんていないし、しこりって良性のやつが多いってネットでも見た。がんのわけないよね〜、と自分にいい聞かせつつも、実はひまさえあればネットで「乳がん　しこり」とか調べてたのである。


続いて女医さんはいった。

「念のため、今日はエコーもやりますね」

エコーだったら痛くないしもちろんＯＫ！

「しこりは……、ええと左胸の下ですね」とカルテを見ながら先生。

「はい、このあたりです」と場所を示すとまず先生が触診。

「……確かに、しこりがありますね……」

あれ？　ちょっと予想した反応と違う。**確か良性のしこりとがんって硬さが違うらしいから、「ああ、これは良性っぽいですね」とかの言葉を期待してた**。でもまあいいか。先生はにこやかだし。


で、エコー検査開始。

まずは関係ないところから画像を診ていく。

「このあたりが通常の乳腺の画像です。何もないですね」と、先生が明るく丁寧に説明してくれながら一緒にモニターを見る。

ふんふん。で、いよいよしこり部分に。

「じゃあ、しこりのとこ診て行きますね～」

モニターに映ったのは素人の私でもすぐにわかる黒い塊《かたまり》。

「…………」（先生）

「…………」（私）

それまで饒舌《じょうぜつ》だった先生の言葉がいきなり止まった。何度も何度も丁寧にしこりのところを行ったりきたり。

「ちょっと気になるんで大きさ測りますね」

（ん？　もしかして経過観察とかになるってこと？）

そのときはまだのんびり構えていた。そしてその後右胸もしっかり診てもらいエコー完了。すると先生から思いがけない言葉が。

「エコーで診たところ2㎝ほどの黒い影が見えました。これが良性のものなのかどうかは細胞を採ってみないと判別できません。念のため再検査をしたほうがいいのですが、うちのクリニックではその検査ができません。もう少し大きな病院へ紹介状を書きます。どちらか希望の病院はありますか？」

は？　さ、再検査？　でも希望の病院もないしかかりつけ医もいない。なんたって健康診断で何もひっかかったことがない健康体だもの。

「再検査の病院はお任せします」というと、A市民病院に紹介状を書いてくれることになった。

「A市民病院は隣の市だけど、手術にも対応できますから」

え、しゅ、しゅ、手術っ!?

「あ、いえ、即手術ではなく、万一のことを考えて」

そ、そうだよね、びっくりした〜。

再検査は翌日だとか。え？ 急じゃないですか？ 明日って、私仕事あるんですけど……と思いつつ、「早く白黒つけたい！」との思いから、翌日の仕事は日にちを変更してもらってA市民病院に行くことにした。


翌日、紹介状を携え、A市民病院へ。紹介されたO先生の手元には産婦人科からの紹介状と例のマンモグラフィー。

気になって紹介状をチラリと見る。なんか横文字がいっぱい。

「◎△$※■¥（↑なにやらアルファベット表記）でしょうか？」って書いてある。

「なに？ なに？」と思っていたらO先生が、「ああ、これは『乳がんでしょうか？』ってことですよ」と。チラ見のつもりがガン見してたらしい。お、お恥ずかしい……。

それにしても「乳がんの疑い」かあ。重いなあ。

「今日はご家族の方は？」とか聞かれるし……。そんな、検査ごときで家族と来るような年齢でもないでしょ。やめてよやめてよ、まさか「乳がんの可能性が高い」の？だって私は家族に乳がんの人もいないし、子供もいて授乳経験もあるし、煙草も吸わないし、太ってもない。

ネットで見た「乳がんのリスク要因」はほぼ当てはまらない……ってまあ、お酒はよく飲んでたからノーリスクではないけど（↑小声）。


そしてその日の検査の説明を受ける。

まずマンモグラフィー再撮影。それからエコー、組織診だそうだ。組織診って麻酔して太い針で細胞採るらしい。太い針？　これも痛そう。

先生がエコーを見ながら患部の組織を針で採取する。相変わらずばっちり映る黒い影。消えてないし。とほほ……。

ちょっと緊張したけど、麻酔のおかげで痛みはまったくない。一緒に見てたエコーの黒い部分に、針の形の白い線が入って「採ったどー！」って感じ。無人島生活でモリをぶっ刺される魚もこんな気分？　もっとも魚は麻酔なしで気の毒ではある……。

そして検査は無事終了。


（先生結果は？　きっと良性ですよね⁉　早く知りたいんですが‼）と思ってたら、

「通常2週間で結果が出るんですが連休をはさみますので3週間後に来てください」


またそんなにかかるの⁉

うーん、でもきっと「大丈夫そう」。だからゆっくりめの検査なんだよね――なんて、「不安」と「自分に限って大丈夫」との思いが交錯しつつ診察室をあとにした。

そしてそのまま世間はゴールデンウィークに。ゴールデンウィークをまたいで、私は40代になった。

記念すべき40歳の誕生日！　張り切って予約したレストランに向かう途中、夫が一時停止無視でまさかの御用！　完全な見落とし！　その後行ったレストランはお通夜状態に……。なんか嫌な40代の幕開けだった。

そしてちょうどそのころ、テレビでは元キャンディーズのスーちゃんこと田中好子が亡くなったとの報道が……。えっ、乳がんって死ぬの？

「治る病気です」ってあんなに宣伝してるじゃん！

19年経って再発？　何それ？　10年経ったら「完治」じゃないの。

「近年日本女性にも急増」とかなんとか。なぜか心が痛む。

私は……違うよね？

確定前の診察編まとめ

この後の診察で結局私は乳がんとの診断を下されます。

決して初期ではない2㎝のがんはマンモグラフィーでは見つけられませんでした。

マンモグラフィーは万能ではないので、ぜひエコーも組み合わせて診察を！

100人の体験記
「乳がん発見の経緯」は
218 ページ

告　知――がんだよと主治医が私にいったから　5月6日は告知記念日

5月6日、3週間ぶりに病院へ。今日はこないだの細胞診とやらの結果が出る。家を出る前、テレビでは相変わらず田中好子の追悼をやっていた。結果待ちの身としては心穏やかには見られない。

ああ、もう悩む時間ももったいない！　大丈夫、大丈夫、**だって「ご家族の方と来てください」みたいな電話もなかったし。だからもちろんひとり。**さっさと聞いてさっさと帰ろう！

自分の番号が表示されて診察室へ。入るなり先生はこういった。

「がんですね。今日はほかにも検査に行っていただいて、また診察します」

へ？　がん？……だったの。

「そうですか。わかりました」とだけいって、あとは看護師さんからその日の説明を聞いた。自分でも驚くほどショックも受けないし涙も出ない。それがいいことなのかなんなのかわからないけど。

実はなんとなく……薄々わかっていた。お医者さんたちの口調、緊張感。気づかないふりはしてたけど。


看護師さんに携帯を使える場所を教えてもらって夫にはメールで連絡した。

「がんでした」と。ほんとにそれだけ。

すぐに夫から電話があったけど病院の中だから「あとで」と。

その日は血液検査や肺の検査をして再度診察室へ。

「肺への転移は認められません」おっしゃ〜! よかった〜!

って「自分の肺にがんがあるかも?」なんて、ほんの数時間前までは考えたことすらなかったけど。一気に別の世界に来た感じ。一介の善良な(↑自称)兼業主婦からがん患者に。

しかし、大人しく打ちひしがれるような性格ではない。巷《ちまた》ではがんと闘わない、なんていう考えもあるようだけど私には到底無理。

死ぬなら戦ってから死にたい。

私は悪くいえば喧嘩っ早いけど、よくいえば戦える性格なのである。

こうして、私は40代のスタートとともに、乳がん患者としてもスタートを切ってしまった。

ちなみに帰宅した夫が口にした言葉は、

「明日の同窓会、行っていい?」

泣けとはいわんけど、嫁の一大事にそれかよ!

告知編まとめ

イマドキの告知ってけっこうあっさり。

100人の体験記
「告知は誰と?」は
221ページ

✽定期検診——早期発見のためには定期的な検診？「金返せ！」

私は健康オタクではないけれど、乳がんに関する検診は定期的に受けていた。妊娠中は通っていた産婦人科で、出産後は自治体の検診で。特に何も見つからなかったけど、念のため時々セルフチェックをしていた。実は「乳がん」と診断を受ける1年半前も同じ場所にしこりを発見していた。ちょうどマンモグラフィーとエコーを含む人間ドックを受ける予定があったので診てもらい、その結果は「良性」だった。

その後しこりのことはすっかり忘れてたんだけど、ふと思い出して触ってみると、やっぱりしこりはある。しかもなんか大きくなってるような？

「気になるなら病院行って来たら？」

夫の言葉に後押しされて受診すると、結果はなんと、今度は「がん」だった。

1年半前のしこりと今回見つかったがんが同じものかどうかはわからない。もしかしたら良性のしこりは消えて、その後この1年半の間に新たにがんが発生し、急激に大きくなったのかもしれない。だとしたら、

「乳がんは成長がゆっくりで触ってわかる大きさになるまで時間がかかる」→

「だから検診で早期発見しましょう！」

この理屈は成り立たない。発生して急激に大きくなる過程の中で、たまたま発生初期の時期に検診を受けた人しか早期の発見はできないことになる。

でも実際は、1年前のしこりはやっぱりがんで、単に人間ドックの誤診だったのかもしれない。そうなると、検診の精度を疑わざるを得なくなる。とはいえ、私の場合はどうだったのか、正直誰にもわからない。

でも、ひとこと声を大にしていいたいことがある。

検診受けてても納得できなかったら別の病院へ行こう！

定期検診編まとめ

乳がん検診は万能ではない。

100人の体験記
「定期検診は受けていましたか？」は
225 ページ

✿セカンドオピニオン――がん治療、我慢は必ずしも美徳ではない

がんが見つかったとき、セカンドオピニオンを勧めてくれる人もいた。

セカンドオピニオンって、もともとはアメリカの保険会社が医療費を抑えるために外科医に課したのが起源だそう。

それが、患者の側にとってもメリットが大きかった。つまり納得して治療が受けられる仕組みであったため、今では広く活用されるようになったらしい。


私はというと、結局セカンドオピニオンは受けていない。

最初に行った病院の方針にすんなり納得したから。

たまたま相性がよかったみたい。


でも、たぶんそれはたまたま。

治療方針ってほんといろいろある。最初に行った病院の方針が自分にとって納得できるものでないときはもちろんあるし、他の治療法を知りたいときには、セカンドオ

ピニオンを求めたほうがいいと思う。医師との相性もあるし。がんの治療って長いから、一時の我慢でやり過ごそうと思ったのが、あとあと大きなひずみになることだってある。

セカンドオピニオン編まとめ

ひっかかるものがあるなら積極的に受けよう!

100人の体験記
「セカンドオピニオンは受けましたか?」は
228ページ

✿手術前検査――恐怖の造影CT＆乳腺MRI。手術前は検査の満員電車や～！

そんなこんなで私は「がん患者」になってしまった。誰もそんなもんになりたくはなかったが、なってしまったものは仕方がない。

そのときの気分はというと、

「がん患者デビュー、上等！」
「即手術！」「即抗がん剤！」「即全ハゲ！」
「もうなんでもきやがれ！」という感じ。

早くも臨戦態勢である。

しかしそんな私の半ばやけくそな気持ちとは裏腹に、まず待っていたのは淡々とした検査の日々であった。

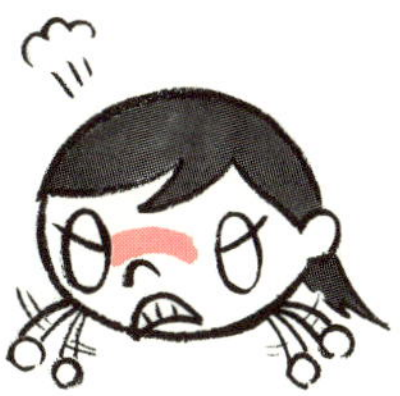

病気の広がりとかを正確に把握しないと治療の方針が決められないからだとか。**抗がん剤も全員がやるというわけではないらしい。**あれ、そうなんだ。

恥ずかしながら、私は乳がんには転移とかいうものがあって、進行すると胸以外にもがんが広がるということをあまりよく理解していなかった。ましてや乳がんにもいろいろ種類があって、抗がん剤をしない人も多いなんて……。

で、私が受けた検査は次のとおり。

・血液検査（5月6日）［告知当日］
・胸部レントゲン（5月6日）［告知当日］
・肺活量の測定（5月6日）［告知当日］
・骨シンチ（5月10日）
・造影ＣＴ（5月16日）
・乳腺ＭＲＩ（5月30日）

時間はそれぞれ数10分程度。もちろん帰宅ＯＫなので仕事しながらでもへっちゃらである。

それぞれに味わい深い検査であったが、なかでも忘れられないのが造影ＣＴである。

造影ＣＴ検査とは、血管や臓器の様子がよく見えるように静脈に造影剤を注入してＸ線撮影を行う検査のこと（らしい）。

造影剤もＣＴも初めてで、横になって点滴で注入したあと、寝たままの姿勢で機械を通過するらしい。いろいろな副作用の可能性とかを書いた紙を渡されると、次のようなことが書いてあった。

「造影剤の注射中に体全体が熱く感じることがありますが、数分で治まり心配ありません」

ふーん。これ以外にも重篤《じゅうとく》な副作用のこととか書いてあって、「熱くなる」に関しては特に気にもとめてはいなかった。しかし、検査直前、再度こういわれた。

「熱くなってもびっくりして飛び起きないでくださいね。すぐ治まりますよ～」

えっ、飛び起きるくらい熱いの！
などと考えているうちに造影剤注入。
カーッと熱くなる全身。
と、同時に下半身にもなんともいえない、もや～んとした熱さが。

し、失禁した!!!!

あ、謝らなきゃ、タオル借りて自分で拭かなきゃ。

あ、パンツどうしよ（服は検査用のを着用）、売店に売ってるよね。長男のトイレトレーニング中、漏らして叱ってたけどこんな気持ちなんだね。お母ちゃんが悪かったよ〜、うわーーーーーーーん。

などと、脳内で慌てふためいている間に検査終了。真っ先に股間を見る私。が、

あれ、漏れてない⁉

どうやら造影剤の副作用でなぜか股間がやたらと熱かったらしい。のちに聞くところによると、同じ感想を持つ人が多数。

ちなみにこの検査で私はめでたく「臓器への遠隔転移なし」との診断を勝ち取った。

と、造影CTではひとり脳内で騒いでいたのだが、実際に騒いでご迷惑をおかけした検査もある。手術前に受けた乳腺MRIという検査である。

なんでもマンモグラフィーやエコーではわからない乳がんの広がりを核磁気共鳴現

象とやらを利用して見るらしい。

核っ⁉　検査室には扉がついていて、なんだか〝すごいことをするところ〟といった趣だった。指定された時間の少し前に着き、座っていると担当者さんが出てきて説明を始めてくれた。

「この検査では機械が動いて画像を撮影します。動くときちんと撮影できないのでベッドに横たわって静かに……（うんぬんかんぬん）」

あっ！

ぱちん！

人の話の途中でありながら、私はついつい反射的に動いてしまった。

だって蚊がいるんだもん。

「蚊？　えっ、ここ地下一階なのに？」と担当者さん。「しとめましたか？」

「逃がしました……」

二人の間に若干微妙な空気が流れる。おそるおそる私はたずねる。

「あの、検査中に蚊がいたら……」

「…………（遠慮がちに）我慢してもらっていいですか？」

「つまり、動くなと……」

「……（やっぱり遠慮がちに）合図してもらったら助けに行きます。足は関係ないからあげてもらうとか……」

そ、それはつらい。一縷《いちる》の望みを託し、私はたずねる。

「機械の威力で蚊が死んだりとか……」

「しません」（きっぱり）

がくっ。

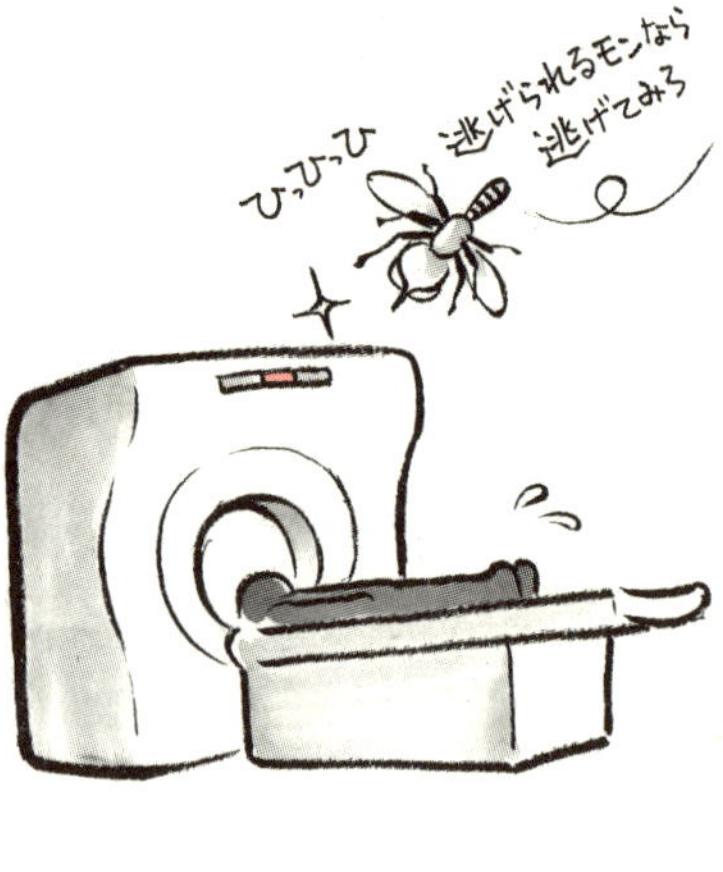

かくして私の恐怖の乳腺ＭＲＩはスタートした。
圧迫感のある検査も嫌だけど、何といっても蚊がおそろしい。自分が動かない自信

はない。

来るな〜、来るな〜、と念じつつ、気がつけばふにゃ〜っとした脱力系ＢＧＭ（中国音楽とも日本の雅楽《ががく》とも判別がつかない）の威力でうとうとと……。

「はい、終わりました！」との声で目覚める。

はっ！　どうやら蚊には刺されなかったらしい。やったあ‼

そんなわけで、手術前検査での結論は〝ＭＲＩ装置で蚊は死なない〟じゃなかった、詳細な術前検査でエコーやマンモグラフィーではわからない「娘結節《じょうけっせつ》」（主患部から派生した小さながんの塊）なるものが見つかりました。

手術前検査編まとめ

手術前に全身をくまなく調べてから治療方針が決まる。

100人の体験記
患者コラム「術前検査」は
230 ページ

✽全摘or温存の選択——「全摘は時代遅れ？」ではあーりません！

こうして約１ヵ月にわたる私の術前検査は終了した。

初受診から２ヵ月、当初「手術」の言葉だけでビビってたのにここまで待たされると「なんでもええから、はよ切ってくれ！」という感じである。しかし医師はあくまでも冷静である（当たり前）。

検査結果を見ながら手術についての説明が始まった。

なんでも、手術ではがん細胞から３㎝程度の範囲を切除する必要があるとのこと。私の左胸下部にできた腫瘍は大きさこそ２㎝とたいしたことはなかったが、できた位置がやや内側で、それを中心に周囲３㎝を切除するとなると、乳首にかかってしまうのだとか。

乳首がなくなるうえに、もともと大きくない胸なので変形も大きい。**要するに全摘を勧める、と。**

えっ、イマドキの乳がん手術って全部温存じゃないの。

乳がんについての知識をあまり持ち合わせていなかった私は「全摘＝古い治療法」だと思っていた。しかし、よくよく聞いてみるとそれは大きな誤解だったようで、温存、全摘にはもちろんそれぞれのメリット・デメリットが存在していたのである。

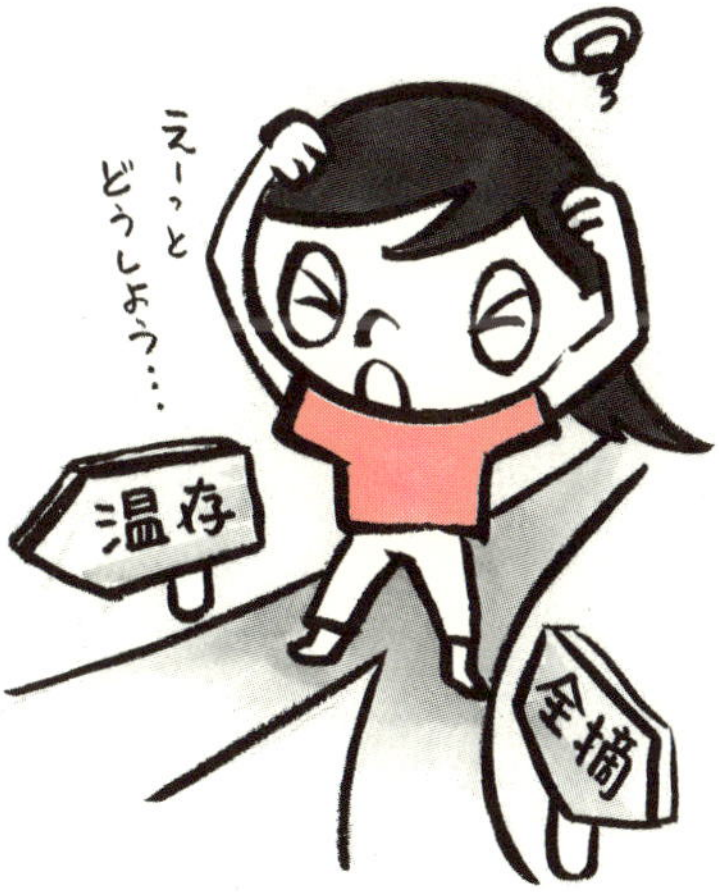

	全摘	温存
メリット	■再建がしやすい ■手術した側の乳房には再発の可能性はほとんどない	■患部の大きさ、場所によっては手術前とあまり見た目が変わらない
デメリット	■見た目がよろしくない （人によってはショックが大きい）	■手術した側の乳房で再発（局所再発）の可能性もあり ■患部の大きさ、場所によっては乳房の形が大きく崩れる場合がある ■再建がしにくい場合がある
費用	■全摘・温存で手術費用に大きな違いはなし（ともに保険適用）	
予後	■全摘・温存で余命に大きな違いはなし	
術後の治療	■放射線治療が不要 ＊リンパ節転移が４つ以上の場合は必要	■放射線治療が必要

詳しい検査前、「温存か全摘か微妙」と医師からいわれていたのだけど、その後、娘結節なるものが乳頭寄りにあることがわかると、医師の言葉はますます微妙に……。

腫瘍のやつ、増殖しただけならまだしも子供まで産んでいたのか！　この親不孝者！……などと冗談をいえる雰囲気でもなく、「よく考えてください」というや、黙り込む医師と、「どうしたらいいと思う？」と聞いても黙るだけの夫。二人の男を悩ませる罪な私……（昼ドラ!?）。

かくして、私の下した結論は「全摘」。その理由は……（以下、重要視した順番）

1．（局所）再発した場合の精神的苦痛から逃れたい（少なくとも全摘した側に関しては気楽に過ごせる）
2．放射線治療がなくなれば通院が短くて済む
3．再建するなら全摘のほうがきれいにできるかも!?

乳がんの手術の場合、多くの人が温存か全摘かで迷うという。私もそうだった。だけどどちらか決めないといけない。ものごとを決めるとき、〝自分にとって何が大切

か〟を考えると、自分の下した決断に対して後悔が少ないように思う。私の場合、「少なくとも左胸は二度と乳がんにならない」との安心感が欲しかった。
ちなみに夫も内心全摘を勧めたかったようでほっとしていた。そういえば、奴はなぜ「全摘派」だったのだろう？　考えられる理由は以下のようなものだろうか。

1．再発したらかわいそう
2．早く嫁を働かせて金を稼ぎたい
3．もともとあってないような胸なのでこれを機会に取ってしまえ！

1ならまだしも、2や3なら離婚ものである。

全摘 or 温存の選択まとめ

全摘にも温存にもそれぞれのメリット・デメリットあり。自分にとってのメリットを見極めて冷静な選択を！

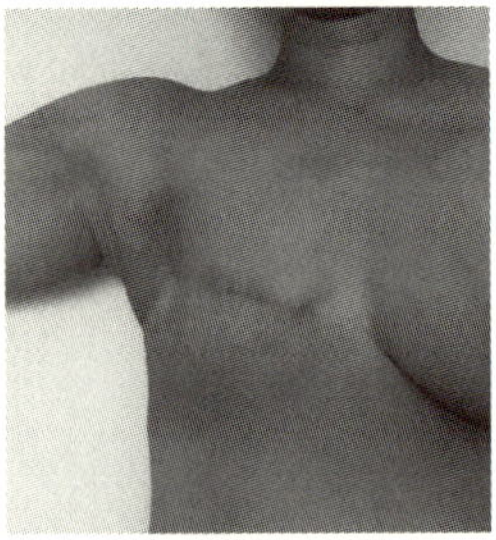
乳房全摘の一例

100人の体験記
「温存・全摘の選択」は
231ページ

手術・リハビリ・病理検査

✿手　術――いよいよ手術！　あの日あの時あの場所で、えらいもん見ちまった!!

告知からその後いくつかの検査を経て、2011年6月29日、いよいよ手術当日。入院は手術前日からで、翌日の手術に備えてあらかじめ注射を打ったり、再度患部の位置を確認したり。

乳がんのがん細胞は、乳腺から離れた臓器に転移することがあるんだけど、このとき腋の下にあるリンパ節を通るから、ここへの転移の有無を調べて他の臓器での再発の危険性を予測するらしい。この注射で腋に転移があるかどうかが術中にすみやかにわかるそうだ。にしても、近所のクリニックに行って総合病院の紹介を経て手術まで実に3ヵ月。心の準備期間あり過ぎです……。

危険度の低い手術だと承知しつつも、夫に「死んだら葬式は身内だけで」といい残し(夫は「そんなことなるわけないじゃん」と返事)、いざ手術室へ。ちなみに、手術室って車いすに乗せられ、看護師さんに押してもらって行くものだと思ってたけど、この病院では点滴押しながら自分で歩いて行くらしい。まあ、確かにピンピンしてるわけだし、歩いて入るのに何の問題もないけど、ドラマチックじゃないというか何というか……。手術なんて一生にそう何度もない一大事。せっかくだから、たまにはヒロイン気分でも味わってみたかった。

そして手術室のドアが開く。するとそこで見たものは……

なんと執刀医（主治医）の先生が突っ伏して寝てる!?

えーっ、ドラマだとセンセイは万全の準備で患者を待ち構えてるのに！ ちなみに時間は夜中ではなく午後2時少し前。先生大丈夫ですか？ そんなに眠いのに……こ、こ、これから手術なんですけど!? 思わず逃げ出したくなったものの、そのまま手術台へ。麻酔を注入されると、10も数えられないうちに意識が落ちて行った。

そして「終わりましたよー！」との結構のんきな声にたたき起こされ、手術が終わったことを知る。**所要時間は5時間弱であったが、体感時間はわずかに5分**。ちょっとウトウトして起こされた気分。結構時間がかかったのは腋の下に転移があったから。

手術はそんな感じで体感速度的にあっという間だったけど、その後、傷は痛いし、それにやたらと暑い。なんでも手術で体を切ると生体の防御反応で発熱するらしい。とにかく暑い。間の悪いことに、当時は震災の影響で日本国中節電が普通。病院でも冷房温度を高めに設定していた。日本の危機とあらば仕方がない。ならば人力で……と、「うちわ貸してください！」とお願いするも、院内感染防止のため貸せないらしい。ガーン。暑いよー。

なお、私の術中、家族は何をしていたかというと、小学生の息子たちは家でゲーム三昧。夫は病室で待機。「写メ見る？」って。なんのや？

「先生が手術終わったときに切り取った患部持ってきてくれたから写メ撮っといた」

は？　こんな家族である。死んでも死にきれない。生きててよかった。っていうか、乳がんの手術じゃ死なないだろうけど。

手術編まとめ

手術はよくなるための通過点。臆するな！　体感時間はたった5分。

100人の体験記
「温存手術、その結果に…」は
234ページ

再　建――知ってますか？　手術で切除した胸、実はきれいに作り直せるんです！

「乳房再建」ってご存知だろうか？　アンジェリーナ・ジョリーの手術で一躍話題になったが、要するにおっぱいを「作り直す」こと。私はこの病気になるまでそんな技術があるなんてまったく知らなかった。今の医学ってすっげ～！　と思ってたら、乳がん手術後の再建が行われたのは１８９５年が最初らしい……え？　バカ丸出し？

やり方はいろいろあって、たとえば中に詰めるものが自分のお腹の脂肪だったり、インプラント（シリコンパックなどの人工材料）だったり。乳頭・乳輪も（残してそれを再活用するやり方もあるし）なんと作り直すこともできるんだって‼（あ、もしかしてこれも常識？）

全摘を選択した私は当初再建を考えていた。体の一部を失くしたことがなく、「失くしたとき、自分どうなるんだろう？」と不安だった。すごい喪失感かも。だったら元に戻れる道を用意しようと、よりきれいに再建しやすい「全摘」を選択したのだ。

そして手術。手術中は眠ってるし、起きたときはすでに患部は保護されているからすぐには見ることができない。何日も見られない人も多いと聞く。でも私は違った。

「見たいっ！」

その欲求が抑えられず、術後ひとりで初めてトイレに行ったときに、トイレの鏡に映してみた。おおーっ、見事に真っ平ら。背中か？　そのときの偽らざる感想は、

「別になくてもいいや」（だってあるほうと見た目大差ないし……←貧乳）だった。

そしてそのまま2年以上が経過したが特に何の不便もなく、今のところ再建の予定なし。ちなみに、先日テレビで、「子供のとき、目の前のおやつを我慢できなかった子は、大人になっても衝動的な行動をとりやすい」と放送していた。

ええ、どうせこっそり見てしまった私も我慢できなかった口ですから〜。

再建編まとめ

人生やり直せるように胸も作り直せる。

100人の体験記
「乳房再建の時期は？」は
242ページ

✿入院生活――入院生活は主婦の夢の国？

手術は無事終了したものの、私を悩ませたものがある。「麻酔酔い」である。麻酔の抜けない頭は締めつけられたように痛く、歩くとフラフラし、何もやる気が起きず、3日ほどただボーっと、ベッドをリクライニングして外を眺めていた（よく患者さんブログなどで、「手術の翌日からすたすた歩けました☆」なんてレポートがあるが、私にいわせると超人ハルク並みの回復力である）。

そんなある日、いつものように主治医が夕方の回診に訪れ、傷口を見て、「問題ないですね」と帰って行った……と思ったら引き返して来てこういった。

「女性のカウンセラーさんいますので予約入れましょうか？」

どうやら私の様子に、手術後の精神的な落胆かと心配してくれたらしい。

その言葉にただ「いえ、いいです」としか返答できない麻酔でグダグダな私。

「そうですか。必要でしたらいつでもいってくださいね」

そういい残し、立ち去る主治医。

その後しばらく洟《はな》がとまらず困った。もちろん麻酔の副作用で洟が出たわけではな

<table>
<tr><th rowspan="2">日数 / 時刻</th><th>1日目</th><th>2日目</th><th>3日目</th><th>4日目</th><th>5~8日目</th></tr>
<tr><th>前日</th><th>手術当日</th><th>手術翌日</th><th></th><th></th></tr>
<tr><td>0</td><td rowspan="10"></td><td rowspan="6"></td><td rowspan="6">術後6時間で酸素マスク終了
必要に応じて痛み止めの処置</td><td rowspan="6">普通に熟睡</td><td rowspan="6">普通に熟睡</td></tr>
<tr><td>1</td></tr>
<tr><td>2</td></tr>
<tr><td>3</td></tr>
<tr><td>4</td></tr>
<tr><td>5</td></tr>
<tr><td>6</td><td>起床（朝食は抜き）</td><td rowspan="6">主治医等の回診</td><td>起床</td><td>起床</td></tr>
<tr><td>7</td><td rowspan="3">＊手術当日はメイクは禁止
うっかりジェルネイルをしたままだったので自力ではがすはめに…</td><td>朝食（普通食）</td><td>朝食（普通食）</td></tr>
<tr><td>8</td><td rowspan="4">午前の回診</td><td rowspan="2">午前の回診</td></tr>
<tr><td>9</td></tr>
<tr><td>10</td><td rowspan="3">入　院
（付添い人:夫）</td><td rowspan="3">これ以後
水分摂取禁止</td><td rowspan="2">リハビリ
（20分程度）</td></tr>
<tr><td>11</td></tr>
<tr><td>12</td><td>昼食（粥食開始）</td><td>昼食（普通食）</td><td>昼食（普通食）</td></tr>
<tr><td>13</td><td rowspan="3">センチネルリンパ節生検のためのラジオアイソトープの注射

手術の説明（主治医より。夫とともに説明を受け同意書にサイン）</td><td>点滴開始</td><td rowspan="3">主治医等の回診</td><td rowspan="5">リハビリ室にて
リハビリ開始</td><td rowspan="5">体力が回復し暇を持て余す</td></tr>
<tr><td>14</td><td rowspan="4">手術開始
↕</td></tr>
<tr><td>15</td></tr>
<tr><td>16</td><td>夫が帰宅</td><td rowspan="2">体調がよければ夕方から歩行開始（歩行できれば尿管を外す）</td></tr>
<tr><td>17</td><td>入　浴</td></tr>
<tr><td>18</td><td>18時夕食
（普通食）</td><td>手術終了</td><td rowspan="3">夕食（普通食）</td><td rowspan="3">夕食（普通食）</td><td rowspan="3">夕食（普通食）</td></tr>
<tr><td>19</td><td></td><td>夫が主治医から手術の説明を受ける</td></tr>
<tr><td>20</td><td></td><td rowspan="4">術後の容態把握のため頻繁な見回り（翌朝まで）</td></tr>
<tr><td>21</td><td rowspan="3">就　寝
（9時以降絶食）
翌日（手術当日）は食事抜きのため、9時前に夜食としてパンを買って食べた。</td><td rowspan="3">就　寝</td><td rowspan="3">就　寝</td><td rowspan="3">就　寝</td></tr>
<tr><td>22</td></tr>
<tr><td>23</td></tr>
</table>

く。優しいんだもん、この病院の人みんな。病棟の看護師さんも手術室の看護師さんも放射線技師さんもリハビリ室の療法士さんも。

優しくしないでくださいよ、私なんかに。そんなにいい人間じゃない。

人に優しくなんて全然できてない――。

有名な病院でもなく、単なる地方の公立病院だけど、ちょっと足を伸ばせばもっと大きな病院もあるようなところだけど、医療コンサルタントの知人から「いつでも病院紹介するよ」っていってもらったけど、それでも病院を変えない理由はここにある。

そんな感じで特に友達ができたわけでもなかったけど、落ち着いて入院生活を送ることができた。ちなみに、その後できた闘病仲間には子育て主婦が多いのだけど、その仲間内では入院生活のことを**「上げ膳据え膳」**と表現している。

上げ膳据え膳――それは主婦ならば誰もが憧れる夢の生活。せっかくの機会なのでぜひ一度ご堪能されてはいかがだろうか。

入院編まとめ

入院生活は上げ膳据え膳。楽しめ。

100人の体験記
「入院中のエピソード」は
247ページ

✿退　院——退院はある日突然に

私の入院していた病院の場合、退院までの日数は1週間か2週間と聞かされていた。

腋《えき》窩《か》郭《かく》清《せい》なし→1週間

〃　　ありり→2週間

私の場合切除ありだったから2週間の入院。トホホ……

手術直後は麻酔の切れが悪く、歩行訓練もままならなかった私ではあったものの、術後3日目くらいからは気分がすっきりし、メキメキと回復。となると人間贅沢なもので、とたんにヒマに感じ始める。なにしろやることといえば、院内のリハビリ施設に行って簡単な体操をするぐらいなのである。

「こんなに元気なのに2週間も入院かあ、きっと感染症の問題とかあるんだろうなあ」と思ってたら、術後1週間のある日、回診で先生が「腕上げますよ〜」というなり、手術したほうの私の腕を持ち上げてぐいっ！

ぎゃぁぁぁーーっ！　な、何すんねんっ！！！

「はい、上がりますね、退院していいですよ」（主治医）

はっ!?（ぜえぜえハアハア↑痛みで呼吸が荒い）

まだ術後1週間ですが？？　リンパ節切除してますが？？？　いいの？？？

そしてあれよあれよという間にお会計を済ませられて退院（でも現金の持ち合わせもカードもないから「後日払いに来ます」とまさかのツケ払い！）。

予定外のため、夫も仕事中で、荷物をナースステーションに預けてひとりで帰宅。

〝退院の日って普通、数日前にいい渡されるものではないの？？？？？〟

〝イマドキの病院ってどこもこうなの？？？？〟

頭の中に「？」マークが飛び交う中、夜になり、仕事帰りに病院から荷物を引き取って来てくれた夫が帰宅。


「荷物取りに行ったらさ、看護婦さんも、『今日いきなり退院が決まった豊増さんの荷物どこ～？』っていってたよ」だって。
……どうやらイレギュラーなケースらしい……。

そんなこんなで突然退院したものの、その後何事もなく日常を過ごした。というか、退院翌日には自分で車を運転して入院代の清算に行った。そりゃ追い出されるわな、こんなに回復してりゃ。

ちなみに「腕上げられたときってどんな痛み？」と夫に聞かれ、「う～ん、股割りで限界まで脚広げてるのにさらにぐいっと押さえつけられた感じ」と返答すると、夫爆笑。笑うな！　本気で痛いんじゃ!!

退院編まとめ

早く帰りたければ、言えばあっさり退院させてくれる……かもしれない。

100人の体験記
「退院時のエピソード」は
250ページ

✿リハビリ——退院後は腕を動かすためのリハビリが必要！

乳がん手術後の回復は早い。何しろ乳房はほかの臓器と違って生きてく上では特には何もしていない。切ったところで縫い合わせて、傷口さえくっつけばすぐに日常生活がスタートする。私も退院の翌日には車を運転したほどである。

ただし、1カ所だけ「すぐ元通り」とはいかないところがある。腕である。車のハンドル操作程度はすぐできるけど、術側の腕が上がらないのでTシャツも着られない。不便である。

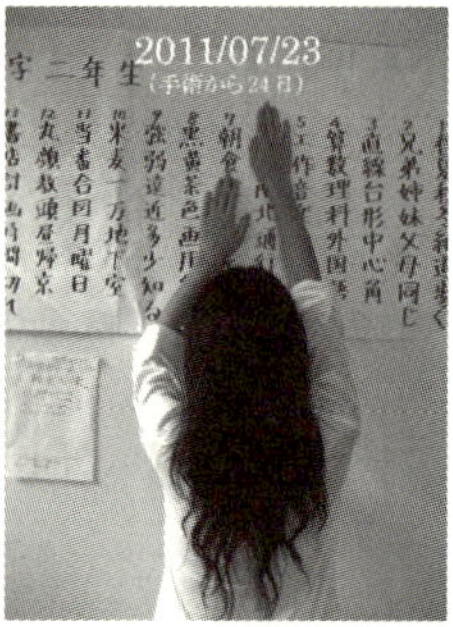

⇧術後24日。これでもいっぱいいっぱい。

退院後の運動でこいつを元に戻すのがリハビリの目的である。メディアで見かけるリハビリって「○○さんはつらいリハビリを乗り越え……」なんて調子で、苦悶の表情で脂汗をたらしながらリ

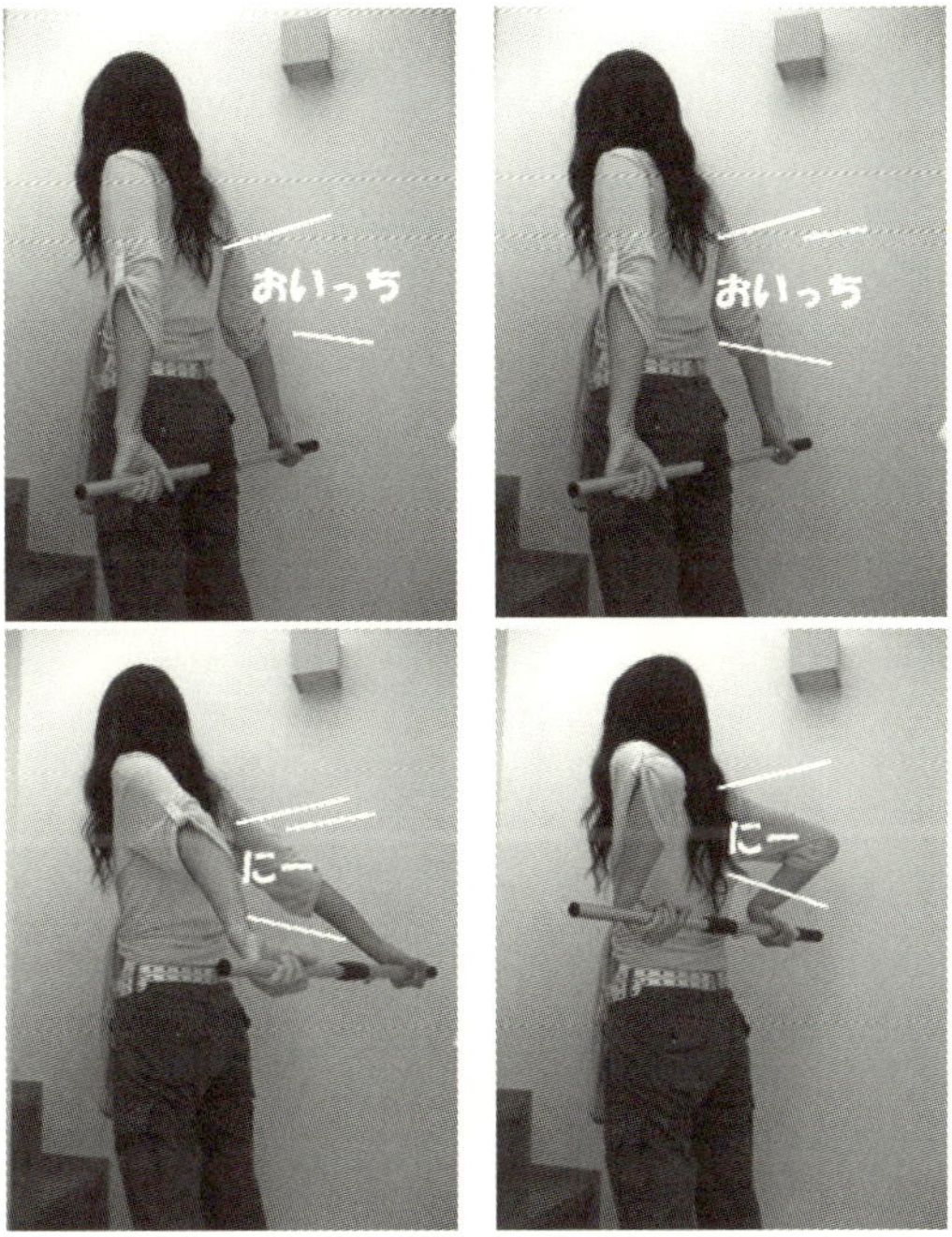

ハビリに取り組む映像つきで取り上げられる。

しかし、乳がん手術後のリハビリは、「いててて」という感じではあるものの、脂汗までは流れない。

こんな感じの棒を使った体操を、６種類×１回につき10回×１日４回。地味〜な運動ではあるものの地道に毎日行うと、日々可動域が増えていく。

そして手術から79日後。

やったあ！　上がるようになった！

って喜んでたら、いすを持ってきた息子が、「オレ勝った！」って。
はりあわんでええっちゅうねん！

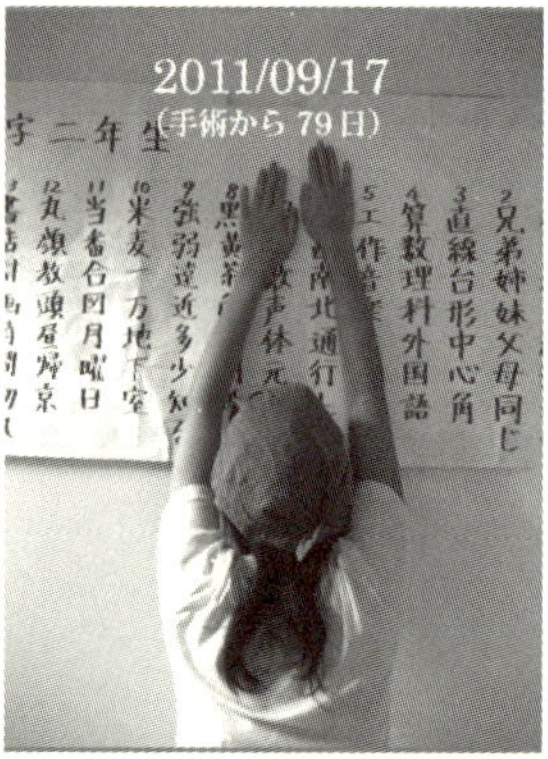
2011/09/17
（手術から 79 日）

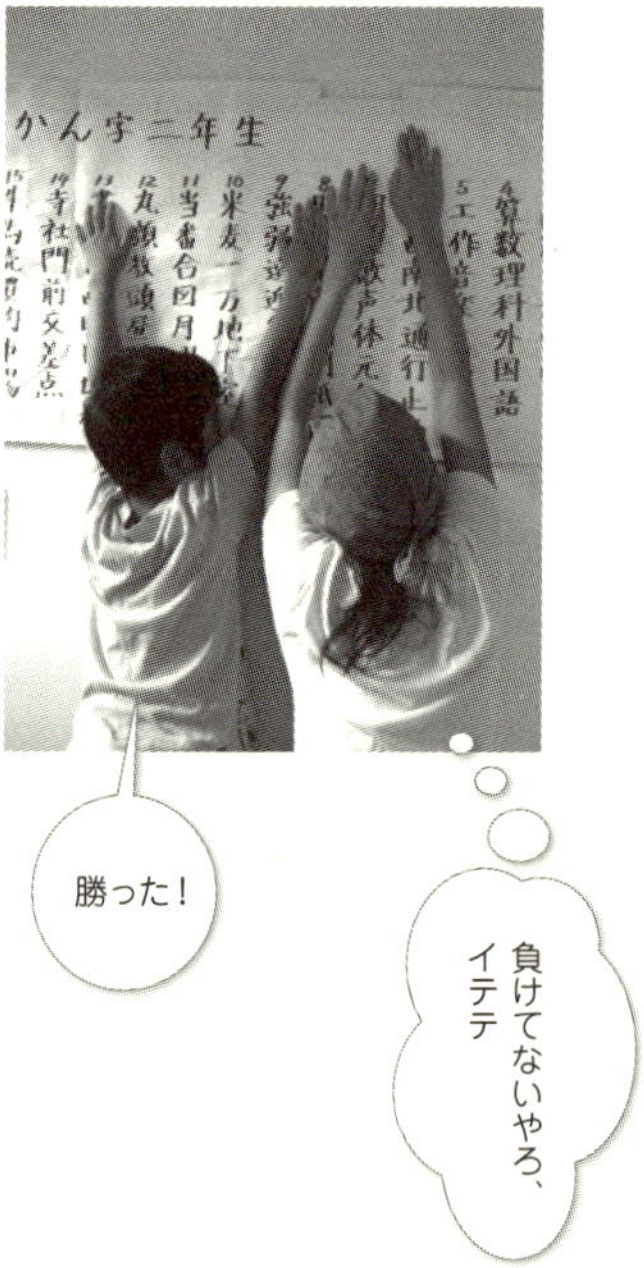
かん字二年生
勝った！
負けてないやろ、イテテ

リハビリ編まとめ

「ほんとに元通りになるの？」→なりますから！

100人の体験記
「手術後すぐに腕は上がりましたか？」は
251 ページ

✿病理検査――病理検査でさらなる治療方針が決定！

ここまで無事に手術→リハビリをクリアしてきた私。これで無罪放免！　かというとそうは問屋が卸さない。手術で切除した病変部を詳しく調べる「病理検査」が控えているのである。この病理検査の結果により、乳がんの種類や性質が詳しくわかり、その後の治療方法が決まる。ま、要するに「抗がん剤やるかどうか」とかね。

乳がんは切ってしまえば「体の中から悪いものがなくなって、はい、完治しました！」ではない。他の臓器にもがん細胞がとんで行って増殖する、いわゆる「再発転移」のリスクを下げる治療が必要なのだ。

乳がんの再発予防のため行われる薬物療法は、「抗がん剤」、「ホルモン剤」、「分子標的治療薬（であるトラスツズマブ【ハーセプチン】）の3種類に大別される。これらは再発予防の効果が確認されている薬物療法であるが、このうちホルモン剤と分子標的治療薬は、がん自体が持っている「ホルモン剤や分子標的治療薬に反応する部分」を特異的に攻撃するので、自分のがんがこれらの性質を持っていないと使用する意味がない。

これらの薬をどのように組み合わせて使用するかは、病理検査により詳細が判明した乳がんの性質や、初発時の年齢、リンパ節転移の有無といった再発のリスクを考慮して決定される。

病理検査で調べる項目はがん細胞の悪性度だったり、増殖能だったり、ホルモン感受性だったり、ＨＥＲ２というタンパクがたくさんあるかだったり。

簡単にいうと、

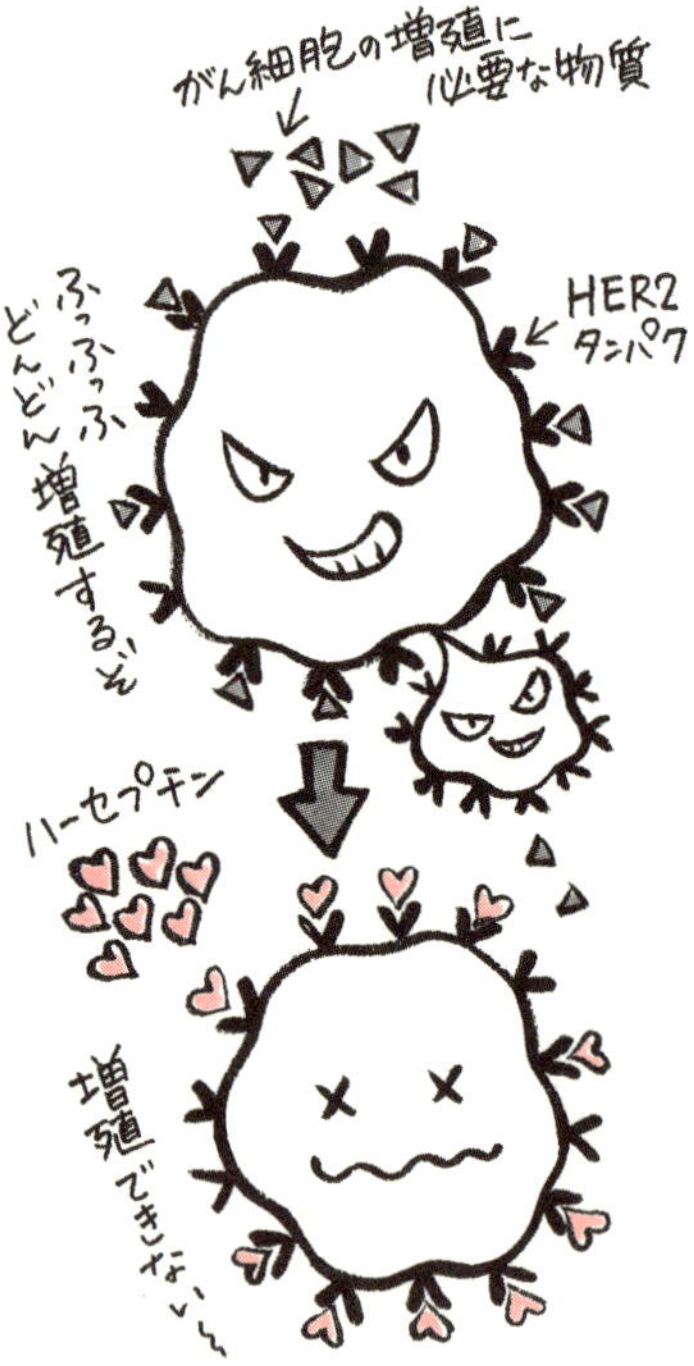
がん細胞の増殖に必要な物質
HER2 タンパク
ふっふっふ
どんどん増殖するぞ
ハーセプチン
増殖できない～

◎悪性度→再発・転移の危険度を細胞の形から判定
グレード1・2・3の3段階で分類し、3が最も悪性度が高い。
◎増殖能→細胞が増えるスピードを増殖の状態にある細胞の割合から判定
Ki－67という指標で表され、これが14～30％以上だと高リスクに分類される。
◎ホルモン感受性→ホルモンを取り込む鍵穴である「エストロゲン受容体（ER）」「プロゲステロン受容体（PgR）」の有無から判定
◎HER2→HER2タンパクの量（過剰発現）、もしくはタンパクを作る素となるHER2遺伝子の量（増幅）を調べる。

……まじめに書きすぎて疲れてきた。

さて、私の病理検査の結果はというと、
◎悪性度→グレード2（中くらい）
◎増殖能→30％（低くはないがそう高くもない）
◎ホルモン感受性→あり［ER（＋）、PgR（＋）］、
◎HER2→陰性

後者からいえることは、
「ホルモン療法はやる。ハーセプチンはやらない（やる意味がない）」
問題は前者2つ。
〝すごく悪性というわけでもないけど、すごく低リスクというわけでもない〟
というのが私のがんの特徴。何事にも中途半端な私の人生のよう……。
で、どうしろと？

「この病理検査の結果から、こちらとしては抗がん剤治療を勧めます」って。理由はリンパ節に転移があったことと年齢的な問題。「まだ若いですから」って。

そうだよね～。はあ、ついに抗がん剤かあ、とさすがにしょんぼりする私に医師がやさしいひとこと（?）を。

「まあ若いといっても80代の人とかと比べたらですけど」

わかっとるわい！

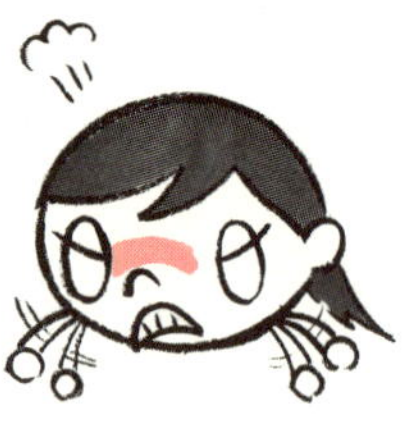

結局抗がん剤の使用を決めて、後日薬剤師さんによる「お薬相談室」へ（私の病院

では化学療法前に薬剤師さんによる説明がある)。

女性の薬剤師さん(40代後半ぐらい?)が、抗がん剤について非常に丁寧に説明してくれた。メインはやっぱり副作用に関すること。

「副作用が出やすい人は……アルコールに弱い人や、乗り物酔いの激しい人ですが、お酒とかは大丈夫ですか?」(薬剤師さん)

「はい、どちらも大丈夫です」(私)

「そうですか。それと若い女性も副作用が強く出やすいんですが……」(薬剤師さん)

「……」(私)

「これは関係ないですね」(薬剤師さん)

ならいうなっ!!!!!

というわけで、**第2ラウンドへ突入となった。カーンっ!!**

病理検査編まとめ

病理検査の結果により乳がんの種類や性質が詳しくわかり、その後の治療方法が決まる。

100人の体験記
患者コラム「病理別治療体験記」は252ページ

抗がん剤治療

✿抗がん剤治療をするという選択――やらない人も多数。みんなはどんな選択をした？

私は抗がん剤治療を選択した。「選択」である。マストではない。今は昔と違って治療の選択権は患者側にある。

初発乳がんの際に行われる抗がん剤治療って、再発防止が目的なので必ずしも行わないといけないということはない。だいたい再発の抑制効果って½〜⅓程度で（注：私の受けたFEC+タキソテールの場合）、実は「やったら再発率が劇的に下がる！」「ほぼ助かる！」なんてものではないらしい。

でも私がこの選択をした理由は、「もし今抗がん剤をしなかったら、今後再発したときに自分はひどく後悔するだろう」と思ったから。

「やった後悔は日々小さくなるが、やらなかった後悔は日々大きくなる」といったのは林真理子だけど私もそんなタイプ。

だけど、知り合いの中には同じように医師から抗がん剤治療を勧められたけど、生活の質を下げてまで受ける治療だとは思えず抗がん剤治療を受けなかった人もいるし、途中で抗がん剤をやめた人もいる。
逆に自らお願いして標準治療よりも多い回数の抗がん剤治療を行った人もいて、そのいずれの選択も私は理解できる。
ひと昔前に比べて格段に副作用対策が進んだとはいえ、それでも抗がん剤治療は身体的なダメージが大きい。自分にとって何が大事なのかをしっかり考えて治療を選択してほしい。

抗がん剤治療をするという選択編まとめ

乳がん治療＝抗がん剤ではない。ゆっくり考えて。

100人の体験記
「抗がん剤治療を実際に受けてみて…」は
277ページ

✿抗がん剤治療の副作用――「動けない！」「ものの味がわからない!?」から「なにもなかった」まで

がん患者になってはや3ヵ月。胸のしこりは体調には何の影響も及ぼさないので、その間はピンピンしていた。乳房ってそもそも、ほかの臓器みたいに内分泌したり消化したりするような、生きていく上で必要不可欠な機能を果たしているわけでもないから、手術後だってわりとあっさり回復する。

でもこれからは違うはず。だって苦しいので有名な抗がん剤治療が始まるんだから。

抗がん剤っていろいろ種類があって、がんの種類や病状によって使い分けるのはもちろん、私と同じような状況の患者さんでも違う薬を使ったりする。

私の場合はアントラサイクリン系（ＦＥＣ）とタキサン系（ドセタキセル／商品名「タキソテール」）の組み合わせ。組み合わせることによってより高い効果が発揮される例もあると実証されているそうだ（要するに単独で使った場合よりも組み合わせて使ったときのほうが再発した人の割合が少ないらしい）。

これらの薬を3週間に1回通院して点滴で投与する（これを1クールという）。ＦＥＣ、タキソテールともに各4クール。単純計算で治療期間は24週。約半年。長っ。

そしていざ投与。現れ出でたのは何とも毒々しい赤い液体。かき氷のいちごシロップをまずそうにしたような色だ（「毒いちご」と命名）。

点滴開始。直後にアレルギー反応が出る人もいるらしいけど私は大丈夫みたい。

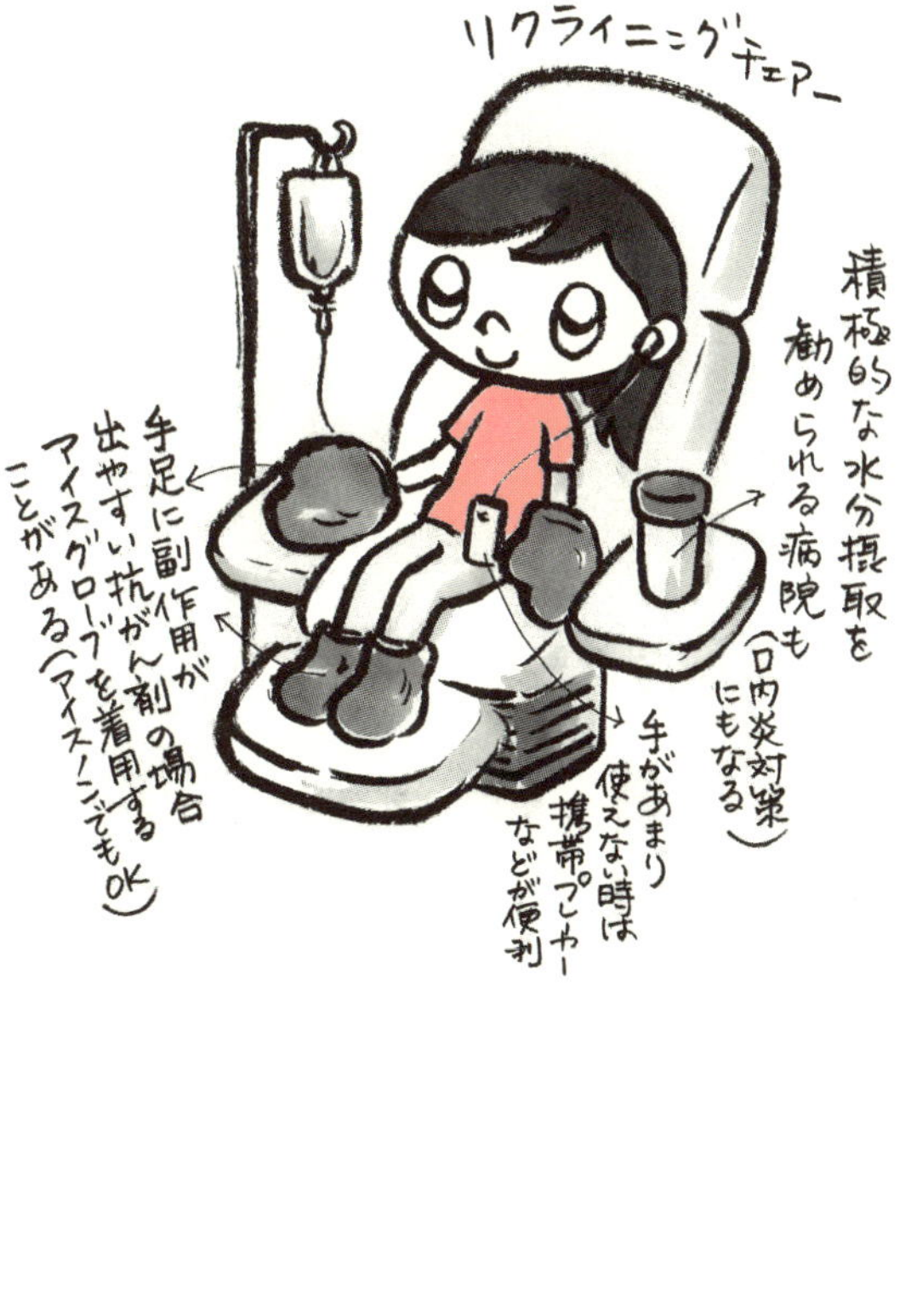
リクライニングチェアー
積極的な水分摂取を勧められる病院も（口内炎対策にもなる）
手があまり使えない時は携帯プレーヤーなどが便利
手足に副作用が出やすい抗がん剤の場合アイスグローブを着用することがある（アイスノンでもOK）

そのまま約2時間かけてゆっくり投与する。いつ気分が悪くなるかと身構えてたけど、あれ？　へっちゃら？

容器内の毒いちごがなくなってもその状態は続いて、初回投与無事完了！　なーんだ、抗がん剤ってたいしたことないや！　と、のんきに夫とランチをして帰宅。

しかしそこは悪名高い抗がん剤。そのままでは終わらなかった。

投与当日、「へっちゃら〜」と喜んでいたのがうそのように、夕方ごろから体調は急降下。アルコールをしこたま飲んだあと、遊園地のコーヒーカップに乗ってぐるぐる回ったような感じ？　ふらふらしてものすごく気分が悪いのに眠るのもままならない。そのうえ吐き気。私は食い意地が汚くて「食べたものは絶対に死守！」と頑張ってしまうからか、つわりのときでさえ吐いたことがないというのに、このときばかりはノックダウン。ゲーっ（×5回）。

しかしその後処方されていた「吐き気止め」で事態は収束。

この吐き気止め、効き目が強烈で、飲んでしばらくすると「あれ？　さっきまでの吐き気は?」って感じで吐き気がピタッと止まる。わりと最近認可されたそうなんだけど、この薬のおかげで治療がだいぶ楽になったといわれている。ありがとう、製薬会社さん!

と、副作用の大将格「吐き気」はクリアしたんだけど、その後も次から次へと副作用が襲ってきた。今まで生きてきて、いわゆる「薬」に頼ったときって熱とか咳とかの不快症状が治まったもんだけど、抗がん剤に関しては真逆。やればやるとほど体がやられる。薬なんだか毒なんだか……。

さて、治療前に受けた、「出やすい副作用」を薬ごとにまとめると、

【FEC(4クール)】

①ばっちり出た副作用

★吐き気

制吐剤が効いたのか、4回中吐いたのは初回と3回目のみ(いずれも投与当日)。ちなみに3回目は「奥歯まで磨きすぎた」という間抜けな理由なので、実質は初回のみ。(歯磨きの際はご注意を!)

★脱毛

1週間ほど何事もなく、ある日突然「なんじゃあ、こりゃ〜!!」(by松田優作)状態に。束ねられる長さだったので束ねていたため寝具にはそう付着せず、掃除は思ったより楽。

FEC4回終了後も完全には脱毛せず、治療開始前の1割弱は残っている感じ。

★味覚障害

味がわかりづらく、濃い味のものでないと味がしない。金属っぽい味がする。とにかく苦い(ので薄味のもの[お粥とか]は苦痛)などなど。

★倦怠感

初回の3日間はほぼ寝たきり。2回目以降の3日間は「寝たり起きたり」で、4日目ぐらいから家の中でなら短時間活動可能(出かけるのは体力的に無理)、1週間で外出もOKに(ただしかなり疲れやすい)。

★口内炎

なめていたらえらいことに……。(84ページ参照)

★胃もたれ

吐きそうな感覚はないものの、これがけっこうつらかった。
ガスター（胃酸の分泌を抑える薬）の処方で、まあまあましに……。

★血管痛

2回目投与まではなんともなかったものの、回を重ねるごとに痛みが増加。4回目のときは投与中、ずーーっとじんじん痛い感じ（投与を受けた血管が今も赤い筋になっている）。投与終了後は大人しくしてるぶんには何ともないけど、力を加えると「いててて」って感じ。ただし痛み止めがいるほどではない。

②あまり出なかった副作用

★下痢、便秘

特になし。

★発熱

初回投与後約10日目に37・5度の熱。
4回目投与後13日目に38・2度の熱。ただしいずれもその後自然治癒。

★貧血

ふらふらする感覚はあったものの、血液検査でひっかかるほどではなく、薬の服用はなし。結膜は明らかに家族より白い。低値安定?

★色素沈着

特になし。爪も親指がちょっと黒い程度。

★体重

4kg減少。初回にガクっと落ち、その後はあまり減らず。食べられるようになったというより体が飢餓状態に慣れた感じ。

【ドセタキセル/タキソテール】

①ばっちり出た副作用

★脱毛

FECで若干残ったなけなしの毛がほぼ全滅!

頭髪はおろか、まゆげもまつ毛もなくなった。

★味覚障害

ものの味がますますわからなくなった。特に油が気持ち悪い(苦くてべたべたした味に感じる)。

★倦怠感

FECとは違い、当日から2日間ぐらいはなんともないのに、その後3、4日目あたりからなんともいえない倦怠感が。しかもしつこい！　おさまったかな〜？　と思ったらまただるくなるような状態が2週間ぐらい継続。

★筋肉痛

明らかに痛い！　というより、「前日すごく歩いた」ような足の疲労感が続き、少し歩いただけでも疲れる(普通の状態なら徒歩10分かからない場所に行くのにも何度も何度も休まないといけない状態)。この状態はタキソテール治療中、ずーーっと続いて投与終了後2〜3か月でようやく普通の状態に。

★爪下《そうか》出血(爪の中の出血)

足の爪が3本ほど出血。3回目以降はアイスノン踏みながらやったので被害は広がらず。手は初回からアイスグローブでガードしてたから大丈夫だったけど、ちょっと筋が入ったような感じに。

★下痢、便秘

かなりの便秘に。神様、私の食べたものはどこに？

★発熱

37度代の熱が2回ほど。でも他の症状がいろいろありすぎてあまり気にならず。

★アレルギー

皮膚科の医師曰く「たぶんアレルギー」で腕が真っ赤に腫れた。

現在も色素沈着はあるもののそうは目立たないレベルに。

★涙目

涙が出て出てとまらなかった。鼻涙管閉塞《びるいかんへいそく》というらしい。

②あまり出なかった副作用

★吐き気

ほぼ（というかまったく）なし。この点はＦＥＣよりずっと楽。

★関節痛

ほとんどなかった。

★血管痛

ＦＥＣのときはひどかったこれがあまりなかったのは助かった。
ただし血管がぼろぼろになったのか腕をまっすぐ伸ばせなくなった。

★口内炎
点滴中に氷を舐めていたおかげかできなかった。

③その他

★生理
ＦＥＣ2回目くらいまではあって、その後はだんだんと量が少なくなっていった。

少量の出血がたまにあったのは主治医曰く、「体内のホルモンが完全に閉経状態になっていないから」とのこと。

★貧血
ふらふらする感覚はあったものの、相変わらず血液検査でひっかかるほどではなく、薬の服用はなし。

★色素沈着
頬に今までなかったシミが……。加齢か副作用かは不明。

★体重

少々増加。食べてないのになぜ？

書き出してみると我ながらすごい。
なんか爆弾が降り注ぐ中、命からがら安全な場所に避難して、今さらながら「わーっ、自分すごい危なかったんだ！　こわっ！」って感じ？
ちなみにこんなに頑張っていた私に当時夫がかけた言葉は、

「今お前の血吸ったら蚊死ぬんじゃない？」

お前が死んでこいやっ！

抗がん剤治療の副作用編まとめ
抗がん剤治療は副作用の玉手箱や〜（開けてびっくり）

100人の体験記
患者コラム「いろいろな抗がん剤」は
278ページ

✿副作用対策――「抗がん剤＝おえ～っ」は昔の話？
副作用止めの薬や自分でできる対策

「抗がん剤治療は副作用の玉手箱や～」とやけくそ気味に叫びたくなった治療中。初回投与後、一番きついときは「こんな治療もう絶対無理！」って思ったけど、そんな中でもだんだん知恵が働いて「やり過ごす術」をいろいろ身につけてくる（昔から悪知恵だけは働くほうである）。

吐き気止めのいい薬が開発されたのは前述のとおりだけど、その他にも「抗がん剤投与中にとれる対策」や「生活を快適に過ごすやり方」など、できる対策はいろいろ。

1．医薬品による副作用対策

・吐き気止め

私が処方してもらったのは「デカドロン」という薬。これが抜群に効いた！

こいつはまさに**「デカドロン伝説！」**

ああデカドロン、ああ～♪

・睡眠薬

デカドロンなどステロイド系の薬の副作用とかで眠れなくなったときは睡眠薬も検討を。抗がん剤による吐き気→吐き気止めで抑える→吐き気止めで眠れない→睡眠薬で眠る、ってこれはまさに「副作用対策の十二単《じゅうにひとえ》や〜」。

・胃薬

地味に胃もたれが続き、それも気分を悪くする一因に。胃薬で解消！

2．抗がん剤投与中にとれる対策

これはもう「冷やす！」に尽きる。

なぜ冷やすのがいいかというと、冷やすとその部分の血流が悪くなり、抗がん剤が行きわたらない、という単純な理由から。特に冷やすといいのは、①口の中②手③足。

それぞれの対策を列挙すると、

①口の中を冷やす（FECなど口内炎のひどい薬の投与中に有効）

「口内炎？　ふーん」なんてなめてはいけない。私の場合、**口の中全体が炎症を起こしたような状態**で、痛くて痛くてたまらなかった（みかんがダメだったのはいうに及ばず、フライドポテトでも痛くて1本で断念)。

しかも味覚障害もかなり重症化。ものの味がほぼわからなくて、
カニ↓長時間煮た?

ホットケーキ↓スポンジ?

しょう油↓単なる刺激物!

って感じ。で、何食べてもおいしくない。名古屋名物みそかつも「重油で揚げた?」って感じ。重油食べたことないけどさ。

せっかく元気になっても食べ物がおいしくないと正直日常生活の楽しみも半減。で、対策はというと、ずばり、「氷を舐めながら点滴を受ける!」これだけ。

それだけで投与後しつこく長引く口内炎の恐怖から解放される。なので私はあとに続く患者さんにいつもこういって助言してる。

抗がん剤ナメずに氷なめよう!

②③手足を冷やす(特にタキソテールなど手足のしびれのひどい薬の投与中に有効)

タキソテールって手足の指に攻撃を仕掛ける。攻撃を仕掛けられた指先がどうなるかというとまずしびれる。しかもしつこく、半年たってもしびれが抜けない人も多い。それと爪がはがれる。「手の指の爪10本全部はがれた！」っていう人もいる。ゾ〜。なので私はせっせと手足を冷やしていた。

まず手。アイスグローブ（フローズングローブともいう）なるものがあって薬剤投与中、これに手を入れる。グミみたいな柔らかい触感。最初は冷たいけどだんだんと慣れてきて「常温に戻った？」と思うけど自分の手の感覚がマヒしてるだけ。なお、ずーっと入れてないと効果がないわけではないので、時々出して飲み物飲んだりもできる。

アイスグローブのおかげで爪は無事保護！

次に足。当初足は冷やしてなかったんだけど、爪下出血（爪の下で出血すること）が起こったのと、足の裏が痛くて痛くて

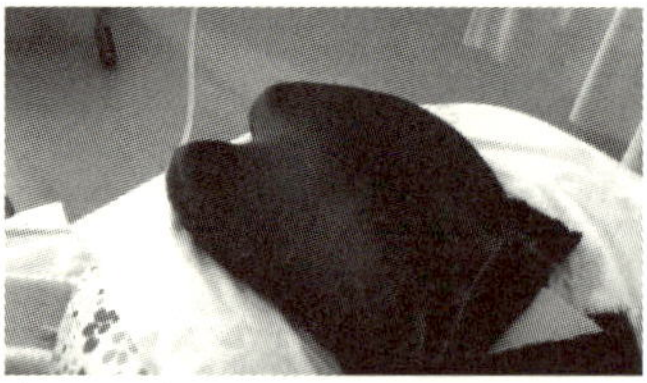

ミトンっぽい

3日ぐらい歩けなくなったので急きょ冷やすことに。でも病院には足を冷やすグッズがないのでアイスノン踏んで冷却！

命名、「踏み踏みアイスノン！」（↑そのまんまやん！）

これでその後は足も無事死守！

3．生活を快適に過ごすやり方

・におい対策［消臭剤］

副作用のきつい時期はとにかくにおいに敏感に！　食品のにおいに耐えられないのはもとより、普段はなんでもないところ、たとえば《玄関↓下駄箱に顔突っ込んだみたい》、《お風呂場↓夕方のプールの脱衣場かっ！》に感じるので（書いておえ〜）、そういうところには消臭剤まいて効き目を実感！（だけどほんとは一番消臭剤ぶっかけたかったのは小学生の息子たち！）

・吐き気対策［スープ類・飲むゼリー］

食欲はないけど胃が空になると吐き気が増す、というメンドクサイ症状に悩まされていたので、ささっと飲めるインスタント系のスープ類が大活躍（私は甘いもの、固形物NGだった）。みそ汁も作り置きしてもらったりして、夜中に吐き気がするとスープをスプーン3杯ぐらい飲んで対応。なお、投与直前は食べると吐くけど、何も食べてないのも吐き気をもよおすので飲むゼリーで胃を保護。

・ひまつぶし［テレビ番組の録画］

「ああ、あの名古屋名物！」ではなく「ヒマつぶし」。投与後3日ぐらいは「いくらでも眠れる」状態だったのに、それを過ぎると「日中寝すぎると夜中眠れず、体内リズムが崩れてつらい」状態に。

普段は読書で時間をつぶすんだけど目が痛くて痛くて、本もパソコンも字を目で追えないので、仕方なく昼間はソファにひっくり返ってテレビをｏｎ（なんかやってないと起きていられない）。「でも見るものない～！」とつらいので、ぼけーっと見られそうな（↑重要！）テレビ番組をせっせと録画してた。

・その他［ゆるゆるパンツ］

衣類の締めつけがとにかく不愉快で不愉快でたまらなかった……。どうせ寝てるだけだから、ズレてもいいんで（笑）、ゆっるいパンツで過ごしてた。

副作用対策まとめ

つらい副作用は〝副作用対策のアベノミクス〟

①投与中の対策 ②医薬品 ③生活快適グッズで乗り切れ！

100人の体験記
「副作用対策」は
287ページ

✿抗がん剤治療回復期——治療中の目標「まともに歩けるようになること」、その願いは……？

抗がん剤を始めてから確実に体力が低下した。

当初、「抗がん剤やっても3週間もたったらすっかり元通り♡」だったけど、回を重ねるにつれてやすやすとは回復しなくなった。

投与後2週間以上経っても寝てることが多くなって、たまに起きてたら、帰宅した夫から、「今日は起きてられるんだ」とかいわれてた。

認めたくなかったけど、抗がん剤1回につき、元々の体力の数パーセントが奪われ、それが重なって重なって、気がつけば結構な貯金が奪われていた。しかもそのパーセンテージは回を重ねるごとに上がっていく。

抗がん剤やる前の体力を〝100〟としたら、

1回目終了後の体力：100×97％＝97（↑体力が奪われたことにまったく気づかない）

2回目：97×95％＝92（↑まだ気づかない）

3回目：92×94％＝86（↑そろそろ「おかしい？」と思うものの気づかないふり）
4回目：86×93％＝80（↑認めざるを得ない状態であるが認めたくない）
5回目：80×92％＝73（↑いいかげん認めざるを得ない）
6回目：73×91％＝67（↑ついに〝諦め〟の境地に……）

以前、まだ病気がわかる前、ママ友とかと、

「もう～、風邪が治りにくくって☆」とか、

「そうそう、若いときとはやっぱ体力が違うよね～（苦笑）♪」なんていっていた。

今の私にいわせりゃ、**単なる社交辞令**だね。まじで。

抗がん剤治療中の私ときたら、風邪なんて引こうもんならレントゲンにまわされ、普通にスーパー行っただけで疲れて横になり、出かければ駅でもほんとにしんどくてエレベーター頼り。（元気な奴は歩けーっ！）

「体力低下ってこういうことなんだ」と、嫌というほど実感。

昔はものを思わざりけりって感じよ。

それでも残り2回をなんとかやりとげ、

7回目：67×90％＝60（↑体力低下に加え、思考も停止気味）
8回目：60×89％＝53（↑完全に思考停止）

このころの体力低下っぷりは本当にひどくて、大人の足で10分もかからない近所のスーパーに行くのに1分歩いたら休憩してる状態。特に足の疲労感が大きいので自転車にも乗れなかった。

吐き気は最後の抗がん剤（ラストケモ）から2週間もたつと完全になくなったんだけど、とにかく歩けない（しびれてるし）。そして腕が痛い！

また元に戻れるのかなあ。とさすがの私も少し弱気に。

でも大丈夫！　戻りましたから！

ラストケモから2ヵ月半時点での状況はというと……

①足のしびれ、倦怠感（タキソテールの副作用）

左足の中指と薬指2本だけ「ちょっと違和感がある」程度で、これ以外は倦怠感、足の疲れ、一切なくなった。

②腕の痛み（FECの副作用）
FECでぼろぼろになった右手の血管（点滴中、痛かった～）。
このころも腕は完全には伸ばせず、伸ばそうとするとひきつったような痛みがあった（「伸ばそうとすると」痛いだけで普段は痛くなかった）。

それからさらに1年もすると……
①足のしびれ、倦怠感（タキソテールの副作用）
まったくなし！　海外旅行で毎日2万歩歩いてもへっちゃら！
②腕の痛み（FECの副作用）
これもまったくなし！　というわけで――、

抗がん剤治療回復編まとめ
そのうち治まる。気長に待て。

100人の体験記
「抗がん剤治療からの回復」は
288ページ

髪の毛のこと

✿脱　毛——副作用の代名詞・脱毛。完ハゲの姿はまるで○○!?

その昔、「連想ゲーム」という番組があった（古っ！）。たとえば、あるキーワードに対して連想する言葉を回答したりする。もし「がん」がお題に出たら、「痩せる」に並んで「ハゲる」が回答として飛び出すだろう。

私も「がんです」といわれたときは真っ先に「あーあ、ハゲるのか」と思ったものである。実際は抗がん剤治療が必要ない人も多く、必ずしもそうではないんだけど。

当時の私はロングヘア。

年も年だし、長い髪もこれが最後かな？　と伸ばしていた。

手術後、抗がん剤の使用が決定。

ＦＥＣ＋タキソテールコースで脱毛はほぼ避けられない状態。

「副作用のない人もたまにいますけど髪は絶対抜けますから！」との医師の力強い（？）言葉どおり、1週間たたずにまずは頭頂部から脱毛。

そうなると、あとは早いもので3日ともたずに〝落ち武者状態〟に。

「昔こんなサッカー選手いたなあ」と頭の中でひとり「あの人は今」。

こうなると多くの方がすっぱりご自分で髪の毛を剃られるみたいで、私も当然そのつもりだった。しか〜し（抗がん剤治療が終わっても）「前髪がなかなか伸びない！」（ホルモン剤の影響？）との情報を前に私はたじろいでしまった。「前髪、残しておいたら、のちのち何かの役に立つのではないか……」

たとえばエクステをつけたりとか。ベリーベリーショートだと脱ヅラしにくいけど、

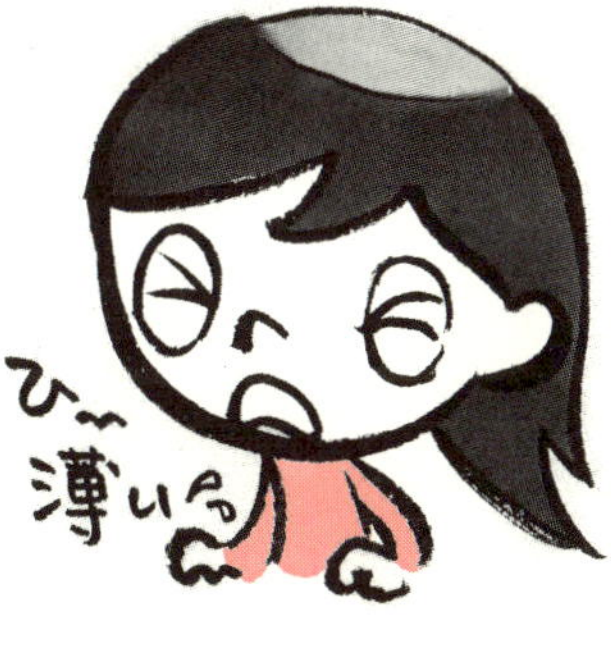

前髪があったら早く脱ヅラできるかな？　なんて。
幸いなことになぜか前髪は少し残っていたのでそれを温存。こうなると今度は「子連れ狼」状態（↑やっぱり「あの人は今」！）

ええ、正直いって「非常にみっともない」状態で「ハゲのほうがよっぽどまし」だった。でも、この前髪さんたちは長い抗がん剤治療にも耐え抜いた（パチパチパチ）。

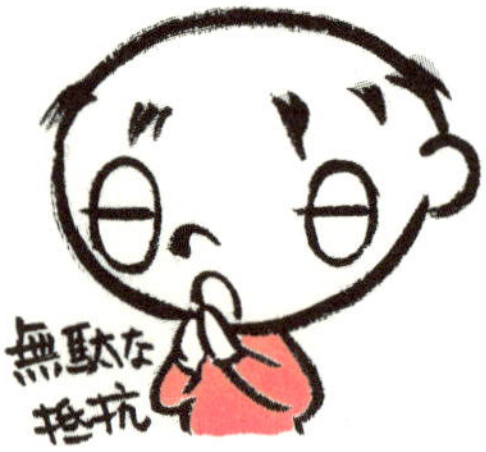

9月から1月の半年間、抜けることなくしっかりと自らの居場所をキープし、我が家で「精鋭部隊」と呼ばる存在に。
そして最後の抗がん剤から3ヵ月程度で発毛。

やったあ！　と思ったらなんと

結局残った前髪、この時点で全部抜けてやんの！

「新しくはえてきた髪たちよ。あとはそなたらに任せたぞ、玉砕!!」って感じ？

こうなるとあいつらは果たして精鋭部隊だったのか、それとも単に毛根がなまけもので活発に活動してないから抗がん剤のアタックをすり抜けたのか……。

なんにせよ、

ハゲ始めたらいさぎよく受け入れろ。

あのころの自分にそういい聞かせたい。

なお私は**タキソテールでまつげもまゆ毛も完全に抜けたの**

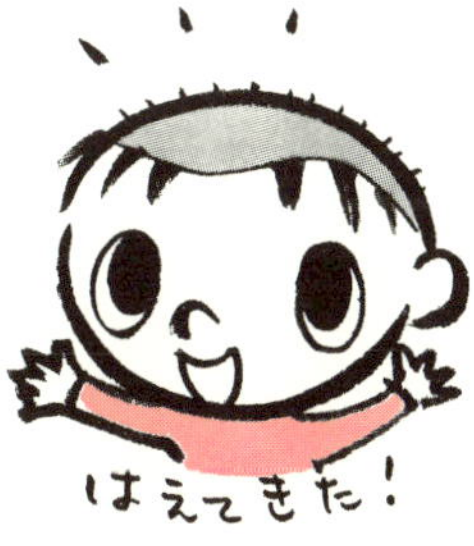

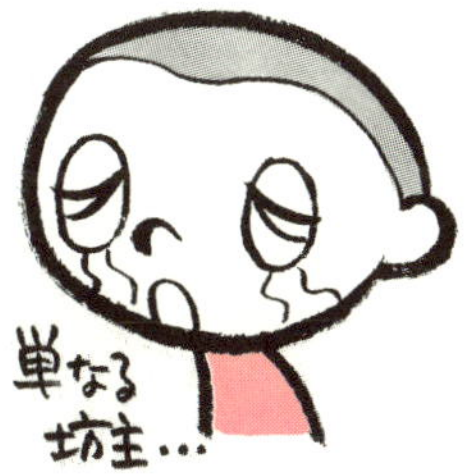

で、その姿はまるで妖怪人間ベム。完ハゲになったとき「結構いけてた」と自分を評していたモデルさんがいたけど、そんな感想は美人にしか許されない。私なんて、**「早く人間になりたい！」レベルである。**

人生いろいろあるけど髪の毛はえてるだけで幸せやで、ほんま。

ちなみに副作用の代名詞みたいな脱毛だけど、今は点滴中に頭を冷やす冷却帽子かぶって脱毛を抑える病院もある（291ページ参照）。私が治療中は限られた病院でしか導入されてなかったけど、テレビとかでもよく取り上げられてるし、今後はどんどん導入する病院が増えるかも。気になる人はぜひ病院に相談を！

脱毛編まとめ

人生髪の毛はえてるだけで幸せ。

100人の体験記
「髪の毛がなくなりました…」は
290ページ

ウィッグ――きれいごと抜き！　ウィッグのお勧めは○○なやつ！

突然だが私は〝信長会〟に所属している。歴女の集団とかではない。単なるママ友会。なんで信長会かというと「暴君の集まり」ということで子供が命名。手討ちにするで！

さて、そんな信長会（ママ友ランチ会）のときの話。

抗がん剤治療中もこの集まりには行ってたけど、実はひとりを除いて病気のことは伝えていなかった。

でもまあ、ありがたいことに治療も一段落し、そのころはもうフルウィッグでもなかった。「言ってもいいかなあ」というか、「言っといたほうがいいかな？」と思っていた。

でも話題が話題だけに暗くなる？　と躊躇する気持ちも。そしたら「姉が5年前に乳がんやって」なんて話題をAさんが振ってきた。すげータイミング。神様のはからい？

「あ、実は私も」

つるっとカミングアウト。

「えええええええ〜〜〜」

いすから腰を浮かして驚くAさん。

まるで庭に宇宙人がやってきたかのような驚きっぷり。

ちなみにAさんは卒園式で自分の子供でもない子の卒園証書受理に号泣するようなタイプだ。

想定内の反応。ごめんね、びっくりさせて。

目をぱちくりさせて静かに驚くBさん。

これも想定内。

でも想定外だったのは元看護師のCさん。

なぜか「知ってた」とのたまわった。

え？　なんで？　話してないよね？？？

「髪、ウィッグだったでしょ」

えっ！　でも彼女はウィッグをちら見するでもなく、ごくごく普通に接してくれてた。ま、まさかばれていたとは……。

このことから私は2つのことを学んだ。

1つは「あえてそっとしておくのもやさしさ」ということ。

Cさん曰く「本人がいわないなら、こちらから詮索することではないから聞かなかった」って。

う～ん、大人の反応。ありがとう、気づかないふりしてくれて。もし「ねえ、それカツラでしょ？」なんて聞かれたら恥ずかしくて二度と外には出られなかった。

そしてもう1つは、

やっぱりウィッグは高いやつのほうがいいということ。

私が使っていたフルウィッグは2万円ぐらいのファッションタイプ。

購入当時はまったく目が慣れてなかったから、医療用の高いやつとの違いなんてわかんなーい！　ファッションウィッグで十分！　と思ったけど、目が慣れてくるとファッションウィッグってすぐわかる。

素人（？）にはわからないだろうけど、美容師・看護師・がん患者の目はごまかせない。

高いものには高いなりの理由ってある。ずばり、手間ひまかけて作ってるので、見た目がかなり自然である。

だいたいウィッグの着用期間って1年（抗がん剤治療中半年＋はえるまで半年）ぐらい。その間、髪の毛なくて美容院も行かなくて済むから、通常かかったであろう美容院代を月1万円×12ヵ月（＋ヘアケア製品）、と考えたら10数万円ぐらいなら許容範囲のはず。

「全然隠してないし、こんなときしか楽しめない髪型楽しんでまーす！」（金髪）

なんてポジティブ思考の人もいるけど、「ばれたくない！」場合はある程度投資したほうがいい。１００人以上の患者にあった経験からもそう思う（地毛!?　と思うものは１００％それなりにいい値段のもの）。

結局、フルウィッグはファッションタイプだった私も、部分カツラはそれなりの値段のものを買った。それに対する夫の感想は「やっぱり高いやつは自然だよね」。
がんの治療ってそれだけでお金がかかる上に世知辛い話だけど、これがきれいごとを捨て去った正直な感想である。
カツラ屋さん、この文章をセールスに活用するならお金払ってや（笑）！

ウィッグ編まとめ

正味な話、預金の金利とウィッグは高いほうがいい。

100人の体験記
「ウィッグの費用について教えて！」は
292ページ

✿発　毛――やった〜はえてきたー！　ん？　ちょっと待て！

その昔、姉の子がまだ赤ちゃんで髪の毛が薄くて嘆いているのを、「一生ハゲの赤ちゃんはいないよ」なんて（上から目線で）慰めていた時期もあった。

そんな私は治療前、それはそれは髪が伸びるのが早かった。

「脱毛の悩みを発毛の喜びに」っていってる会社があるけど、もちろんそんなのとは無関係。むしろ「発毛の悩み（無駄毛）を脱毛（エステ）の喜びに」だった。

そんな私だったので、姉の嘆きも真剣には受け取れず、抗がん剤で脱毛しても「髪なんて抜けてもまたすぐはえるわ♪」とのんびり構えていたのである。甥っ子だってその後無事に髪もはえ揃い、普通の小学校生活を送っているし。

だけど、「まるで赤ちゃんみたいな肌」みたいな化粧品のＣＭを、「けっ！　赤ちゃんのピチピチ感が出るわけねえだろ、中身が違うんだよ、中身が！」と鼻で笑っていたように、私の毛根も赤ちゃんのそれとは根本的に異なっていたのである。

まともに生えてこないのである。悲しいことに。

まず、根本的に髪がかーなーり細くなった。おかげでつむじのあたりがスッカスカでおばあちゃんみたい。それに加え、他のところに比べて前髪が伸びる速度がやたらと遅い。その上そりこみ部分もスッカスカで、ここはハゲかかったおっちゃんみたい。その上天パ。

まあ要するにてっぺんハゲのくせっ毛ベリーベリーショートでその上そりこみが薄い、という何とも「唯我独創」的な髪型になってしまったのである。とほほ（ちなみに皮膚科に通って薄毛治療もしているがあまり効果は見られない）。

ただし私みたいに「発毛困難者」になってしまう人はかなり少ない。ほとんどの人は1年もたてば「普通のショート」（髪質も普通）になるのでご心配なく。

発毛編まとめ

1年経てば元通り、が多い。

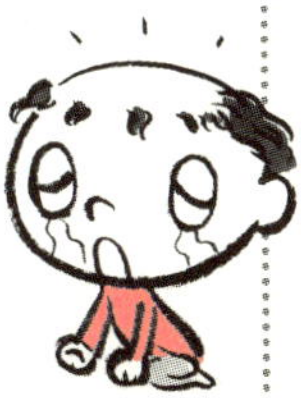

100人の体験記
「抗がん剤治療後に生えてきた髪は？」は
296ページ

【じぇにー】さんの“脱ヅラへの道”

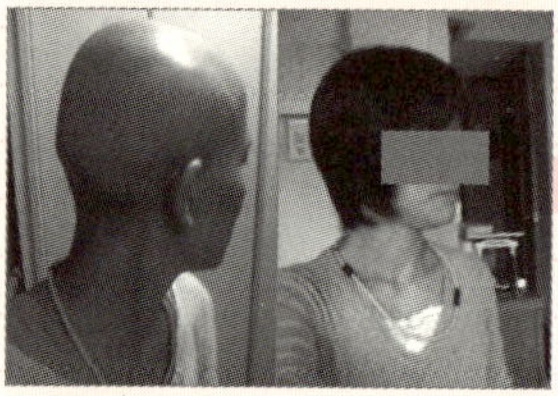

2009 年 5 月
ケモ開始当初
（右はウィッグの写真）

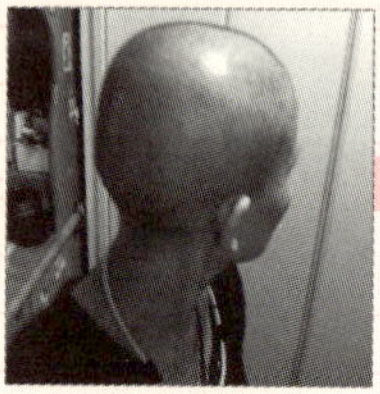

2009 年7月
ケモ終了後約1ヵ月半。
ちくちくしてきた頃

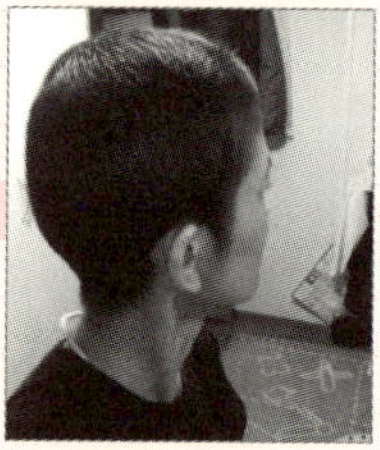

2009 年9月
ケモ終了後約3ヵ月

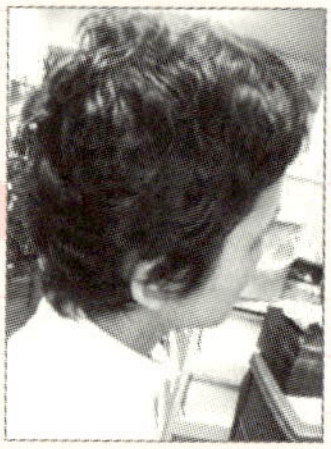

2009 年 12 月
髪の毛が大仏系に
くるくるした頃

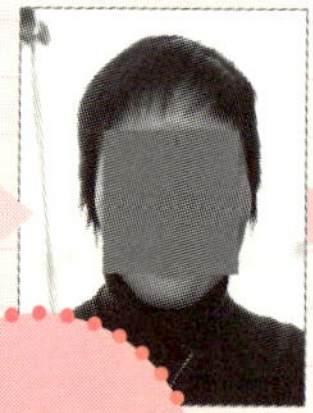

2010年1月
美容院でカットして
脱ヅラ!

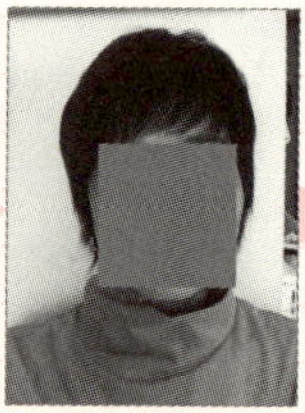

2010 年3月

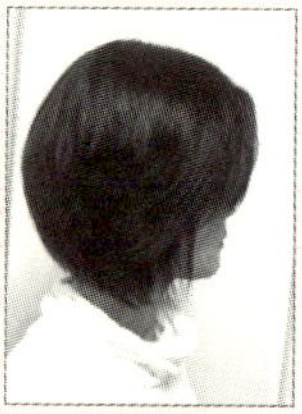

2010 年9月

✿脱ヅラ——ついに迎えるXデー。その日はいつ？　どうやって迎える？

「脱○○」と聞いて、みなさんは何を思い浮かべるだろうか？　脱原発？　脱サラ？　脱オタなんて人もいるかもしれない。世間でどんな回答が一般的なのかはわからない。

でも乳がん患者でしかもウィッグ愛用者なら、高い確率で「脱ヅラ！」と答えるはず、と断言できる。脱ヅラ。それは抗がん剤経験者にとっての憧れの世界。

だって「今のウィッグは性能もよくてあまり蒸れませんよ～」なんていうウィッグ屋もいるけどさ、**うそだね、普通に暑い（その上冬は寒い）よ。**30万のウィッグ買った人もラストケモから4カ月で「暑い」ってとっとと脱ヅラしてたし。

実は私はまだ完全には脱ヅラしてない。だって頭頂部がザビエルはげ。なので頭頂部を隠す部分ウィッグ（いわゆるトップピース）を愛用している。

「奥様素敵ですわ～」「とっても自然～」とか、よくコマーシャルでやってるようなやつ。まさかこの歳でお世話になるとは思わなかった。

ちなみに発毛が遅いのは「ホルモン薬の影響？」と思って、「この先ホルモン療法が終わったらもしかしたら元通り？」なんて夢見ていた。だけど、どうやら私の使用した薬剤（FEC↓タキソテール）の組み合わせって、髪が生えにくいらしい。

……とほほ。

脱ヅラ編まとめ

最後の抗がん剤からだいたい半年から1年で脱ヅラ。

100人の体験記
「いつ脱ヅラしましたか?」は
298ページ

放射線治療・ホルモン療法・術後検査

✿放射線治療――♪毎日毎日僕らは鉄板の～上……じゃないけど焼かれます

私が子供のころ「およげ！たいやきくん」という曲が大ヒットした。主人公であるところのたいやきくんが毎日毎日鉄板の上で焼かれるという残酷描写から始まり、最後には人に食われて終わるという楳○かずおばりの衝撃のフィナーレを迎えるあの曲である。

まだ小さかった私にも恐ろしい印象を与えた曲であるが、まさか長じて自分が〝焼かれる〟羽目になろうとは思いもよらなかった。

放射線治療である。

放射線治療とは、主に乳房温存後の再発予防のために行われる治療である。

具体的な治療方法は、手術した側の胸にごく弱い放射線を1日1回、約1～2分照射するもので、これをほぼ連続で約20～30日間行う。

局所再発率は乳房の腫瘍の部分切除だけでは18～39％程度といわれているが、この治療によりこれを2～14％程度に抑える効果があるといわれている。

……たい焼きの話から急にまじめな話になったもんである。

で、なぜこの治療を指して「焼かれる」なんていうかというと、ごく弱い放射線とはいえ、毎日繰り返すと日焼けのような症状が出るからである。私は全摘でリンパ節転移が少なかったので放射線治療を受けず、結局焼かれることはなかったのだが、多くの仲間は毎日病院で焼かれていた。

なお、みな真面目で誰ひとり途中で海に逃げ出すものはいなかったので、最後に食われることもなく元気に過ごしている。めでたしめでたし。

✼ホルモン療法――「なめてかかってえらい目に」から「いまだになめてます」まで

手術、抗がん剤治療、と無事治療の通過点をクリアした私。私のがんはホルモン感受性のあるタイプなので、この次はホルモン療法である。

乳がんは手術して終わりではなく、その後の治療ですでに起こっているかもしれない微小転移を抑える必要がある。この全身治療には化学療法（抗がん剤）と内分泌（ホルモン）療法とがある。

がん細胞がエストロゲン受容体を発現している場合、体の中で作られたエストロゲンがこの受容体と結びつくと増殖が促進される。そのため、エストロゲンの働きを薬でブロックするのがホルモン療法である。

ホルモン感受性がある場合、ホルモン療法は非常に有効な治療法なのである。

というわけで私も迷わずホルモン療法を開始した。

「手術も抗がん剤も終わったんだし、あとは消化試合？」

みたいな感じでホルモン分泌を抑えるとかいう注射をお腹にぶすっとして、あとは

1日1錠自宅で薬を飲んで、はい、楽勝！

かと思いきや、**実はそこが地獄の入り口。**

私は治療期間を通じて一番きつい副作用を味わうことになるのである。


抗がん剤終了後、体力は日々回復し、私は晴れてフツーの日々を送っていた……はずであるが何かがおかしい。

妙に頭が混乱して人の話を聞いてても話がうまくまとめられない。

眠れない。夜中に何度も目が覚めて不安になる。

人に会うのもひどく億劫《おっくう》。子供の面倒見るのもつらい。

子供をリビングに残してひとりで寝室で泣いてしまったり。

自分がひどく価値がないように思えて仕方がない。

家族で出かけても心ここにあらず。

そして楽しみにしていた同期会を退席。電車で泣きながら帰った。

そのときはっきり自覚した。認めたくはなかったけど、自分はおかしい、と。

どうにも精神的に苦しく、「がん相談支援室」に相談の電話を入れたのはそんなころだった。そして相談室を経て私は精神科のお医者さんのサポートを受けることになった。

正直いって私は精神科って偏見があった。

「精神科行ったらもう終わりでしょう」みたいな。

でもそんなこと全然なかった。今の症状とか気持ちとかを淡々と聞いてもらってあっさり終了。

「精神科医にかかったらマインドコントロールされて自分が自分でなくなるかも⁉」

なんて少なからず思っていたけど、精神科医はあくまで医者である。症状を聞く↓症状に応じた治療を提供してくれる、のがお医者さんの仕事。断じて人の精神をコントロールする呪術師のような怪しい人ではないのである。

「現在ホルモン薬を服用されていますが、病気の治療だけでなく、更年期のほうでも同じ症状が出る方はたくさんいらっしゃいます」

「たくさん、ですか?」

「はい。ホルモンの状態が乱れると不眠症状が出やすくなります。不眠によって体に疲れが残るので、もともと気分の波が出やすいところにさらに精神的にダメージをこうむりやすくなって受診される方がたくさんいらっしゃいます」

はあ。で、どうしろと？

「ホルモン薬をやめるわけにはいかないので、まずは睡眠薬で生活のリズムを整えることから始めてはどうかと思います」

……え？　睡眠薬？？？？

確かに夜中に何度も目が覚めてたけど、睡眠薬？ っていうか、突発的にやってくる不安感、めちゃめちゃ苦しいんですけど。

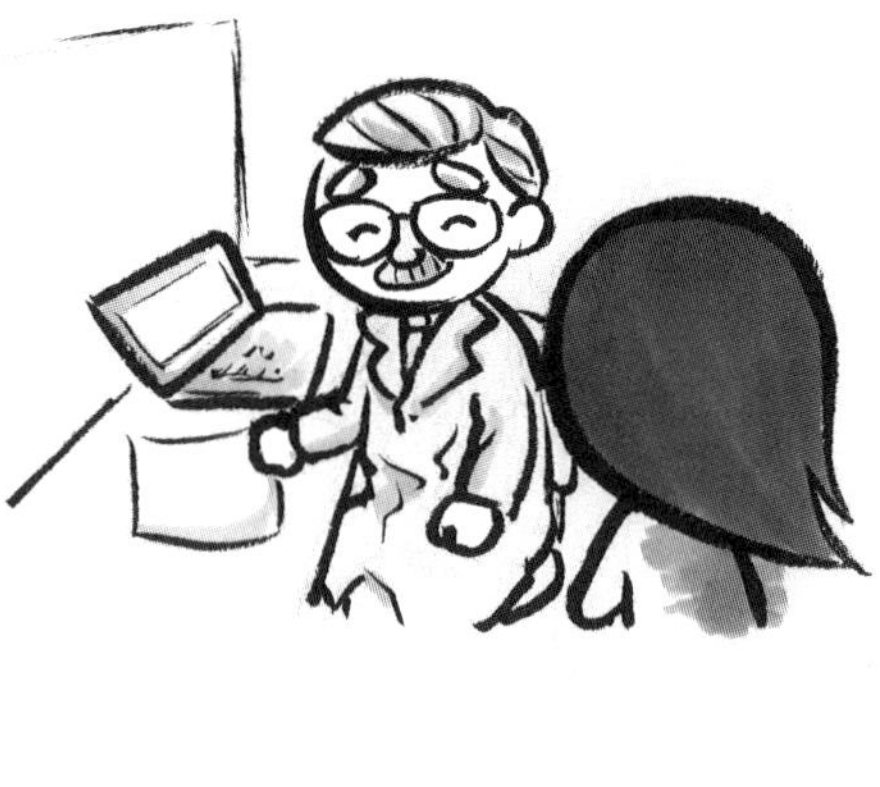

というようなことを訴えると、睡眠薬に加えて不安時の頓服（？）のようなものを

処方してくれた。

正直「これで治る！」と太鼓判を押される薬を処方してもらったわけではないけど、薬の処方ですごくほっとした。

苦しくなったときに頼るものができた安心感は涙が出るほどうれしかった。

最後に先生はこういった。


「ホルモンの乱れで苦しくなって受診する人は多いのですが、ひどい落ち込みもそう長くは……2年も3年も続かない人のほうが多いです。というのも、ホルモンの少ない状態に慣れると落ち着いてくるんです。今は過渡期で体が慣れずに一番苦しいときかもしれませんね」


基本は睡眠薬で、頓服は様子見でとのことで、この日の受診は終了。また10日後に予約を入れ、さっそくその日から睡眠薬を飲んでみる。

生まれて初めての睡眠薬はさすがによく効いて、頭がぐるぐるするような感覚の中、眠りに落ちる。朝までぐっすり、とはいかないけど、明け方一度目が覚めるくらいでなんとか眠れるようになった。

そんな生活を10日間。幸いなことに頓服にはお世話にならずにすんだ。

で、再び受診日。ノックをして先生の部屋に入る。

「お久しぶりです。調子はどうですか？」

「おはようございます。すっかりよくなりましたっ☆！」

「……えっ？」

なんと私は睡眠薬であっさり症状が改善したのである。医者も驚く回復ぶり。

「いや、あなた、いくらなんでもそれ単純すぎでしょう」という先生の心の声が聞こえてくるようなこないような。

前回訪問時からの10日間、極端な不安に陥ることはなく、日に日に普通の状態に。

「どうしよう、病院行っても話すことないよ」なんて状態になったものの、まあ、報告だと思って行くか、と訪問。

で、案の定、先生も聞くことない様子。

「よかったですねえ。で、次回の予約とかは」

「まあ、いいです」

「……ですよね。では必要だったらいつでも来てください」

というわけで、5分くらいで晴れて釈放（放逐《ほうちく》？）。

そんなこんなが私の精神科デビューの顛末《てんまつ》。このひどい気分の落ち込みも含めて、

私のホルモン療法による副作用をまとめると、

1．気分の落ち込み

★いつから気分の落ち込みが始まったか

↓ホルモン薬服用後3ヵ月ほどしてから。

★症状

↓何も楽しくない、やる気が起きない、泣いてしまう、ひどく不安。

（イライラとか攻撃的な症状はなし）

★症状が出てから受診するまでの期間

↓約4ヵ月。

★症状が出てから受診するまでの期間が長かった理由

↓①「そのうちよくなるかも？」という希望的観測（実際はどんどん悪くなっていっ

た）。

②「おかしい？」と思いつつまともな判断ができなかった。

③精神的な問題で受診するのにひどく抵抗があった。

★受診のきっかけ

→苦しみから逃れたい一心で若干気力のあるときに思い切って電話。

★回復したきっかけ

→たぶん薬「レンデム」（睡眠薬）が効いた。

親身になって話を聞いてくれた看護師長さんにも癒された。

精神科医のカウンセリングは、まあ、特に効いたとは思えず（先生すみません！あ、でも「何年も続く人は少ない」って話にはすごく「助かった」って思った）。

先が見えないと思っていたトンネルに出口があるとわかって安心感が得られた。

★薬（レンデム）について

→一番弱い睡眠薬とのこと。

それまで夜中に3～4回目が覚めていたのが明け方1回目が覚める程度に。

私の場合、「朝までぐっすり」とはならないけど体はずいぶん楽に。

ただし体質なのか、翌朝もかなりぼーっとする。

★その後
↓2週間ぐらいはほぼ毎日薬を飲んで、その後1ヵ月ぐらいで徐々に量を減らして現在は服用なし。でも症状のぶり返しはなし&睡眠も改善（数ヵ月間は夜中1回ぐらい目が覚めていたけど今は朝まで爆睡！）。

2. 気分の落ち込み以外の副作用

★ホットフラッシュ
↓1日に20回ほどカーッと暑くなる（暑い時期のほうが出やすい）。

★関節痛
↓当初はこれが一番つらく、膝がいつも痛くて落としたものも拾えない状態。そんな痛みも徐々にやわらぎ、服用開始から1年10ヵ月の現在はまったく痛くない。

★体重増加
↓増えてはいない（抗がん剤で痩せた分は戻ったけど）。

★肌の乾燥
↓「肌荒れする」といわれた抗がん剤治療中よりさらにかさかさに！（特に頬）
ひ～。なんでや!? 女性ホルモンが少なくなったから？

と、こんなところが私の症状の出始めから現在まで。
感想はというと、**もっと早く病院行ってりゃよかった**に尽きる。
ちなみに私がひどく落ち込んで子供に影響が出たかというと、実はまったくなかった。
お母さんが寝室に引きこもってる→ゲームし放題！「イエ～ッ！」って感じ。
無神経な子でよかった……。

ホルモン療法まとめ
薬の副作用は恥ではない。副作用でつらかったらさっさと病院行け。
（ちなみに副作用ない人も多数）

100人の体験記
「ホルモン療法の副作用は？」は
302ページ

✿術後検査――手術・抗がん剤完了＝治療終了、ではない!? まだまだ続くよ治療リレー

多くの病院では乳がん罹患者に術後定期的に検査を推奨している。私のかかっている病院は1年ごと（半年でやる病院から、何もやらない病院までいろいろ）。検査内容は病院によって異なるけれど、私の通っている病院の術後1年検査はというと――

★7月4日【造影CT】所要時間約30分

血管や臓器の様子がよく見えるように静脈に造影剤を注入してX線撮影を行う検査。1年前の手術前も同じ検査を受けて「漏らした!?」と焦《あせ》った記憶も生々しい。今回はもちろん余裕で、「1年ぶりにあの感覚が味わえるのね♡」なんて内心楽しみにしてたのに、今年は全身が熱くなるあの感覚はなし。その代わり（?）その後2〜3日、湿疹ができて痒《かゆ》かった！

あとからよくよく説明用紙を読み返すと、副作用のひとつに「湿疹」が（↑先に読

めよ！）。恐るべし造影剤！。

★7月11日［骨シンチ］＋［マンモグラフィー］＋［エコー］要時間約3時間

骨シンチグラフィとは、骨に集まる放射性薬剤を静脈投与したのち、放射性薬剤の集積程度を特殊なカメラ（シンチカメラ）で撮像することにより、骨の代謝状況（骨吸収と骨形成）を調べる検査……って、まあ、要するにがんが骨に転移してないか見る検査やね。検査方法は、まず注射をして2〜3時間後、骨に十分薬が集まったころシンチカメラで撮影を行うという手順。

というわけで指定された11時半に病院行ってぶすっと注射。次のマンモグラフィーまで少し時間があるからいったん外に出てお昼食べてから再度13時に病院へ。

マンモグラフィー嫌いなんだよね。でも1年前と比べていいのは、片方の胸がないからあの痛い時間が半分で済むこと。全摘もたまにはええことあるなあ。

お次はエコー。

「気になるところありますか？」「いえ、特に」

と淡々と検査。腋の下をやたらと丁寧に診てくれていたのが印象的。

で、最後に再び骨シンチ。今度はシンチの機械に入って30分ほど撮影。これも1年前の手術前に受けた検査だから余裕だわ～♪と思ってたら、

「今日は洋服や下着に金物ついていますか？」って。

あっ忘れてた！ **ジーンズの金具とかＮＧ**だからズボン脱いでタオル掛けてやったんだった！

「今度受けるときは（服脱ぐの面倒だから）スカートで来よう」と思ってたのに、すっかり忘れてその日もジーンズ。ちぇ～、脱ぐか。

「指輪も外してくださいね」「は～い」「準備できましたか？」「は～い」

担当の技師さんはガラス戸で仕切られた別室に移り、検査スタート。

うぃーん、うぃーん、と動く機械に身をゆだね、あとは寝て過ごすか……なんて考えてるときに思い出した！


ヅラに金具付いてるじゃん‼

ラストケモから約半年。発毛の遅い私はまだカツラだったのだ。あ〜、しまった。どうしよう、でももう検査始まってるし。いまさら中断するのも悪い？　次に検査受ける人とかもいるだろうし。

何か写ってたとして「ヅラの金具だと思います」で押しとおせばOK？　だって、カツラなしで検査受けるのもこっぱずかしい。帽子持ってないし。なんていろいろ悩むこと2、3分。でも、

もしやり直しとかになってまた金かかるのやだ。

という思いが私を強烈に後押しし、固定バンドから腕を外し、「すみませ〜ん」と別室の技師さんに手を振ってアピール。

「どうかしましたか⁉」とすっ飛んできてくれた技師さん。

「あ、あの」

「はい！」

「カツラに金具が……」（小声）

「ああ、大丈夫ですよ」と即答する技師さん。

え？　なんですと？

「薄い金具は映らないんです。ジーンズの金具みたいな大きいのは映るんですが」

え？　ああ、そうなの。すっかりカツラ脱ぐ気満々だったのに拍子抜け。

「じゃあ、また機械動かしますね～」と、あっさりそのまま検査再開。そしてもちろん「怪しい影が～」とかいわれずに検査結果も「異常なし」。

私は無事乳がん2年生になった。

術後1年検査まとめ

骨シンチ受けるときは金具はＮＧだけどカツラの金具程度はＯＫ。

万一はずせ、といわれたときのために帽子は持参したほうがベター。

（もちろん金具の付いていないもの）

100人の体験記
「術後検査について」は
308ページ

治療のこと●補足

✽腫瘍マーカー——腫瘍マーカー＝万全、ではない？　一喜一憂するなかれ

私の病院では3ヵ月に一度、血液検査で腫瘍マーカー（CEA、CA15-3、NCC-ST-439、BCA225）を調べることになっている。

腫瘍マーカーとは、体液中（主として血液中）にある、そのがんに特徴的な物質を測定し、病状の把握（再発の有無等）に役立てるものである。

実は私はあまり情報収集に熱心な患者ではない。検査結果もろくに見ていないし、各腫瘍マーカーが何を調べるものかもよくわかっていない。

が、そんな私ではあるが、ひとつ気になる指標があった。

「CEA」とかいうやつ。

CEAとは、がん治療後の経過観察、再発や転移の早期発見によく用いられる指標らしい。「基準値」は「5以下」で、これを手術前から定期的に調べている。

で、何が気になるかということいつの推移である。手術（2011年7月）後の9月、

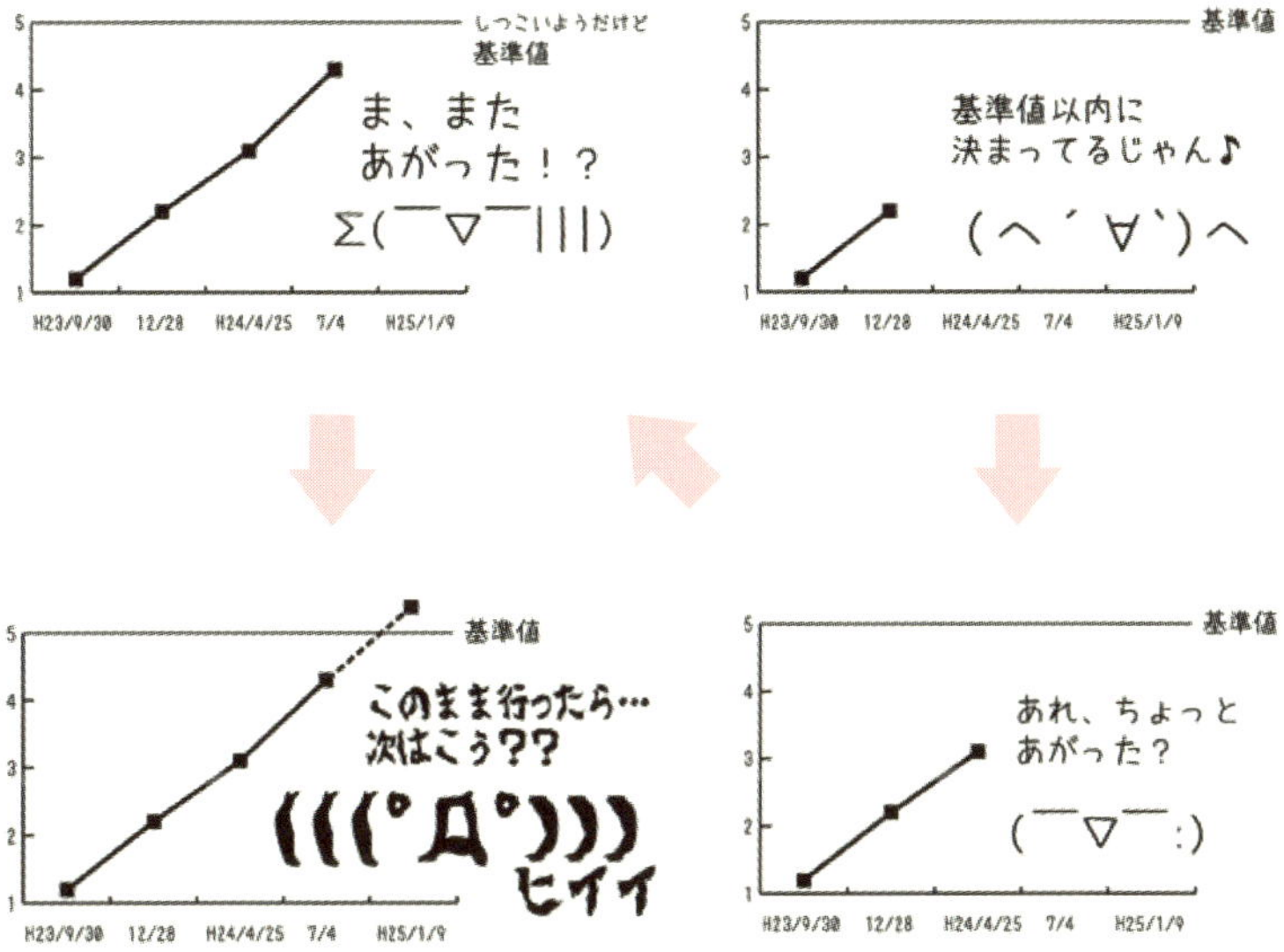

12月のマーカー値は……体調もいいし、思った通りまったく問題なし！

で、また数ヵ月後（2012年4月）。ちょっと上がってるけど、まだまだ基準値以内（基準値：5　私の計測値：3・1）。

で、また3ヵ月後（2012年7月）。今度は「4・3」。え？　見事に右肩上がりですが？？？　って、え？　ということは……

先生は何にもいわないけど、もし

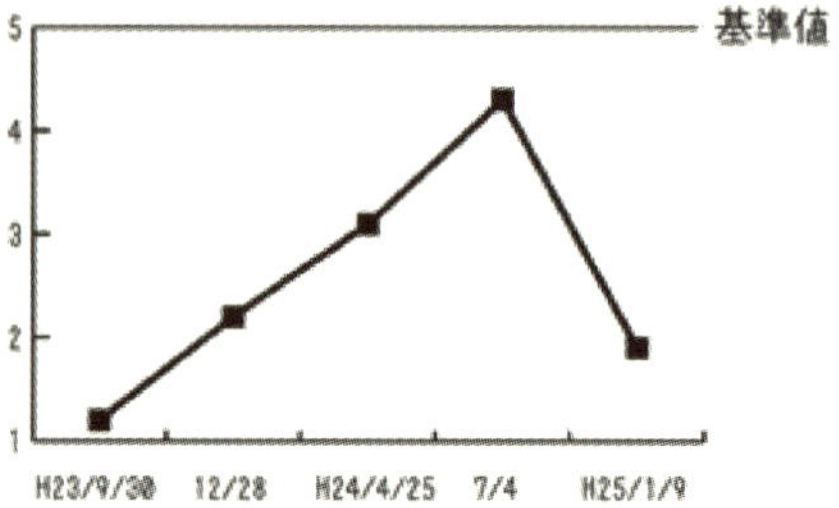

･ﾟ(ﾟ´Д｀ﾟ)ﾟ･。
よかった、下がったよお！

や悪い予兆…!? そ、そういやあちこち痛いような（泣）。 センセイ、ほんとのこといってください！！！！ と思ってたら……

その次の検査でスコーンと下がってました！ ああよかった。ちなみに腫瘍マーカーって万全のものじゃないから計らない病院も多いんだって。基準値超えてても、がんじゃない人もいるらしいし。

腫瘍マーカーまとめ

上がってもふりまわされない。

で、「なんであちこち痛かったんだ？」って？ さあ、きっとトシだからでしょうねぇ…

ヒトサワガセナ！

ヽ(・∀・)ノ┌┛Σ(ノ`Д´)ノ

100人の体験記
「腫瘍マーカー測定してますか？」は
309 ページ

✿体重のこと――「がん治療って痩せるんじゃないの？」
世間の常識を覆す驚きの実態とは？

その昔、仕事をご一緒した男性。一時はかなり太っていた。しかし、あるころからみるみる痩せたその人にとあるうわさが立った。「がんではないか？」と。

体調を気にした周囲のやんわりとした問いかけ（さぐりともいう）にびっくりした男性は真相をカミングアウト。

「エアロビ通ってダイエットしてるんです！」

「ダイエット中」ということを周囲に知られるのが恥ずかしく、何もいわず早目に帰宅していたのが体調不良説に拍車をかけていた、とその人は笑いながら教えてくれた。

こんな話が「笑い話」として受け入れられるのも、「がん＝痩せる」というイメージが定着しているからに他ならない。

でもさ、がんの種類によって体重減少が起こる頻度って実は異なるんだよ。

がん細胞が乳房にあるだけでは痩せない。つまり初発の乳がんは、それだけでは普通痩せないのである。

「じゃあ抗がん剤で痩せるの？」と思われるかもしれない。答えはイエスであったりノーであったり。たとえば私は最大で5キロ痩せたけど、同じ薬でも逆に5キロ太ったなんて声も。5キロどころか、10キロ、15キロなんて人もいる。

この差がなんで起きるのかはわからない。「食べづわりみたいになったから」という人もいれば、「食べてないのにどんどん体重が増えた」という人も。ホルモン療法ともなるとさらに太りやすい。

なんにせよ、ひとこと冷静にいっておこう。

これを機に自然にダイエットできるかも♪なんて甘い夢は即刻捨てろ。

体重のことまとめ

痩せることもあるけど太る人も多い。

100人の体験記
「抗がん剤治療中の体重」は
312ページ

✿リンパ浮腫――注意一秒、浮腫一生？

術後注意しないといけないことのひとつに「リンパ浮腫」がある。

体の中には、動脈と静脈のほかに「リンパ管」と呼ばれる管があり、このリンパ管の中には「リンパ液」という液体が流れている。このリンパ管の要所要所、たとえば腋窩（腋の下）や、首の付け根などには、「リンパ節」という組織がある。

このリンパ節は、がんやいわゆる病原菌が全身へ広がることを抑える役割を担っている。このリンパ節に転移があった場合、手術でこれを除去するわけであるが、手術でリンパ節を取り除いたり放射線治療によってリンパの流れが停滞したりすることで、生涯にわたり腕や脚がむくむことがある。このむくみをリンパ浮腫というのである。

むくみって、女性なら「寝不足で顔がむくんじゃって〜（笑）」みたいな感じで、普段からわりとよく使う単語であるが、リンパ浮腫の場合は、少なくとも〝（笑）〟はつけられない。悪化すると元の部位の数倍にも膨れあがることもある恐ろしい後遺症なのである。

なので、どの病院でも発症しないよう指導を行っている。

大別すると「負荷をかけてはだめ！」（重いものは持たない。締めつけない。太るのもリスクが高まる）と、「感染には細心の注意を払うべし！」（ケガしないのはもちろん、注射のような小さな傷もだめ。乾燥も病原菌が入るので要注意！　ガーデニングとかも土から細菌が入る恐れがある）に分けられる。

術後は当然これらの教えを守り、それはそれはまじめに暮らしていた。大好きなガーデニングからも遠ざかり、乾燥を防ぐため、日焼け防止手袋着用＋日傘の奥様生活。

しかし人間だんだん安きに流れていく。そもそもの私は手袋も日傘も大っ嫌い。だいたい、「赤道直下のリゾート地ならともかく、日常的な日焼けには神経質にならなくていい」と病院の人もはっきりいってた。なので日傘は今ではすっかり置物となり埃をかぶっている。

と、これは過度に神経質だった自分から脱却できた例だけど、恥ずかしながら全体的にいい加減になっている。

術後約2年現在の私の浮腫対策はというと、

分類	項目	2011年11月	2013年5月	
◎感染防止	ケガ、やけど、虫さされ防止	○	×	手術直後は手袋で虫を防御とかしてたけど今はノーガード
	手術した側で注射や血圧測定を受けない	○	○	手術した病院にかかってるのできちんと確認してもらえます
	スキンケア	○	×	全然やってない……
◎負荷防止	肥満予防	○	△	太ってはない
	過度な運動は避ける	○	○	適度な運動すら危うい状態……
	寝るときは腕を10㎝ほど上げる	○	△	だんだんいい加減になってきた
	局所的な締めつけを防ぐ	○	○	スーパーの袋は腕にぶら下げません!
	重いものを持たない	○	△	最初は気を遣って重いものを持ってくれていた夫も徐々にいいかげんに……
	腕を下げた状態を続けない	△	×	「時々上にあげる」ってほとんどやってない!

だめじゃん！

ちなみに乳がん術後のリンパ浮腫は術後2年半ごろの発症が一番多いらしい。わかるな〜。手術直後はすごーく気をつかった生活を送るけど、なんかだんだん「大丈夫大丈夫♪」みたいな感じになってくる。

私の家に遊びに来てくれた〝がん友〟さんたちもお茶を出したときに、「(みんなで囲みやすい位置に) テーブル動かす？」ってかなり重いうちのテーブルを動かそうとしていた。こらこら！　だめだめだめだめ！

引っ越しを機に発症する人も多いって病院でもいってた！

というわけで、もちろんテーブルはそのまま。

これを機にまじめ生活に戻ることをここに誓います。

リンパ浮腫編まとめ

何年たっても発症のリスクはある。用心せよ。

100人の体験記
「リンパ浮腫」は
315ページ

新しい治療法――「標準治療」以外の選択

乳がんには「標準治療」というものがある。これまでに行われてきた臨床試験（人で有効性と安全性を確かめる試験）の結果から、「現時点で最善である」と専門家の間で合意が得られた治療法のことである（ただし乳がんの性質や進行度、患者さんの年齢や身体状況によって標準治療の内容は異なる）。

私が受けたのはこの「標準治療」だ。

ついつい「新しい＝効果が高い？」と考えてしまい、自分の選択が果たして正しかったのかと考えてしまうこともある。

でも新しければいい、というわけではもちろんないし、現時点では「これやったら絶対治る！」なんてものもない。

乳がんの治療法は臨床段階のものから、いわゆる民間療法までいろいろあるけれど、どの治療法を選択しても私はそれを否定しない。

ただし選択したのは自分自身であることは忘れないでほしい。

いろいろな選択肢の中から何を選ぼうがそれは自由だけど、自由を行使することによってその行為がいかなる結果を招こうとも、それは自分で受け入れなければならない。自由には責任がともなう。

標準治療を選択したのは私自身。

これから先何かあっても、これを選んだのは自分自身だから受け入れるつもり。ほんとは自分の体が数体あって、「抗がん剤治療をした私」「しなかった私」とかを比べられたらいいんだけどね。

新しい治療法編まとめ

治療法は日々進化。ただし新しければいいというわけではない。

選択は自己責任で。

100人の体験記
患者コラム「標準治療を離れて」は318ページ

第2章 生活のこと

治療中って生活はどうなるの!? そんな不安にお答えします!

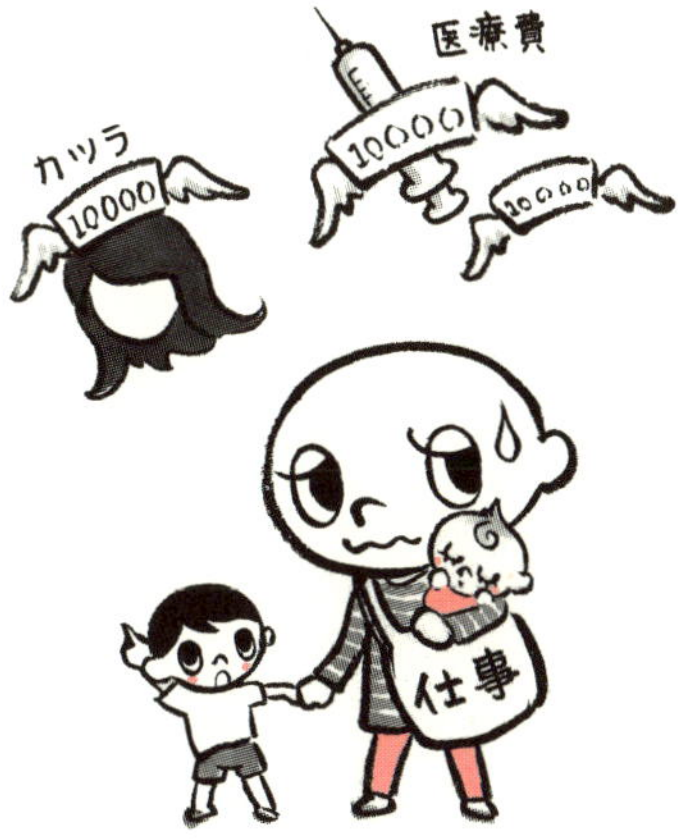

お金のこと

✽治療費——で、ぶっちゃけ治療費いくらかかるん？

病気がわかったとき、おおいに気になったことのひとつに、「手術とか入院代っていくらかかるの？」ということがある。

私が治療を受けた病院（公立病院）での約1年間（手術前検査から翌年の1年検査）の治療費（自己負担分）は次のとおり。

◎手術前検査：４万７８７０円
◎手術・入院：14万２９０１円
◎抗がん剤治療：26万２６２０円（1回約3万円×8回）
◎ホルモン療法（注射）：2万７０００円×３ヵ月ごと（継続中・３年間）
◎ホルモン薬（飲み薬）：３８００円×３ヵ月ごと（継続中）

◎抗がん剤治療による副作用などでの通院：約2万円
◎1年検査：2万8070円
◎薬代（抗がん剤・ホルモン治療薬除く）：7580円（1年目のみでの金額）

で、**しめて57万642円**（くどいようだけど自己負担分）。


抗がん剤1回点滴して数万円もたいがい高いけど、ホルモン療法の注射、ぶすっと一発、一瞬で終わって1回3万弱って、なに、その金額？

薬価って「死にたくなかったらこれくらい出したら？」って基準で金額決まってない？

でもこれってたぶん安いほう。

だって私って放射線治療もやってないし、使った抗がん剤もハーセプチンとかアブラキサンに比べたら安い。

きれいごと抜きでぶっちゃけ、

がん治療って金かかるよ。

ちなみに私は自分がこんなことになるとは想像だにせず、病気発覚直前（同じ月）に住宅ローンの繰り上げ返済をしてしまい、ひどく後悔したものである……。

治療費編まとめ

抗がん剤やったらめっちゃ金かかるで。

100人の体験記
「治療費のこと」は
321ページ

✿高額療養費制度――制度の落とし穴？　で思わぬ出費も！

私が手術の際の入院で支払った金額は合計で14万2901円である。片側全摘手術（リンパ節切除あり）入院期間8日を〝高額療養費限度額適用〟で支払った。

私も利用した高額療養費とは、病院などの窓口で支払う医療費を一定額以下にとどめる目的で設けられた制度である。入院や治療前に高額療養費限度額適用申請をすると、一定の自己負担限度額のみの支払いとなる。

なお、標準的な世帯での月の限度額は8万数千円。

社会保険などに加入している場合、「保険適用」の治療で事前に申請すれば、自己負担は8万数千円で済む、というのがざっくりとした内容である。

ではなぜ、我が家は14万円かかったのか？

「もしかしてすごく収入が多いとか？」

ちゃいますがな。確かに収入が多いと限度額は変わってくる。だけどうちが高くなってしまった理由はそうではない。

制度の運用が「月単位」での計算となるから、である。

どういうことかというと、

「月をまたいで入院・手術した場合」と「ひと月内で入院・手術がすんだ場合」、同じ内容の治療だったとしても負担額が違ってくるのである。


私の場合、入院6月28日↓退院7月5日だったため、6月分（限度額いっぱい）と7月分（約5万円）の合計で前述の金額となった。

もちろん入院前にこのことは把握していたものの、すでにさんざん待たされた上の手術。「1日も早く手術してほしい！」という心理の中、入院日を遅らせるという選択はできなかった。

「ひと月」の設定を個人個人の申請にはあわせらんないのかな？　と思う。

たとえば私の場合、6月28日から7月27日をひと月とする、とか。

もちろん処理する側の事務作業が煩雑化するというデメリットもあるだろうけど、病気で収入と支出のバランスが大きく崩れる身としては、同じ治療でも、暦上のタイミングの違いだけで負担金が人により異なるというのは正直切ない。

高額療養費まとめ

入院・手術の場合は日程の選択に注意!
「月をまたいで入院・手術した場合」と「ひと月内で入院・手術がすんだ場合」、同じ内容の治療だったとしても負担額が違ってくる。

※制度の概要は2013年10月現在のものです。

専門家コラム
「医療事務がこっそり教える…払い過ぎには要注意」

病院から領収書と一緒に出される「医療明細内訳書」はわかりづらいので、なかなかじっくり見ることがないのではないでしょうか？　しかし、見方がわかれば間違いに気づき、余計な出費を防ぐことができます。以下に3つの例をあげてみますので、気づいたときには会計窓口で確認してみてください。【おっくん】

1）再診料は毎回必要？

CT･MRI などの撮影や検査だけして（医師に会わずに）帰った場合、再診料を取ることはできません。

2）採血…悪性腫瘍特異物質治療管理料とは？

がんが確定している場合、「悪性腫瘍特異物質治療管理料」が計上されていることがありますが、この点数には、腫瘍マーカーの検査料と採血料が含まれています。「悪性腫瘍特異物質治療管理料」が算定されているのに、「腫瘍マーカーの検査料」や「採血料」の記載がある場合は重複請求で、本来は加算できないものです。

3）外来管理加算

外来管理加算とは、200 床未満の病院や診療所で、再診の患者に対して検査や医療処置がなかった場合に、再診料（病院 600 円、診療所 710 円）に上乗せして支払われる診療報酬です。投薬のみの「お薬受診」の場合、「外来管理加算」を算定することはできません。

＊制度の概要は 2013 年 10 月現在のものです。

専門家にお訊きしました！
〝治療にあたって、知っておきたい公的医療保険と労務のはなし〟

Ⅰ．公的医療保険編――①入院編

Q１：手術に自己負担で約20万円かかるって聞いたけど……こんなにかかるの？
A１：「高額療養費」制度で自己負担分を軽減できます。

高額療養費制度とは、一度にたくさんの医療費（※１）がかかった場合、一定額以上は払わなくてよい制度です。病院で医療費（３割負担分）を支払ったあとで、加入している公的医療保険（※２）申請窓口に高額療養費の申請をすると、払い過ぎた分を払い戻してもらうことができます（※３）。

なお、払い戻し、または振り込みには、診療月から３～４カ月以上かかります。

※１　病院ごと、入院・通院の別、歯科はまた別で計算します。
※２　公的医療保険：健康保険組合・協会けんぽの都道府県支部・市町村国保・後期高齢者医療制度・共済組合等。以下、「医療保険」といいます。
※３　入院時の食費負担や差額ベッド代等は含みません。

Q２：払い過ぎた分のお金が返ってくるまでのやりくりが大変！
A２：入院前の手続きで、退院時の自己負担分を軽減できます。

入院される方については、加入する医療保険から事前に「限度額適用認定証」を発行してもらうことにより、医療機関の窓口での支払を負担の上限額までにとどめることもできます。事前にこの認定証を準備して病院に提示すると病院が高額療養費を計算して、医療費を支払い過ぎないように調整しますので、あとから高額療養費を申請する手間が省略できます。

限度額適用認定証を使用したとき、しなかったとき
（70歳未満の方：所得区分が「一般」の場合）

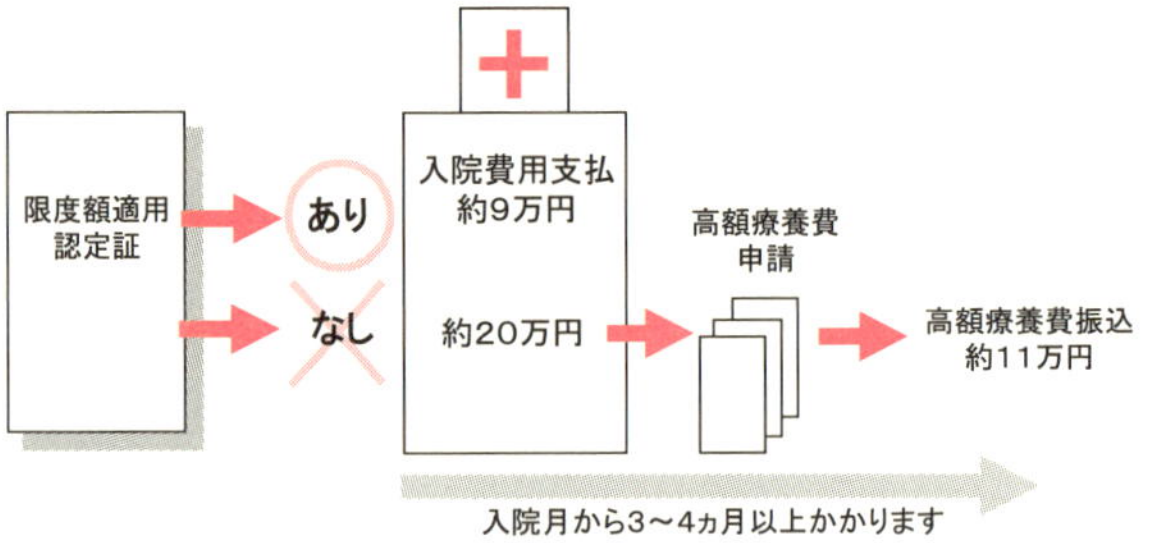

Q３：高額療養費制度を使った場合……自己負担分っていくらになるの？
A３：世帯の収入（所得）・あなたの年齢・高額療養費の支給回数によって異なります。

たとえば、70歳未満で会社の健康保険に加入し、標準報酬月額（≒月収）が50万円以下の方の場合、自己負担の上限は《８万１００円＋（総医療費※４－26万７０００円）×１％》で計算します。

入院時に高額療養費制度を活用した場合、自己負担３割で21万円とすると、総医療費は70万円となり、《８万１００円＋（70万円－26万７０００円）×１％＝８万４４３０円》が窓口で支払う金額となります。

Q４：高額療養費の申請はどうやってするの？
A４：加入している医療保険申請窓口に、高額療養費の支給申請書を提出（または郵送）して行います。

※４　総医療費は保険適用される診療の総額（10割）のことをいい、病院の窓口で支払った額ではありません。

医療保険によっては、高額療養費申請をして下さいと郵送で申請用紙が届いたり、自動的に高額療養費を計算して振り込んでくれたりするところもあります。詳しくはご加入の医療保険相談窓口にご確認下さい（どの医療保険に加入しているかは、保険証の表面に印字されています）。

Ｑ５：月をまたいで入院！　支払うお金はどうなるの？
Ａ５：月をまたがなかったときより、負担が高くなります。

高額療養費は暦月（月の初めから終わりまで）ごとに計算し、月をまたいでの自己負担額の合算はできません。そのため、同じ治療内容で入院・手術した患者さんでも、月をまたいだ場合とまたがなかった場合では負担する金額が異なります。入院時期が選べる場合は、できるだけ同じ月にまとめたほうが自己負担は少なくて済みます。

Q6：私の入院に家族の治療が重なって家計が大ピンチ！
A6：かかった治療費を「世帯合算」して高額療養費の支給対象とできます。

診療を受けた月に、同一世帯（同一医療保険の被保険者とその被扶養者）で、自己負担額が2万1000円以上のものが2つ以上ある場合（※5）、高額療養費の申請をすれば、これらを合算して自己負担限度額を超えた分が払い戻されます。

【例】

受療者	医療費	自己負担額	対象に該当
母（被保険者）	○○病院20万円	6万円	○
母（被保険者）	△△薬局5万円	1万5千円	×
子（被扶養者）	☆☆病院15万円	4万5千円	○

世帯合算
10万5千円

※5　70歳以上の方の世帯は金額に関係なく合算できます。

Q７：入院だけじゃなくって退院後も治療費が大変！　そんなときに役立つものはありますか？

A７：継続的にたくさんの医療費を払う方の負担を軽減する「多数該当」という仕組みがあります。

診療を受けた月を含めて過去12ヵ月間で、高額療養費の支給対象月（※６）が４回目以上にあたる場合は、「多数該当」として、その月の負担の上限額がさらに引き下がります。

たとえば、70歳未満で会社の健康保険に加入し、標準報酬月額（≒月収）が50万円以下の方の場合、１ヵ月の自己負担の上限は４万４４００円となります。

Q８：多数該当の限度額引き下げはいつまで適用できるの？　多数該当の仕組みを活用するには？

A８：診療を受けた月ごとに、過去12ヵ月間に高額療養費の支給対象月が４回目以上にあたるかどうかで、適用が決まります。

診療時期が選べる場合は、過去12ヵ月間に高額療養費の支給を受けることができる月が４回目以上になるようにしたほうが、自己負担が少なくて済みます。

＊下の図は、70歳未満で会社の健康保険に加入し、標準報酬月額（≒月収）が50万円以下の方の場合

※６　同一医療保険に加入の期間のみ対象です。同一世帯で医療保険の限度額適用認定証を使用した月も含みます。

【例 1】

月	1	2	3	4	5	6	7	8	9	10	11	12	1	2
高額療養費の支給を受けることができる月	★		★		★							☆		☆

自己負担の上限44,000円

【例 2】

月	1	2	3	4	5	6	7	8	9	10	11	12	1	2
高額療養費の支給を受けることができる月	★	★	★									☆		★

3回目のため多数該当でない自己負担の上限

★：多数該当でない自己負担の上限：80,100 円 +（総医療費－ 267,000 円）× 1%
☆：多数該当の自己負担の上限：44,400 円

Q９：それでも治療費のやりくりができない！　治療をあきらめるしかない!?

A９：無利息の「高額医療費貸付制度」があります。利用ができるかどうか、またできる場合の貸付の割合は、医療保険によって異なりますので、ご加入の医療保険相談窓口にご確認下さい。

Ⅰ．公的医療保険編――③会社員編

Q10：放射線治療で平日25日間通院して下さいといわれました。病院は遠いので仕事を休まないといけないし、医療費もいっぱいかかります。

A10：会社の健康保険に加入している方なら、傷病手当金がもらえます。ただし、その扶養家族の方は対象になりません。また国民健康保険に加入の方も対象になりません。

◆傷病手当金の支給要件（次の①～⑤の支給要件をすべて満たした場合）

①会社の健康保険に加入している方

会社の健康保険の扶養家族や国民健康保険の加入者は対象外です。

②労災でない病気やケガでの療養中（自宅療養もＯＫ）

③今までの仕事に就けない病状や症状

④３日連続仕事を休んだあと、さらに仕事を休む

⑤給与が受けられない

（もしくは、給与があっても傷病手当金の額より少ない場合にはその差額が支給されます）

◆支給額

１日につき、標準報酬日額の３分の2

・標準報酬日額：標準報酬月額（≒月収）の30分の１。

・障害厚生年金・障害手当金を受けられる場合は傷病手当金と調整が行われます。

◆支給対象期間

支給開始から最長1年6ヵ月以内で、前記①～⑤の支給要件をすべて満たした期間（医師・会社の証明が必要）。

Q11：退職したら傷病手当金はもらえないの？
A11：一定の要件と期間内であれば退職後ももらい続けることができます。

会社の健康保険に加入して1年以上経っている方は、傷病手当金をもらい始めたあとに退職した場合でも、支給開始から1年6ヵ月間は傷病手当金をもらい続けることができます（ただし、老齢厚生年金を受けられる場合は、傷病手当金と調整が行われます）。

Q12：別の病気になったらもらえないの？
A12：その場合、傷病手当金は支給対象期間がリセットされます。

たとえば、乳がん治療で会社を休んだのち職場に復帰、その途端に転んで骨折し会社を休むことになった場合、骨折については、骨折による支給開始から1年6ヵ月間が傷病手当金の対象になります。ただし、乳がん治療と骨折の2つの原因で同じ日に会社を休んでも、傷病手当金が2倍になることはありません。

Q13：乳がんが再発してしまった！　傷病手当金はもうもらえないの？

A13：再発した乳がんが当初発症した乳がんと一連の乳がんか、新たに発症した乳がんかによります。新たに発症した乳がんの場合は、傷病手当金がもらえますが、一連の乳がんの場合は、支給開始から1年6ヵ月間を超えてしまうと傷病手当金はもらえません。

Ⅱ．社内制度編

Q14：会社を欠勤したらクビなのかな？

A14：勤め先の会社の「就業規則」などの会社規定により異なります。

お勤めの会社に就業規則があれば、就業規則の「休職」項目を確認して下さい。会社によっては休職制度を利用できる場合があります。休職の該当条件・期間・職場復帰条件は会社によって異なりますので、お勤めの会社で確認して下さい。

Q15：病気を理由に退職を迫られた…どうしたらいいの？
A15：残念ですが、病気が理由で今までのように働けない場合、退職を迫られても対抗手段がないことが多いです。

まれに対抗手段がある場合もありますが、その他の状況にもよりますので、お近くの労働基準監督署または社会保険労務士、弁護士にご相談下さい。

Q16：会社を辞めてしまったけど、しばらく働けそうにない。病気の間は失業手当がもらえないって聞いたけどホント？
A16：本当です。

病気ですぐに働けない方のために、失業手当をもらう時期を先延ばしにする制度があります。失業手当は、正式名を「求職者給付の基本手当」といい、失業した方がすぐに働ける状態で仕事を探している場合にもらえる生活補償です。そのため、病気で働けない間や傷病手当金をもらっている間は、失業手当をもらうことができません。そのような場合は、ハローワークに失業手当がもらえる時期を先延ばしにする手続きをしておくと、病状がよくなり、すぐに働ける状態になったあとで失業手当をもらうことができます。もらう時期を変更するだけですので、もらえる額は変わりません。

【先延ばし制度を利用するための注意点】

1. 手続きが遅くなりますと失業手当のもらえる額が減る場合があります。退職日から31日を過ぎたら速やかに手続きをして下さい。郵送や代理の方で手続きすることもできます。
2. 失業手当をもらい終わる期間は、一番遅くても退職後4年間です。もらえる期間はあなたの年齢・勤続年数・退職の理由によって変わりますので、あらかじめご確認下さい。

3．病状がよくなり、すぐに働ける状態になったかどうかは、医師の就労可能診断書で確認します。すぐに働ける状態になった場合は、速やかに就労可能診断書をハローワークに届け出て下さい。速やかに届け出ないときは、失業手当のもらえる額が減る場合がありますのでご注意下さい。

社会保険労務士 則竹由紀子

＊制度の内容は2013年10月現在のものです。

則竹由紀子●社会保険労務士・行政書士。三重大学にて法律全般、刑法、刑事訴訟法を学んだ後、行政書士事務所や就職情報誌編集などを経て、2002年のりたけ労務行政事務所を開設。商工会議所等で労務・年金セミナーの講師を務める。製造業からサービス業までの幅広い業種で、労働保険・社会保険の手続きをはじめ社内制度づくりなど労務問題全般のコンサルティングを行う。
【連絡先】愛知県長久手市井堀1210　TEL：0561（76）2222
http://www.noritake-office.com/

✿医療費控除――返せるものは返してもらおう！医療費控除でこんだけ返ってきました！

医療費ってたくさん払うと医療費控除の対象になる。要するに「医療費たくさんかかった？　それは生活が大変でしょう。納めた税金の一部を返して差し上げましょう！」っていう制度。

「バカは風邪引かない」を地で行く我が家にとっては、「年間の医療費が10万円超えたら控除の対象！」なんて、少し前までは完全に他人事。「20年ぐらいしたらやるのかなあ？」なんて思ってたのに、まさか70代の義父母の家の額をあっさり抜き去ろうとは……。

手術とかした年はまあ10万超えなんて普通に想像できるけど、その後の治療も何かとお金がかかる。抗がん剤治療（1回3万円程度）が1月で終了した年でも、その後のホルモン療法が続き、これにもお金がかかる。1回約3万円でこれを年に4回。それだけでもう立派に控除の対象（さらに副作用による通院等があると加算される……泣）。

なお、医療費控除の計算式はというと……

実際に支払った医療費の合計額－（A）の金額－（B）の金額
（A）保険金などで補てんされる金額
（例）生命保険契約などで支給される入院費給付金や健康保険などで支給される高額療養費・家族療養費など
（B）10万円（＊その年の総所得金額等が200万円未満の人は、総所得金額等5％の金額）
（国税庁HPより）

国税庁のいってること、わかりにくいなあ。

1．その年にかかった医療費を足す

2.（1）から保険金とかで支払われた額を引く
3.（2）からさらに10万円を引く
4.（3）で出た金額を収入（所得）から差し引いて税金を計算する。

ただし日本のサラリーマンの場合、多くはすでに税金を前払いしているので「返して！」と自力で申告する。ってこと？

なお、我が家は医療費控除の申請は「電子申告」で行っている。

電子申告とは簡単にいって「自宅やオフィスなどからインターネット経由で申告手続きを行うこと」。一度始めてしまうと、計算も自動、送付もメールと同じ要領なのでとっても便利。

流れは以下のとおり。

1.電子証明書（ICカード）の取得（難易度：低）

市役所等、自治体の窓口で「電子申告やりたいから電子証明書ください！」とお願いしたら即日発行。

これは申告書を送付する際、「確かに本人です！」と証明するために必要なもの。

多くの場合「ＩＣカード」の形態で発行される。

（うちの自治体の場合、所要時間約20分。手数料５００円。印鑑、身分証明書持参）

2．ＩＣカードリーダライタを購入（難易度：低）

１のＩＣカードをパソコンで読み込む際に必要な〝ＩＣカードリーダライタ〟を電気店等で購入。ちなみにこの金額は「電子申告特典」で税金が５千円多く還付されるので取り返せる。（※ただしこの特典は一回限り）

3．購入したＩＣカードリーダライタのドライバをインストール（難易度：中）

4．e-Tax の開始（変更等）届出書作成・提出（難易度：中〜高）

電子申告をするには事前登録が必要なので e-Tax サイトより届出書を作成し、提出。（16ケタの番号が割り振られるので失くさないこと！）

5．申告書の作成（難易度：低〜中）

世帯主の源泉徴収票と医療費の領収書を準備して所定のページから金額を入力。

6．電子証明書をカードリーダーに挿入の上、送信

（領収書は送らなくても大丈夫。↑入力してるので）

＊制度の内容は２０１３年６月現在のものです。

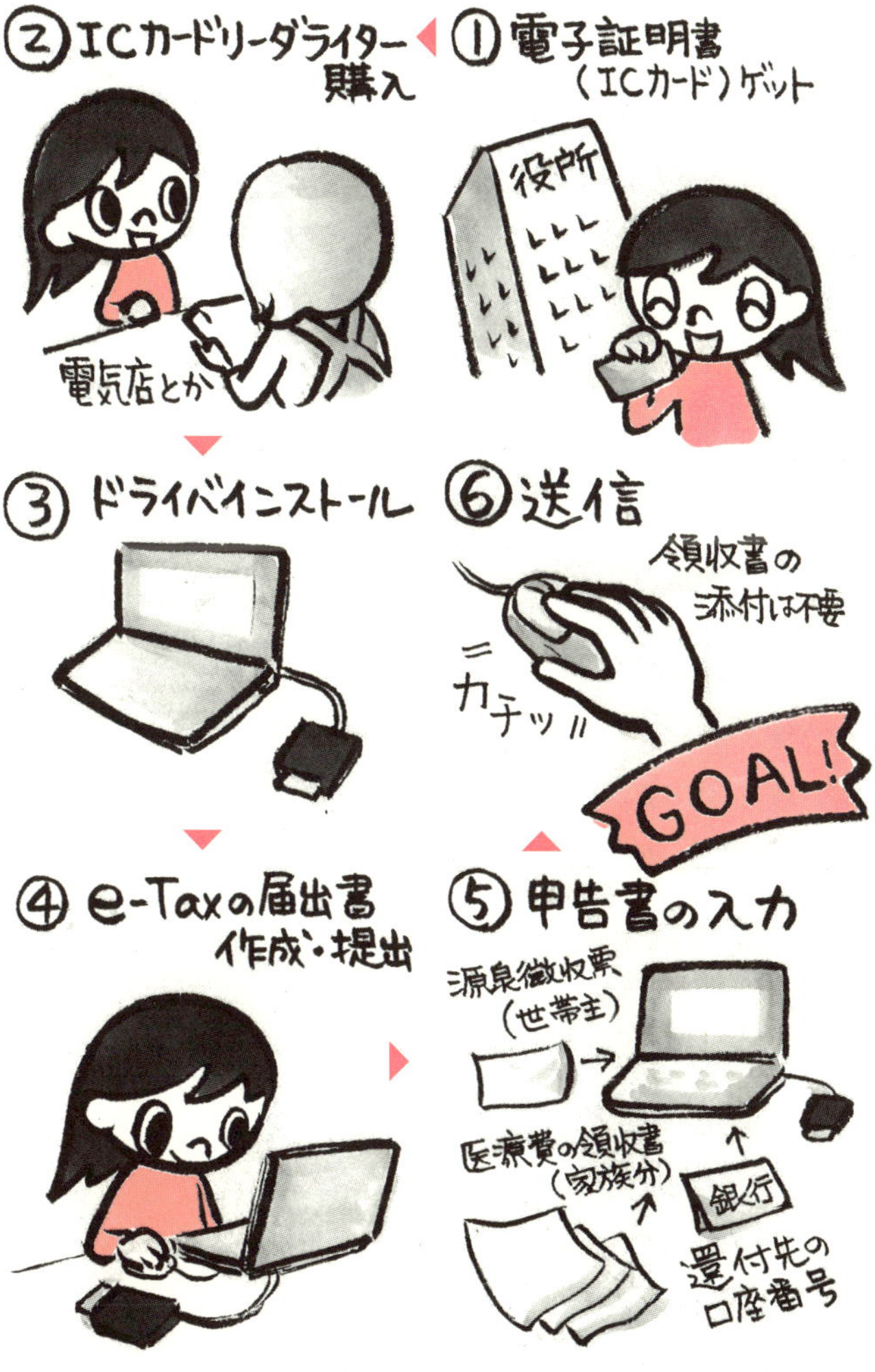
①電子証明書（ICカード）ゲット
役所
②ICカードリーダライター購入
電気店とか
③ドライバインストール
④e-Taxの届出書作成・提出
⑤申告書の入力
源泉徴収票（世帯主）
医療費の領収書（家族分）
銀行
還付先の口座番号
⑥送信
領収書の添付は不要
カチッ
GOAL!

メリットは、

1．税額（還付額）が自動計算（エクセルみたいな表に医療費を入力していくだけ）
2．税務署に行く時間や郵送の手間が省ける
3．領収書添付の手間がかからない
4．（初年度だけだけど）5千円多く還付される

といったところ。逆にデメリットはやっぱり最初ちょっとややこしいところかな？
で、返ってきた金額はというと我が家の場合、

[redacted]万円

→個人情報につきモザイク（笑）！　でもまあ、けっこうな金額が返ってきます。
なので医療費が10万超えた方はぜひチャレンジを。

医療費控除編まとめ

返してもらえるものは返してもらおう！

専門家にお訊きしました！
〝治療にあたって、知っておきたい税金のはなし〟

Ⅰ．医療費控除って？

あなたやあなたと一緒に住む家族などが、その年中（1月1日から12月31日）に支払った医療費がある場合、その医療費の額をその年の所得から差し引くことができる制度です。

病気やケガをすると病院にかかりますよね？　ちょっとした風邪でしたらたいした金額にはなりませんが、重い病気やケガなどで入院するなどすれば、年間に10万円を超える医療費がかかる場合があります。そういうときに「医療費控除」の制度を受けることで、その年に支払った源泉所得税の還付を受けることができるのです。

医療費控除ができる金額とは、支払った医療費から10万円（所得が２００万円以下の場合は所得の５％）を差し引いた残りの医療費の金額をその年の所得から控除できるといったものです。

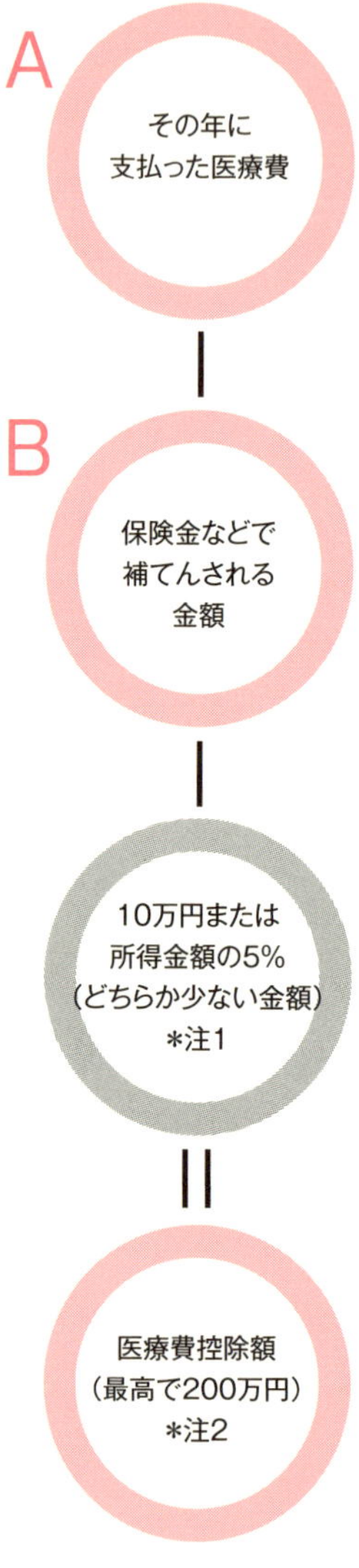

＊注１　所得金額が２００万円未満の人は、10万円でなく、所得金額の５％を差し引きます。
＊注２　２００万円を超える医療費控除はできません。

Ⅱ．医療費控除Q＆A

①適用範囲について

Q1：控除の対象になるのは保険適用の診療だけ？
A1：自由診療や未認可医薬品も医療費控除の対象になります。

自由診療や未認可医薬品やサプリメントの部類でも、医療機関において医師が治療目的で処方した場合には、医薬品の定義の範ちゅうに入り、医療費控除の対象になります。がんの代替療法で有名な「丸山ワクチン」の購入費用は医療費控除の対象として認められています。

Q2：控除の対象になるのは診療や医薬品だけ？
A2：交通費や付添人を頼んだときの付添料なども対象となります。

通院時の交通費も医療費控除の対象になりますので、その都度、日時、経路、運賃をメモしておきましょう。ただし、マイカーのガソリン代や駐車料金は対象になりません。

Q３：医療用かつらは医療費控除の対象になるの？
A３：残念ながら、医療用かつらは対象になりません。

医療費控除は、診察・治療・入院費等、それに付随した交通費、薬代や治療に使用した器具等が対象になります。医療器具ですと義足、松葉杖、補聴器、介護用紙おむつ、義歯などが含まれます。治療を受けるために直接必要なものがその対象となっています。

医療用かつらは現在のところ、医療上必要な器具でないと判断されているようです。一時的ですが、抗がん剤治療により、確実に脱毛してしまうような場合が少なくありません。がん治療を受けながら頑張っている女性たちのためにも早く医療器具として認めてもらいたいものです。

■医療費控除チェックリスト

	内容	医療費控除の対象となる医療費の判断
入院中の費用	付き添ってくれた家族のベッド代	×
	差額ベッド料金（通常必要と認められる部分）	○
	入院中の貸テレビ料金	×
	入院中の病院食事代	○
	入院のために必要な身の回り品の購入費用	×
健康診断や人間ドックの費用	検査の結果異常が見つかり、治療する場合	○
	異常がなかった場合	×
その他	遠方にいる大学生の息子の医療費	○
	腰痛がひどいため、マッサージ師の治療を受けた場合の費用	○
治療中に使用する物品等に関する費用	松葉杖（医師の指示のあるもの）	○
	松葉杖（医師の指示のないもの）	×
	血圧測定器（治療のため医師の指示があるもの）	○
療養中の費用	家事上の世話にかかる費用	×
	療養上の世話のための付添い人等に対する費用（親族は対象外）	○

②手続きについて

Q４：家族一人ひとりが自分にかかった医療費の控除を申請しないといけないの？
A４：生計を一にする配偶者や家族の支払った医療費を合計することができます（扶養の有無は問いません）。

なお、医療費控除は年末調整では行えません。確定申告で所得税の還付が受けられます。

Q５：申告手続きはどうやって行うの？
A５：以下の要領で行います。

◆窓口：住民票のある所轄税務署
◆申請時期：翌年の2月16日から3月15日まで（還付の場合は、翌年から5年以内で

あればさかのぼって還付を受けられます）

◆必要書類：医療費控除に関する事項を記載した確定申告書、1年間の医療費の領収証、給与所得の源泉徴収票

Q6：医療費控除っていくら返ってくるの？

A6：所得の額により異なります。

通常、所得の多い人が医療費控除を行ったほうが、還付額が多くなります。

Q7：ほかに何か注意する点はありますか？

A7：生命保険契約等の給付金は支払った医療費から差し引くなどに注意してください。

健康保険法の規定による高額療養費、生命保険契約等の給付金は支払った医療費から控除しなければいけませんが、傷病手当金は差し引かなくて大丈夫です。また、その年中に現実に支払った医療費が医療費控除の対象になります。ですから、その年中

に治療が終わっている場合でも、未払い医療費は控除の対象になりません。

Ⅲ．住民税

Q8：治療のため仕事を辞め、現在、収入がありません。このような場合でも住民税を支払わなければいけないのでしょうか？

A8：市町村により、「減免措置」がある場合もあります。

住民税（県民税・市民税）は前年の所得に対して、その年の1月1日現在の住所地に納める税金です。つまり現在、退職して収入がなくなったからといって、それだけの理由では減免措置の対象にはなりません。

「一般的」には、減免措置を受けられる対象者は――、

①生活保護法を受けることになった、

②災害により被害を受けた、

③特別な事情により納税が困難になった場合です。（＊記載例は名古屋市の場合）

ただし、この減免措置の規定は市町村により異なっています。ご質問の「けが、病気、療養などにより治療が必要であり、納税が厳しく困難な場合」が減免の対象となることもあります。当てはまるかどうかはお住まいの市町村で確認してみてください（減免を受けようとする方は「減免申請書」をお住まいの担当する市税事務所に提出する必要があります。なお、申請には「減免申請期限」がありますので期限のご確認もお忘れなく）。

税理士　篠田陽子

＊制度の内容は２０１３年10月現在のものです。

篠田陽子●平成14年税理士登録。平成18年岐阜県岐阜市にてしのだ会計事務所を独立開業。ファイナンシャルプランナー協会での講師や大学講師、商工会議所での会計指導やコンピュータを使っての経営診断の講師を務める。他士業や金融機関、不動産会社と連携をとり、創業に強い税理士として活動している。主な顧問先業種は小売業や美容業、建設業など。
岐阜市入舟町３-32-３　篠田建設ビル３階　ＴＥＬ：０５８（２５９）３２９２　http://shinoda-ac.com/

✿保　険──手厚くすべきは○○保障?

何かとお金のかかるがん治療。保険会社各社からは「その日に備えて」さまざまながん保険が発売されている。

かくいう私も、アヒルちゃんがキャラクターの某社のがん保険に加入しており、治療が一段落した際に「抗がん剤通院（全8回）＋ホルモン療法（とりあえず3回目まで）」の保険料を受け取った。

なんていうと、「まあ、じゃあ奥様、たんまりお金が入ったんじゃございませんこと?」などと思われるかもね。

はっはっは。とんでもねえ! その額……

たった3万3千円!（がんによる治療の通院1日につき3千円×11回）

ちなみにその間にかかった医療費約30万円。
がんと診断後も保険金を払い続けるタイプの商品なので払った金額約10万円。
きぃぃぃ〜〜っ！　役に立たん保険やったぁぁぁぁ〜！！！！
今目の前にアヒルがおったら羽むしって丸焼きにしたるぅぅぅ〜！！

で、なんでこんなことになったかというと「保険の見直しをしてこなかったから」につきる。
実はこの保険に入ったのは10年以上も前で、保障内容は入院に手厚いもの。そのころのがん治療は結構入院日数が長かったのでそれでよかったけど、今は医療技術も進歩し入院日数は格段に減っている。

■乳がん入院日数

平成8年	36.1日
平成11年	30.0日
平成14年	25.2日
平成17年	17.0日
平成20年	15.5日
平成23年	11.8日

（厚生労働省発表データより）

なお、私が入っている保険は《がんによる治療の通院1日につき3千円》の保障だけど、なんと「1年検査」とか

「副作用による通院」だとかは対象外（これが意外とばかにならないのに！）。

少し前までは「抗がん剤治療＝入院」だったから、「副作用でたくさん通院」なんて想定外の商品だったのだ。今は通院治療に手厚い保険もたくさんあるっていうのに。とほほ……。

保険編まとめ

保障内容は日々進化。見直せ！

100人の体験記
「がん保険、あなたは？」は
327ページ

日々のこと

✿子育て——案ずるより育てるが易し!?

さて、今まで長々と治療のこと、要するに自分のことばかり書いてきたが、私には愛する家族がいる（↑家族の話、金の話よりあとかよ！）。

私の病気がわかったとき、子供たちは小学2年生と3年生。

自分のことはだいぶできる年齢にはなったものの、まだまだ食事の支度とかは無理。病気になったときも面倒見ないといけない年齢なのに、肝心の親のほうが病気。学校行事だって習い事だってある。

これからどうなるのよ〜。

と思ったけど、**結論からいうとなんとかなりました。**

◎がん告知後治療開始まで（検査期間中）

特に体調不良もないので今まで通り生活。

（学校行事のうち、ひとつが検査と重なったのでそれだけはキャンセル）

◎手術・入院　入院6月28日→退院7月5日

夫の実家から義母に助けに来てもらう。入院中子供は週末に来る程度。

◎退院後

義母に数日いてもらったものの、翌日から運転できるぐらい元気になっていたので、すぐに普段通りの生活に。退院して約1週間後に小学校の個人懇談会があり、念のため夫に行ってもらったけど、自分でも十分行けたくらい。

◎抗がん剤治療中

3週間ごとの投薬を合計8回。

病院への往復は自力でこなす（副作用が即出る体質ではなかったので）。

投与後数時間すると副作用が出始めるので、当日から1週間程度は義母に助けを依頼する。それが過ぎると活動できたので残りの2週間は学校行事とかも参加（運動会も自力でお弁当作って無事参加！）。旗持ち当番とか子供の習い事の送迎などは日をずらしてもらい対応。なお、抗がん剤は私生活の都合に合わせて日程の微調整が可能。

◎ホルモン療法中

生活に支障をきたすほどの副作用はなかったので(落ち込んでも家事はできていた)治療開始前と同じ生活。

と、こんな感じで大変な時期もまわりの協力で物理的にはなんとか乗り切った。

……でも肝心の子供たちはどうだった？　特に心の中が気になる。

私がばりばりに治療を受けていた歳の暮れ、メディアでは「今年の流行商品」とかをやっていた。そんなニュースを見ていた長男（小3）が、「今年もいろいろあったねえ」と。そんな息子のつぶやきに、「今年はこの子たちにも気苦労かけちゃったな」と少し心が痛む。すると、「1月から順に何があったかいってこうよ！」と次男(小2)。

次男「1月は……えっと、お正月」（ずるっ）
次男「2月は……俺の誕生日」（いうこと小さっ！）
長男「3月は大震災」（さすが年上、時事ネタ登場）
次男「4月はお兄ちゃんの誕生日。5月はK君の誕生日……」

（6月は？　お母さん入院して手術したよ。退院は7月だったよね。てか、4月はお母さんも誕生日なんだけど）

次男「6月はTE君の誕生日。7月はTA君の誕生日」

（お前は誕生日しかいうことないんかい！）

次男「8月は……夏休み！　9月はKO君の誕生日」（また友達の誕生日かいっ！）

長男「誕生日以外のこともいえよ」（そうだそうだ！）

長男「オリンパスの損失隠しとか大王製紙とかって10月とか11月だったっけ？」

（き、企業の不祥事かよ！）

次男「12月は……クリスマスだ！　おしまい！」

ええっ！　**お母さんの病気は圏外!?** と思ってたら、**長男が「忘れてた！」と。**

思い出したか？　母ちゃんの一大事！

「42年続いたカダフィ政権が倒れた！」（ずる～っ！）

ちなみにそのころの私は抗がん剤中で立派なハゲ頭。そんなこと全然気にしないわが子。たくましく育ったのか、単に記憶力が悪いのか……。

前者だと思いたいけど、いろいろやってくれる。

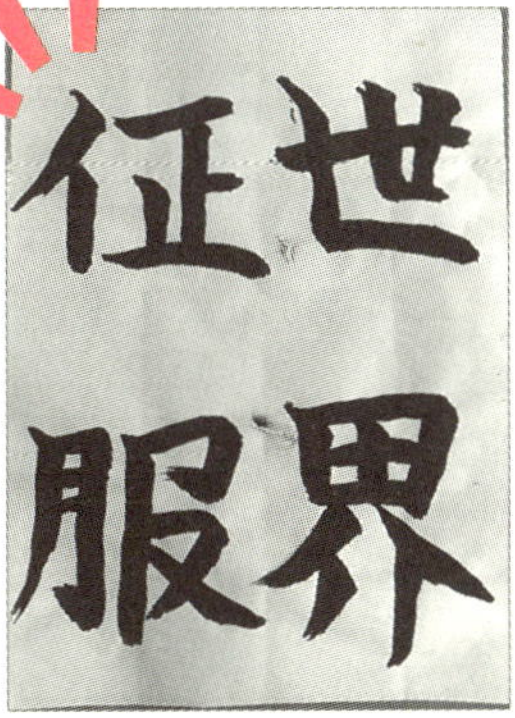

長男の習字。
征服の征の字が違う！
字も満足に書けんやつに世界征
服をたくらむ権利はない!!

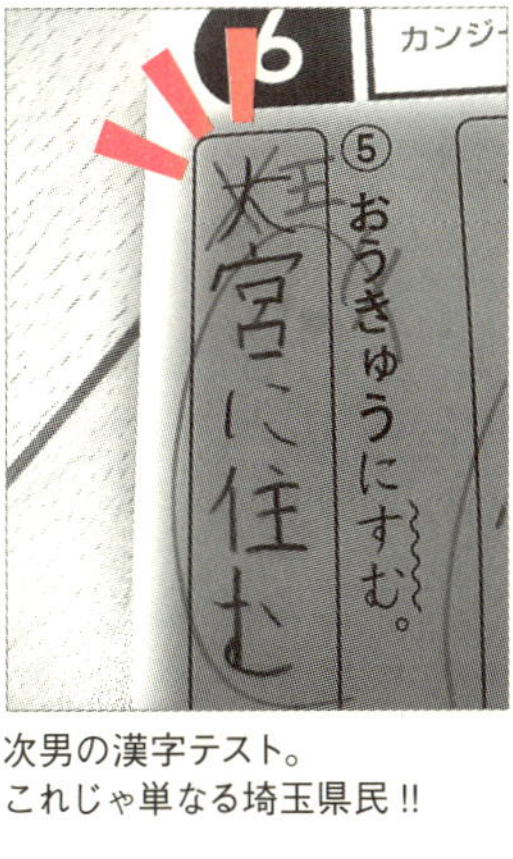

次男の漢字テスト。
これじゃ単なる埼玉県民!!

やはり単に頭が悪いだけらしい……。

子育て編まとめ

なんとかなるで。

100人の体験記
「子育てのこと"こうやって乗り切りました！"」は
328ページ

仕　事――金いるねん！　仕事はどうなっちゃう？

さて、こんなおバカな文章ばかり書いている私であるが一応働いている。とある資格で自宅を事務所に開業していて、基本はデスクワークと客先訪問。乳がんの治療をしながらも仕事はしていた。

病気が発覚したのは２０１１年の5月。

迷惑をかけたくないので仕事関係の人にはすぐに連絡して、代わってもらえる仕事は人にお願いしたり、代わりの人がいない仕事はキャンセルしたりした。

6月に手術をして抗がん剤治療は8月から（放射線治療はしていない）。その間も継続の仕事は細々続けていたけど新規の仕事は入れていなかった。

8月ごろになるとありがたいことに「そろそろ仕事復帰できそうですか？」との連絡もいただくようになった。

5月に病気がわかってすぐ、「これから治療のため、仕事お休みします！」って連絡したから、3ヵ月も経ったら「そろそろ大丈夫かな？」って思われたみたい。

でも8月って治療の中でも一番しんどいFECの最中。手術後よりもタキソテールよりもこれが相当きつかった。

なのに「ゆっくりでよければ大丈夫ですよ〜」と、なぜか私は仕事に復帰した。

実は病気が発覚したときはさすがに仕事への意欲が失せた。人のことなんか知るかよ！　って感じ。

なのに休むと自分だけが置いていかれるような焦燥感があって、つらくて仕事仲間のブログとかツイッターとかは見られなかったしアカウントも削除した。

仕事の復帰を決めたのはこの焦りからではない。

むしろ焦りもなくなって前向きな気持ちが復活したから。

治療が進行するにしたがって、自分でも不思議なくらい、働くことに関しては前向きになった。何かに取り組んでいなければ気持ちが保てなかった、というのもある。

実際に治療を体験して「これなら働ける」とわかったというのもある。いい加減ぷらぷらしているのに飽きたというのもあるし、本音をいえばお金がほしい、というのも正直なところ。

いろいろな気持ちが重なって仕事に復帰した。よりによって一番しんどいときに。

今思い返してみたら、まだ副作用の残る体で電車に揺られたり、吐き気と胃もたれがひどい中、事情を知らない人に食事をご馳走になってちょっと泣きそうになったり、帰宅後即横になったり、よくまあ働いてたなあ、って我ながら感心する。

でも後悔していない。

あのまま家にいたら鬱々《うつうつ》とろくなことも考えずに過ごしてたと思う。

仕事に出て、まがりなりにも人から感謝されたりして、それがずいぶんと励みになった。

「乳がんでも仕事は続けられるか」というような相談を受けることがある。

私は「働けますよ」とお答えしている。たとえ乳がんでも。

○ 手術前

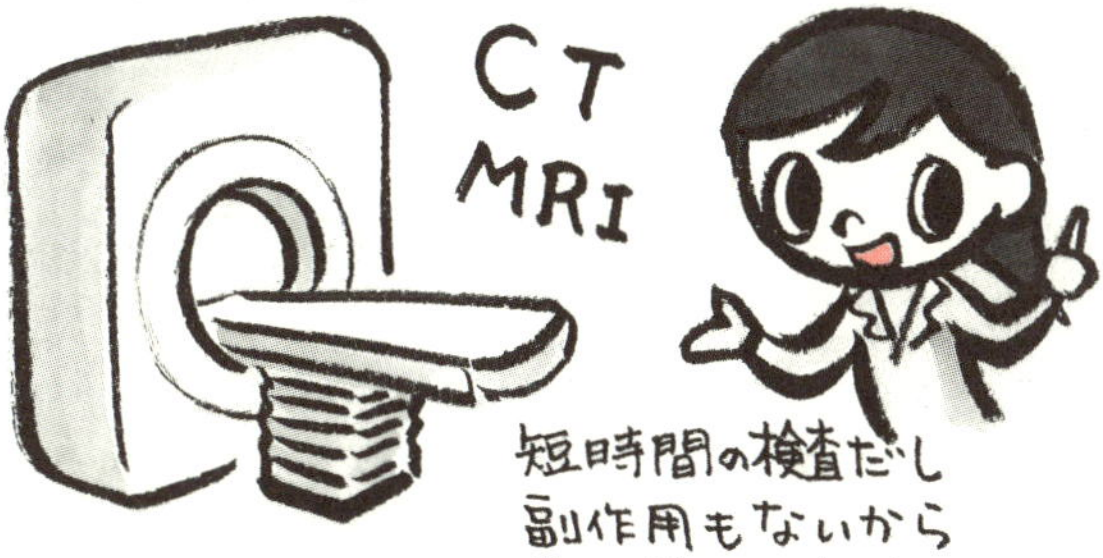

短時間の検査だし
副作用もないから
半日休めばOK!

○ 手術

入院中ヒマをもてあますぐらい
回復する人多数。
退院当日から
車の運転もできちゃう

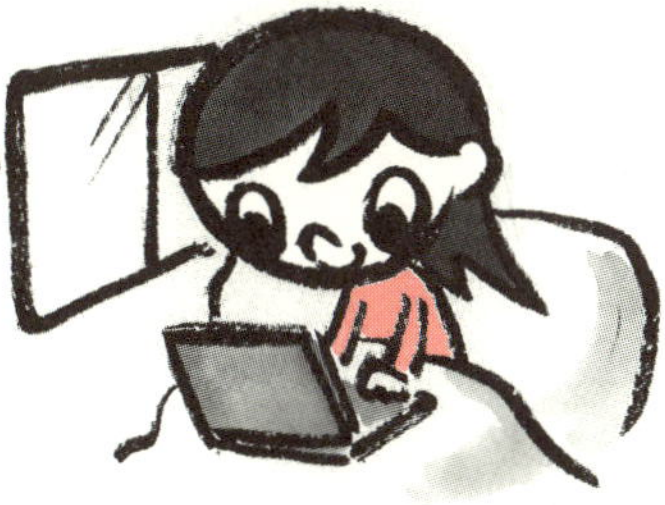

○ 手術後

抗がん剤あり

休む人、調整しながら働く人、
(脱毛以外の)副作用がなくて
フツーに働き続ける人など
いろいろ

抗がん剤なし

ホルモン療法中で
ごくごくフツーに
働いてる人多数

手術はすぐに体力回復する人が大多数だし、すべての人が抗がん剤治療をやるわけでもない。なお、私の場合（一般的なデスクワークが中心で、副作用以外は特に体調が悪くないとき）の状況はというと、

私の場合

○手術前

特に活動制限なし。
もちろん仕事に支障なし。
いくつかの検査があるけど
いずれも短時間。

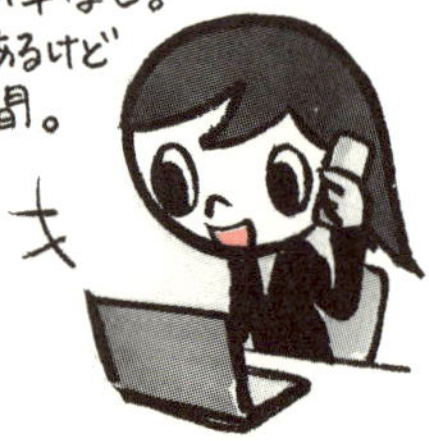

○手術

基本的に簡単な手術で
翌日には歩ける。
4日程度で
退院する人も。
私は8日で退院し
翌日には車を
運転して自力で外出。

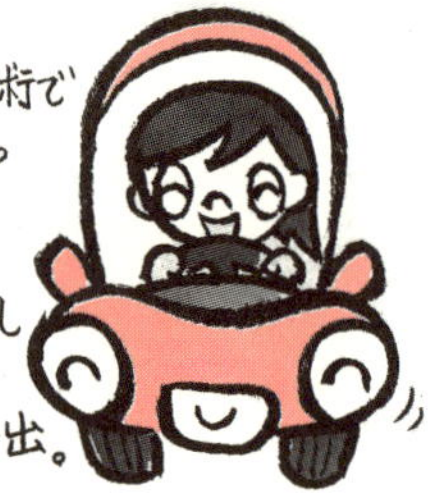

○手術後

病理検査の結果によっては「抗がん剤投与なし」
の場合も。投与があった場合も、投与と
投与の間は元気に活動できる期間があるし、
仕事は可能。
私の場合、3週間ごとの投与が計8回の治療で、
投与後1週間は仕事の予定を入れず、
残り2週間でいろいろと処理。

宣告された当初、「迷惑になるから関係者にきちんといっとかなくちゃ！」と思ったけど、今にして思えば、「特に焦る必要もなかったかな？」とも。抗がん剤治療が始まる前でも十分だったような気が。

ただ、「本当に働き続けられるのか？」は周囲にきちんと説明する必要があると思う。だって周囲は本当に乳がんの人間が仕事の継続が可能かどうかなんて普通わからないから。

もし理解を得たいのなら、まず医師や病院のがん相談室に相談して今後の治療予定をはっきりさせ、その上で「今後このスケジュールでお休みをいただきます。でも、それ以外は医師からも特に活動に支障はない、といわれていますので働かせてください」と交渉してみたらいいかも。

周囲の理解、という問題も考えられるけど、もし迷惑とかなんとか嫌味いってくる人がいたら、「あら、あなたががんになったら今度は私が全力でサポートするわ！遠慮しないでいつでもがんになってね‼」ぐらい、いい返しときゃＯＫ！

……まあ、なんだか話が脱線ぎみ（笑）。

とにかく、働く意欲があり、診断時の体調が悪くなければ、手術＋抗がん剤８クールでも仕事の継続は体力的には大丈夫！
「働きたい」という意欲のある皆様の仕事と治療がうまくいくことを心より願っている。

仕事編まとめ

乳がん治療中でも働ける。

100人の体験記
「仕事はどうしましたか？」は
334ページ

✿仕事とがん治療【補足】――ケモブレイン・治療中の仕事の継続について

抗がん剤による副作用といわれるもののひとつに「ケモブレイン」というのがある。抗がん剤により記憶障害とかが起こったりすること。

一般的には聞きなれない言葉だけど、がん患者の間ではつとに有名。「抗がん剤治療の影響で物忘れが〜」「そうそう」なんて会話もよく聞く。

治療中も仕事を続けていた身としては、「そんなことになったら大変！」と身構えていたけど特に致命的な物忘れはなかった。約束を忘れるなんてことなかったし、資料も期日を忘れたりしなかった。

「私ってケモブレインないわ〜」と当時は思っていた。

でも今思い返してみたらかなりのケモブレインだった。

たとえば、会議とかに出ても以前は複数の人のいってることを要約できたのに、それが全然できなくなった。聞けば聞くほど混乱していく感じ。

物忘れはないからわかりにくかったんだけど、通常の状態ではなかった、と今振り返って思う。

実は同業者（コンサルタント）で若くして末期がんとわかり、最後は抗がん剤を拒否して天寿を全うされた方がいる。

拒否の理由が「頭が働かなくなるから」。

その話を聞いたとき、まだ私はがん患者ではなく、正直その選択にピンとこなかった。「仕事なんてどうでもいいから治療して長生きしたらいいのに！」と。

でも今ならその選択が痛いほどわかる。

生きる意味ってなんだろう？

ただ呼吸をしているだけで満足していられる人ってどれくらいいるだろう？

人は本能的に「社会的欲求」を持っている。社会の中で認められたい、と。それが満たされてはじめて生きている喜びが得られる。

そしてどんな社会で認められたら満足できるかは人それぞれ。

たとえば、家族という社会の中で「毎日つらい治療頑張ってるね」と認められることと、ビジネスという社会の中で成果を認められること。

件《くだん》の男性はビジネスの世界で認められることこそが生きる喜びにつながったのだろう。

もし周囲でがんになりながらも何かにチャレンジする人がいたら、ぜひ応援してあげてほしいと思う。

ケモブレイン・治療中の仕事の継続まとめ

治療で頭が混乱することもあるのでその点は覚悟を。

（でも治療がすんだら治る）

✿がんの原因？――「乳がんになる原因は不明」。でも考えちゃう

乳がんだと告知されたときから今まで繰り返し考えているのは、「なぜ私は乳がんになったのか？」ということ。

残念ながら乳がんの原因は現代医学では特定はされていないんだけど、リスク要因として挙げられることはいろいろあるらしい。

さて、これを自分自身に照らし合わせてみると……

左の図のとおり。うーん、こ

乳がんのリスク因子

生活習慣と環境因子	乳がんリスク	エビデンスグレード
アルコール飲料	増加	ほぼ確実
喫煙	増加	可能性あり
脂肪摂取		
・閉経前	増加	証拠不十分
・閉経後	増加	ほぼ確実
緑茶	減少	証拠不十分
大豆、イソフラボン	減少	証拠不十分
月経		
・早期初経	増加	ほぼ確実
・晩期閉経	増加	可能性あり
出産		
・出産経験なし	増加	確実
・高齢出産	増加	確実
授乳		
・授乳経験なし	増加	確実
・長期の授乳	減少	確実
適度な運動		
・閉経前	減少	証拠不十分
・閉経後	減少	ほぼ確実
夜間勤務	増加	可能性あり

乳がん診療ガイドライン（日本乳がん学会）より

リスク要因	私の場合	乳がんリスク
アルコール飲料	週に4回　（缶1本）程度	増加
喫煙	喫煙経験なし	
脂肪摂取	たぶん多くない	
緑茶	1日に1杯程度	
大豆·イソフラボン	豆腐·味噌·納豆を2〜3日に1回	
月経	11歳	増加
出産	出産経験あり	
	30歳初産	増加
授乳	2人授乳	
運動	運動不足	増加
夜間勤務	なし	

れはリスクが高いのかどうなのか？

周囲と見比べてすごく不健康な生活をしてたわけでもない。いたって普通だと思ってた。

たとえば私は30歳が初産なんだけど、乳がんになるリスクの観点から見たら、実はそれって「高齢出産」に該当するらしい。「産みたくなったときが産み時☆」なんてマスコミがいってたりするけど、きれいごとやっちゅうねん。

人間の体って私が出産したときよりももっと若いときに出産するようできてるんだと思う。不妊でなかなかできないっていう人はもちろん仕方ないけど、「そのうち〜40歳ぐらいまでに〜」なんていう人には、「その代わり病気のリスクは高まりますよ」って誰か教えてあげたほうがいい。

初潮年齢もしかり。明治時代には15歳ぐらいで「普通」だったのが、今では12歳ぐらいが「普通に」。11歳が初潮だった私は実はハイリスク。がーん。でもこれってどうしようもない。

現代人の「普通の」生活ってそれだけで高リスクなんだろうな。

がんの原因編まとめ

現代人の生活は「普通」で高リスク。

100人の体験記
「乳がんになった一番の原因って何だと思う?」は
337ページ

✿食　事――いざ出陣！　食事療法の世界!?

乳がんのみならず、病気になった人の多くは「食事」について考え直すのではないだろうか。

食べるものが悪かったのではないか、

食生活を改善したほうがいいのではないか、と。

乳がんと食事の因果関係については、はっきりとはわかっていないようであるが、「食生活の欧米化」も要因のひとつではないかとの考えもある。

なお私は別に太ってもないし、脂っこい食事が好きなわけでもない。それでもやっぱり何か食生活に問題があったの？

などと思っているとママ友たちからランチのお誘いが。

マクロビランチやってる店だって！　マクロビ、正式にはマクロビオティックって、主食が玄米とかで肉や乳製品、卵、砂糖などを使用しない食事法（※マクロビの定義には諸説あり）。海外では健康法としてセレブもやってるんだって〜。

行く行く〜！　マクロビ初体験！　おいしかったら家でも挑戦しようかな〜。なん

て思ってたが、

まずっ。

……悪いが私には無理だ……。

だって鰹節とか煮干しとかも魚だから出汁には使用しないんだって。味気な〜い。「ここマクロビやってるのよ〜。来たことあるの〜」と教えてくれた人も一緒に行ったが、その人は当日なんと「パスタランチ」を選んでいた。

「お前、前に食ってまずいと思ったやろ！」

なんて、誰も表立ってそんなことはいわないけど、「ヘルシーだね〜」なんて当たり障りのないことをいいながら食した。

北○映画やジ×リ映画を見て、「わけわからん」というのがなんとなくはばかられるように、自然食、健康食というのもその良さがわからなくてもわかった顔をしてしまう。だいたいみんな本気でおいしいと思ってたら、もう少し普及してもよさそうなものである。

ちなみにその店は「ランチデザート食べ放題」で、みんなでプリンだのパンナコッタだのをたらふく食べて帰ってきた。マクロビランチの意味なしっ！

というわけで**私は食事療法はやっていない（というか無理）**。

そもそも食事療法って万能ではないのは今や誰でも知っている。

ひと昔前は食事療法の情報ってそれを推奨する団体側からしか情報が発信できなかったから、セミナー開催して「治った！」っていう人の話だけ聞かせたりとかしてたけど、今ってチャレンジした患者側からもブログとかでじゃんじゃん情報が発信できる。残念ながら効果がなかった人も多く、それを受け入れる人、やるんじゃなかったと後悔する人、いろんな人の話が聞ける。

私はたぶん後者。それに食事療法なしで元気にしてる知り合いもいっぱいいる。

だからこれからもやらない。

食事編まとめ

食事療法なしで元気にしてる人はいっぱいいる。

100人の体験記
「食生活は変わりましたか?」は
340 ページ

運　動――運動したほうが予後がいいらしいよ～

何を隠そう、私は運動が大の苦手だ。

夫はマラソンが趣味で、「奥さんも一緒に走るんですか？」なんて聞かれることもあるけど、一緒に走るどころか応援に行ったことすらない。自慢じゃないが。（↑確かに何の自慢にもならない）。

だいたい、「嫌い」とか「好き」とか、こちらに選ぶ権利があるレベルですらない。「できない」のである。悲しくなるぐらいに……。

そんな私ではあるが抗がん剤の副作用が抜けたあとは、わりと真面目に運動を続けている。

だって、現実ってこうよ？

次のページの表は、「女性約5万人を対象に、研究開始時とその5年後に実施したアンケート調査への回答から、乳がんの発生率を比べたもの」である。

＊生活習慣について、余暇運動《仕事のほかに何かスポーツや運動をする機会》を「月3日以内」、「週1～2日」、「週3日以上」の参加頻度で3グループに分類（国立がん研究センター発表データ）

余暇運動と乳がん

（ホルモン受容体陽性の乳がん）

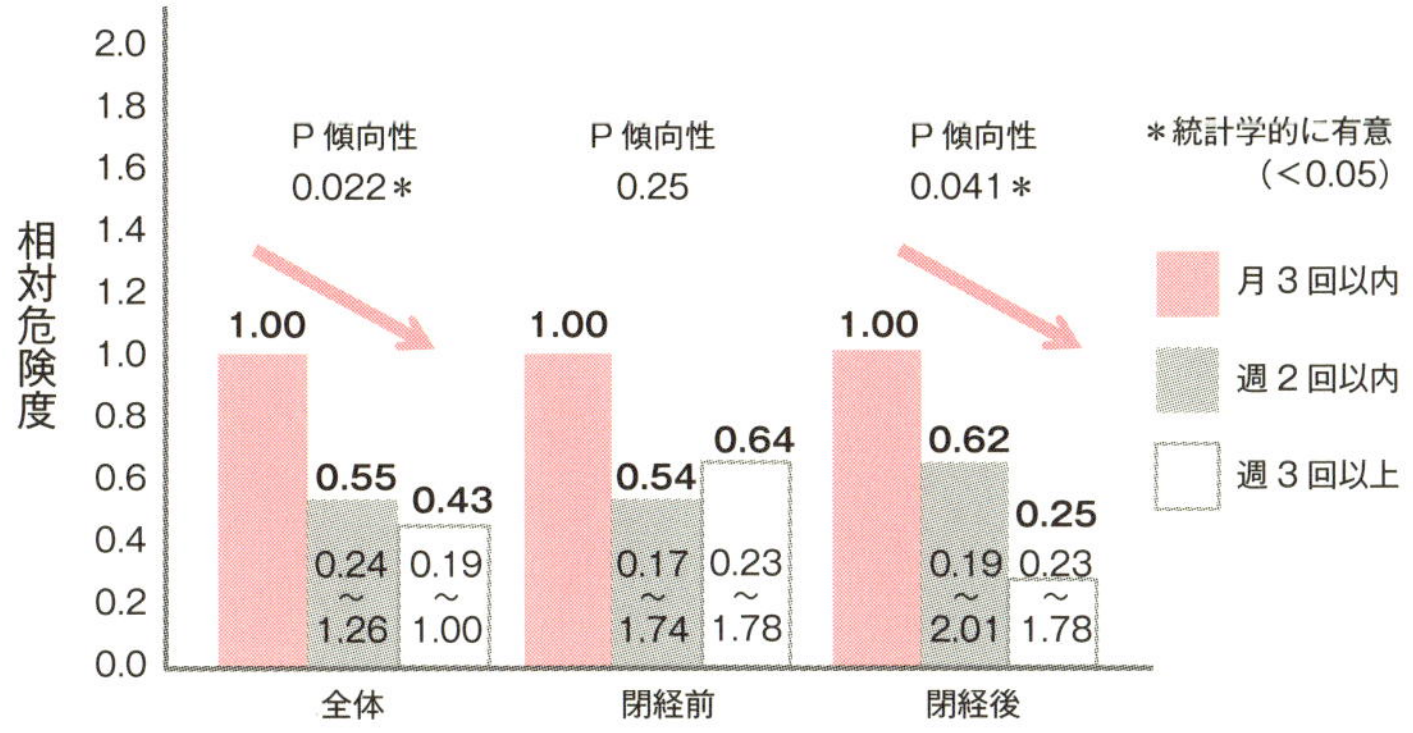

※「月３回以内」を基準（1.00）とした場合

余暇運動の参加頻度が高いほど、乳がんになりにくいのだそうです。

とほほ～、でももうなっちゃったよ～、という場合でもまだ間に合う！

〝継続的な運動が、乳がんによる死亡リスクを軽減することが確認された〟という米国での研究結果もある。

なんでも、乳がんの診断後に運動量を増やした場合でも、乳がんによる死亡リスクが45％減となっていた。一方、乳がんの診断後に運動量を減らした女性では、乳がんによる死亡リスクが約4倍に上昇していた。（Yale School of Medicine の研究グループによる成果）

だそうだ。で、私がやってるのはエアロバイク。
これをどれくらいやってるかというと1回30〜40分を週に4〜5回。運動嫌いなワタシにしては涙ぐましい努力である。（↑自画自賛）
近年の風潮って、自分がいいと思ったことでも人には勧めない、っていうのがある。でも私はいいいたい。

運動しようぜ。

運動とがんとの関係については、「運動には免疫機能を改善したり、体脂肪を減らして閉経後女性のエストロゲン濃度を下げたりすることを通じて、乳がんを予防する可能性があると考えられていますが、その詳しいメカニズムはまだはっきりわかっていません」（国立がん研究センター）とあるとおりで、したら絶対いい、といいきれるものではないみたい。

だけど、ひとつはっきりいえるのは「体動かしたらすっきりするよ」ということ。病気になっちゃったりして、「気分が落ち込むことが……」なんてことをよく聞く。そんなときは（ケモ中とかは無理だけど）体動かしてみるのがいい。汗と一緒に悪いものが流れて、いい運気がつくような……。

え？「やらなきゃ」って思ってるけど、なかなかきっかけが……って？おっしゃ～、そんなあなたにエールを送りましょう！

いつやるの？ 今でしょ！（ドヤ顔）

運動編まとめ

悩んでるなら運動しろ。

100人の体験記
「術後、意識して運動してますか？」は
341ページ

✿がん友――がん友はいたほうがいいのか？

今っていろんな友達のことを○○友っていう。ママ友、メル友、飲み友、うんとも、すんとも（↑あとのふたつは友達ではない）。

そんな○○友ラインナップの中に「がん友」っていうのがある。

読んで字のごとく、「がん患者同士のお友達」だ。

乳がんは患者数も多いからいろんな病院で患者会がある。私も病気がわかったとき、かる～く勧められたけど行くことはなかった。

ま、ひとりでも大丈夫でしょ（家族もいるし）、と。

同じ境遇にあるものは互いを理解しあうものだ、ということを指す言葉として「同病相哀れむ」ということわざがある。

でもこれってあんまりいい意味で使われる言葉じゃないよね。

「傷の舐め合い」みたいな感じで、互いを甘やかしあうようなニュアンス。

実は私の患者会に対する見方もそうだった。「慰め合わなくても私は大丈夫！」みたいな。だから行かなかった。でもさ、

がんの治療って長いんだわ。

抗がん剤治療だけでだいたい半年。ホルモン療法もやるとそこからさらに3年とか5年。そうなると最初は「ひとりで大丈夫！」と思っていたのがだんだん揺らいでくる。「お友達、いたら心強いだろうなあ」なんて。

家族も友達もいるけど、立場が違うと病気のことで腹を割って話すのは難しいということを実感しつつあった。

でも私の病院の化学療法室はおじいちゃんばっかり。入院中も友達はできなかった。

実は、闘病中って結構笑えることもある。昭和の歌姫の名曲に「笑い話に時が変えるよ」ってあるように、つらい思いも笑いに昇華することで人の気持ちはずいぶん軽くなる。だから笑ってしまいたいんだけど、病気じゃない人って治療中の笑い話を聞かされても「笑っちゃいけない！」と反応をセーブする。

かくして私は淡々と治療をこなし、おもしろいことがあってもそれを誰かと共有できるでもなく、ちょっと孤独だなあ、なんて思い始めていた。

なのでブログに挑戦し、得意の妄想力をフルに発揮。

「〝ある日化学療法室ですれちがった同じくらいの歳の女の人。目があった。軽く会釈……あれ？　この人会ったことある⁉　もしかして○○君のお母さん⁉　化学療法室に来てるってことはあなたもがんなの！

二人は手を取り合い語り合う。話は尽きない。病気のこと、家庭のこと……そして挨拶ぐらいの仲だった二人は、一気に親友に……〟なんてこと今日もありませんでした。周囲の患者さんおじいちゃんばっかー！」

などということを抗がん剤治療中のある日ブログに書いた。するとなんと、

「私もがんの友達いないんでお友達になってください！」とのコメントが。

……え？　どうしよう？　なりすましとか、いたずら？　まさかネカマじゃないよね……って思いつつ会ってみると、そんな心配は無用の正真正銘のがん患者さん。お

互いヅラで初めまして〜。

あら、なによこれ、ちょっとこういうの楽しいじゃない。そしてこれを機に仕事でどっか行くたびにネットで呼びかけ、各地で「オフ会」を開催。

……すると、出てくるわ出てくるわ、乳がん患者。

その数、1年ほどで約100人。「乳がんは14人にひとりがなる時代」を実感。

その場で話すことはやっぱり主に病気のこと。

「車を降りるときにぶつけてヅラがずれた!」みたいな笑い話から、病院ごとの治療の違い、ちょっとしんみりした話まで。

お互い哀れんだりはないんだけど、同病相まみえると確実に免疫力はアップする気がする。

というわけで結論。

がん友編のまとめ

がん友は絶対必要ということはないけどいると楽しい。

100人の体験記
「がん友・患者会について」は
342ページ

✿病気のことをまわりにいう？——誰にまで？　いつ？　どんなふうに伝える？

病気になったとき、病気のことをまわりにいうかどうかで多くの人が悩む。私が伝えた相手と時期はこのとおり。

即日：夫、義家族（実家の両親は他界している。子供には伝えていない↑積極的には隠していないので今は知っている）

数日後：仕事関係（数人）、姉、ママ友（ひとり）

抗がん剤が終わってから：仕事関係（いっぱい）、友人、ママ友（3人）

振り返ってみるとこのタイミングでよかったな、と思う。

だって、**「がんが見つかった！」なんて聞かされたほうも負担。どう反応していいのかわからないと思う。**その点、抗がん剤治療まで終わってから「実は……」のほうが、相手も受け止めやすい。

そんな私も実は変な義務感に駆られて告白して失敗した経験がある。

古い付き合いのとある友人。ちょうど病気が見つかったタイミングで彼女からボランティアを頼まれて、これを断るのに病気のことを伝えた。言葉を濁して「ちょっと忙しい」なんていったら「友達なのに冷たい」って人にもいうタイプだと思ったから。

要するに相手を信頼していたわけではなかった。そして案の定失敗。妙な正義感に駆り立てられたのか、私がこれからやりたいと思っていることに対して〝家族のため〟にもやめとけの大合唱。は？　私の家族は応援してくれてるんですけど？


病気になるとそれまでの対人関係が変わることがある。

それは病気になった人自身がいらだったり落ち込んだりして変わるためでもあるけれど、相手の出方が今までと変わるためでもある。今まで対等な関係だったのがいきなり上から説教されたり。

私にとっては「治療後の目標」は必要で否定されたくない大切なものだった。

……なんてこと冷静に伝えられたらよかったんだろうけど、残念ながら当時はそんな余裕はなく、「しつこいんだよ！」とぶち切れてジ・エンド。

そんな「対人関係の変化球」が受け止められないなら病気のことなんていわなくてもいい。

私みたいに対人コミュニケーション能力がそう高くない場合、友達失ってお互いに嫌な思いだけ残ることもある。

言わないと隠しごとをしているような後ろめたい気持ちになるかもしれないけど、病気なんて究極の個人情報だからそもそも公表する義務はない。

「言いたい人に、言いたいタイミング」で十分だと思う。

自分の病気を大切な個人情報として大事に箱にしまっておいてもばちは当たらない。

病気のことをまわりにいう？ まとめ

「言いたい人に、言いたいタイミング」で十分。

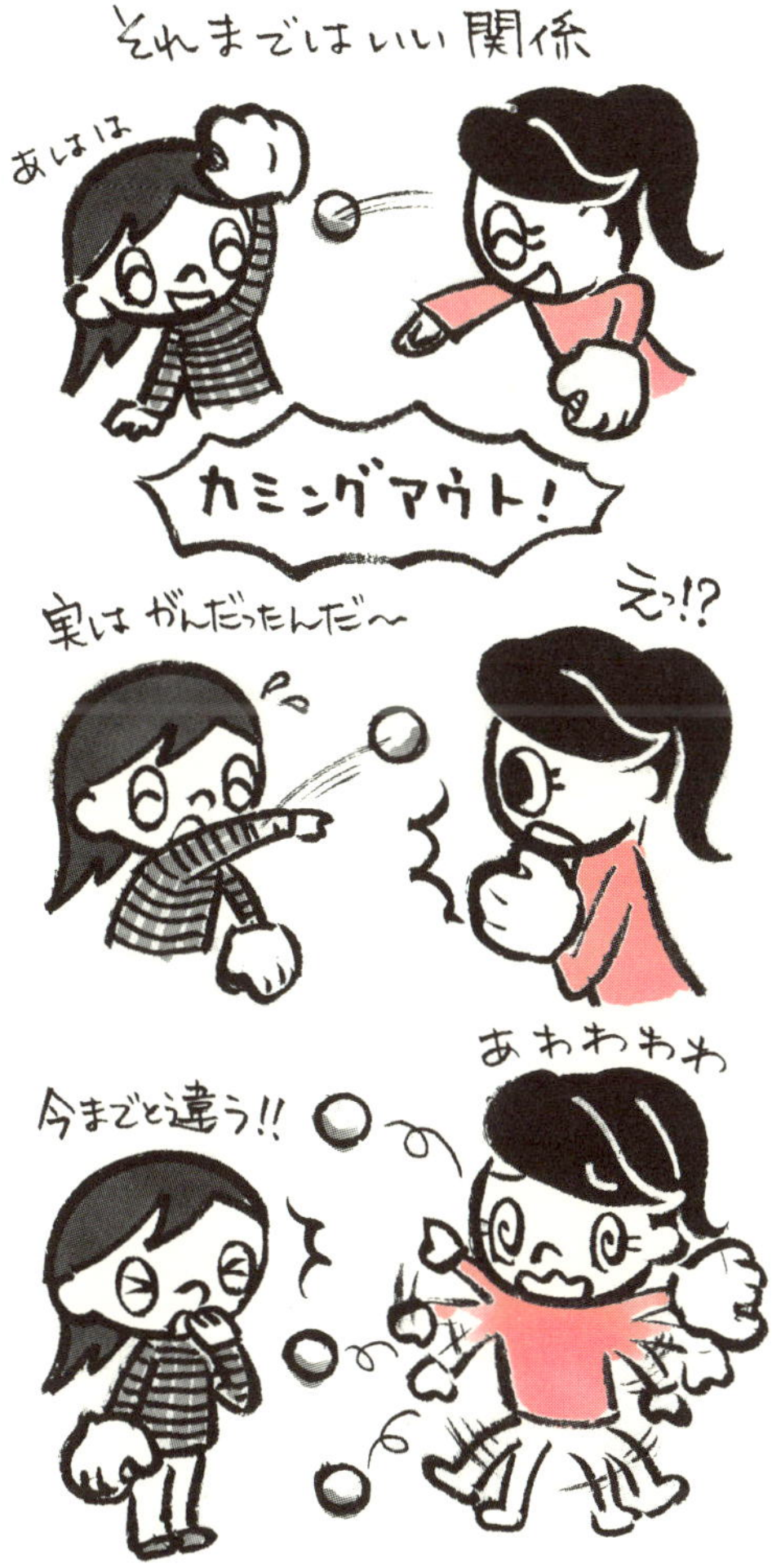
それまではいい関係
あはは
カミングアウト！
実はがんだったんだ〜
えっ!?
あわわわわ
今までと違う!!

100人の体験記
「病気のことを誰にまで伝えましたか?」は
344 ページ

✽病人にかける言葉に正解はあるのか――かけられて悲しかった言葉、うれしかった言葉は人それぞれ

同じ乳がん患者とはいえ、悲しくなったりうれしくなったりするシチュエーションはほんとうに人それぞれ。

私がいわれて引っかかった言葉が気にならない人もいるし、逆に「私なら気にならないなあ」と思うことも正直ある。

よく、「よけい傷ついた」といわれる「頑張って」という言葉も、「うれしかった」という人ももちろんたくさんいる。つまり、「絶対にこのキーワードはＮＧ！」というものも、「絶対にこの言葉はＯＫ！」というものもない。

「じゃあ（病気の人に）なんていえばいいの？」と思われるかもしれない。

でも「言葉でいいことをいう」必要ってあるんだろうか？

確かに自分がいったことで相手が変わったらすごくうれしい。だけどそれってすご

く難しい。その人が今どんな言葉を欲しているのか一瞬で判断して、前後の文脈やこれまでの関係も踏まえて的確に言葉で表現する、なんてこと、たぶんプロのカウンセラーでも難しい。

何をいうかよりも重要なのは「そのときのその人（患者）の気持ちが受け止められるかどうか」ではないかと思う。

たとえば、泣きたい気持ちのときに激励されてもちっともうれしくないし、逆に明るく病気に向き合いたいときに重い反応が返ってきてもうっとおしい。

本来なら病人自身も「こう接してほしい」を整理して、思ったような反応が返ってこなかったらきちんと（キレずに）それを伝えるべきだと思う。だけど現実問題として病人自身も混乱して自分がどう接してほしいのかなんて考える余裕はない。

なら聞かされた側は「何か気の利いたこといわなきゃ！」とうまい言葉を考えるのではなく、「相手の気持ちを受け止める」ことに専念すれば、お互い嫌な思いをする危険はかなり回避できるのではと思う。

その人が泣きたいのか、前向きに頑張りたいのか、普通に接してほしいのか、話を聞いてほしいのか……（ある調査によると「普通に接してほしい」が一番多い）。

うんうん、って聞いてくれるだけで癒される人は多い（その後説教が来たら最悪だけど）。

病人にかける言葉に万人に歓迎される「正解」はない。

自分目線で「いいことという自分」を目指すのではなく、「相手はどう接してほしいのか」を第一に考えてほしい。


病人にかける言葉に正解はあるのか編まとめ

万人に歓迎される言葉はない。

まずはその人の気持ちに寄り添って。

100人の体験記
「かけられて"悲しかった"言葉」は
347ページ

✿治療中・治療後を快適に過ごすために――全摘でも温泉を楽しむには

２０１１年７月の手術で私が選択したのは「全摘」。２cmと、そう大きくはない腫瘍だったけど、場所が悪かった。

医師のおススメは「確実に取るためには全摘」。

「でもどうしても嫌というなら考えます」と。で、私は全摘を選択した。

なんでって、再建しようと思ってたから。

「再建をするならいったん全摘したほうがきれいに再建できる可能性が高い」との説明も受けていた。

で、なんで再建したかったかというと**「温泉行きたいから」**。

で、２０１３年11月現在、**再建したかというと「していない」**。

なんでって？

だって不自由なく温泉行ってるから。

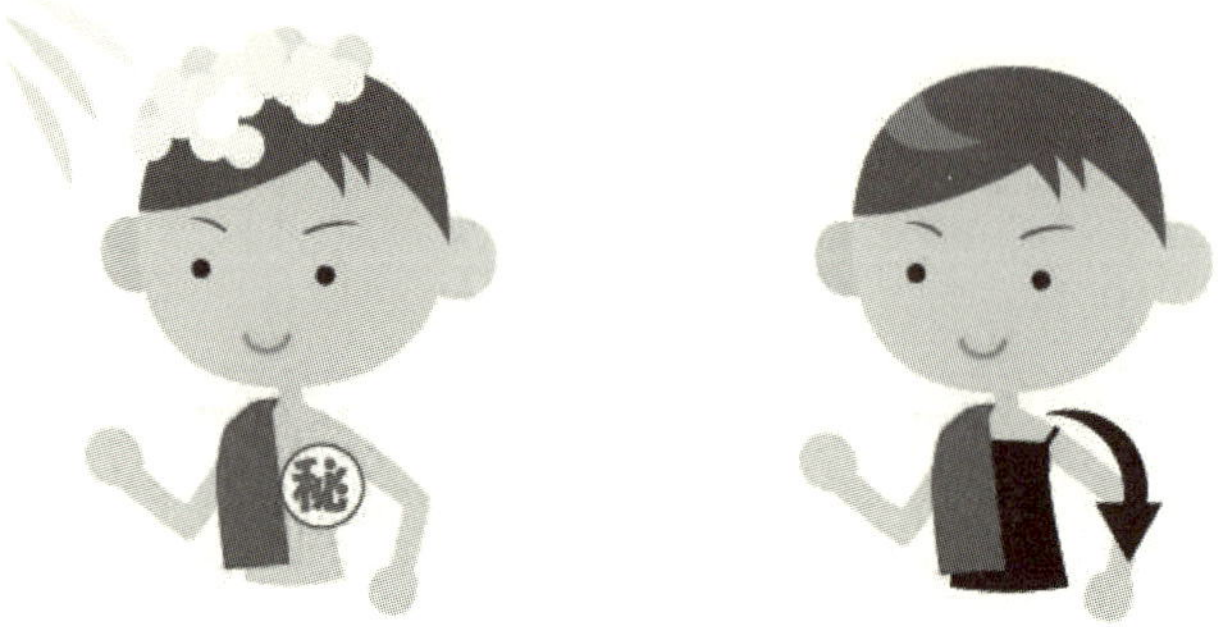

というとみなさん「勇気ある！」なんておっしゃいますが、いえいえ、さすがにおおっぴらにはしておりません。ちょっとしたテクを駆使しておりますのでそのテクのご紹介を。

まず服を脱いで下着に（私はユニクロのブラトップを愛用）。下着になったら、手術した側の胸に肩からタオルをぺろ～ん、と掛け、タオルをかけたまま下着を脱ぐ（ブラトップの場合、下におろす）。

で、脱衣場だけでなく、浴室でもこの格好で。洗髪も肩にタオルかけたまま。

肝心の温泉はというと……、

マイクロバブルで白濁したお湯とか、ジェットバスとかなら、湯船の中は見えないので、タオルとってどっぷり入ってくつろげる。

あと、寝湯も上にタオル掛ければOK！

サウナはいうに及ばず、だよね。


だけどせっかくだからこういうとこにも入りたいよね〜。

でも通常、「湯船はタオルNG」。

で、どうするかというと……

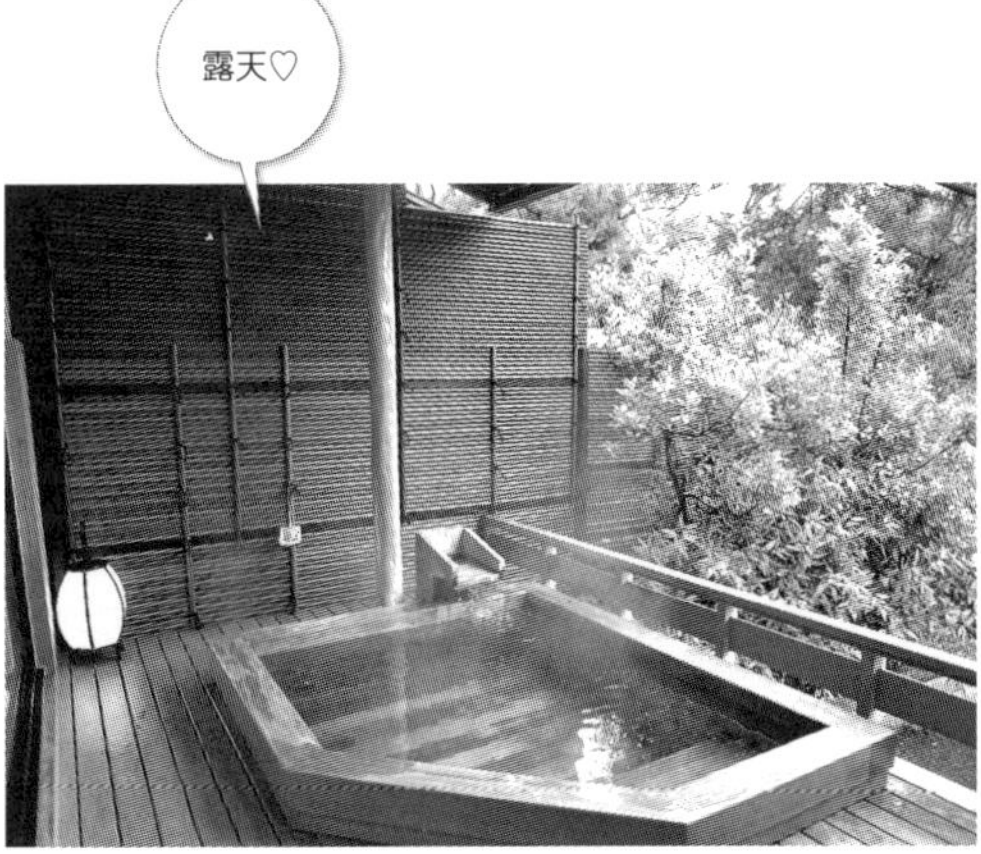

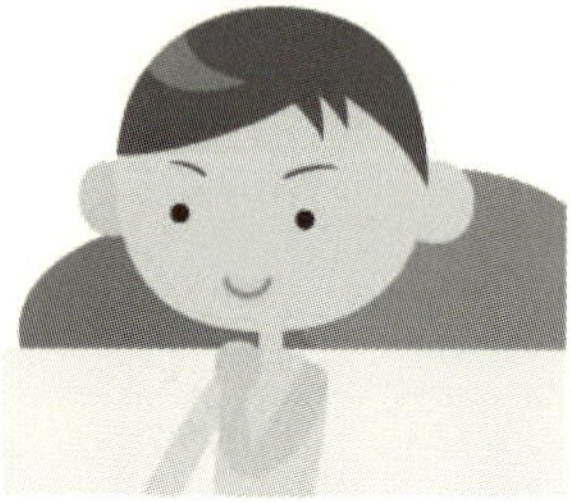

こんな感じで、腕で軽く胸を隠してる。
そんなこんなが私の片チチ温泉テクニック。
最初こそ「変な目で見られたら」とか思って平日の温泉オンリーだったけど、誰も人のことなんてそんなじろじろ見ないのでご安心を。

「乳がんでも温泉」まとめ
臆するな。タオルで隠しゃあ誰も見ない。

100人の体験記
「術後、温泉には行っていますか?」は
350 ページ

100人の 体験記

アンケート結果

データ & コラム

bambi* 組の皆さんに、
乳がんの体験に関するたくさんの回答をいただきました。
体験者の声をぜひ参考にしてみてください。

乳がん発見の経緯

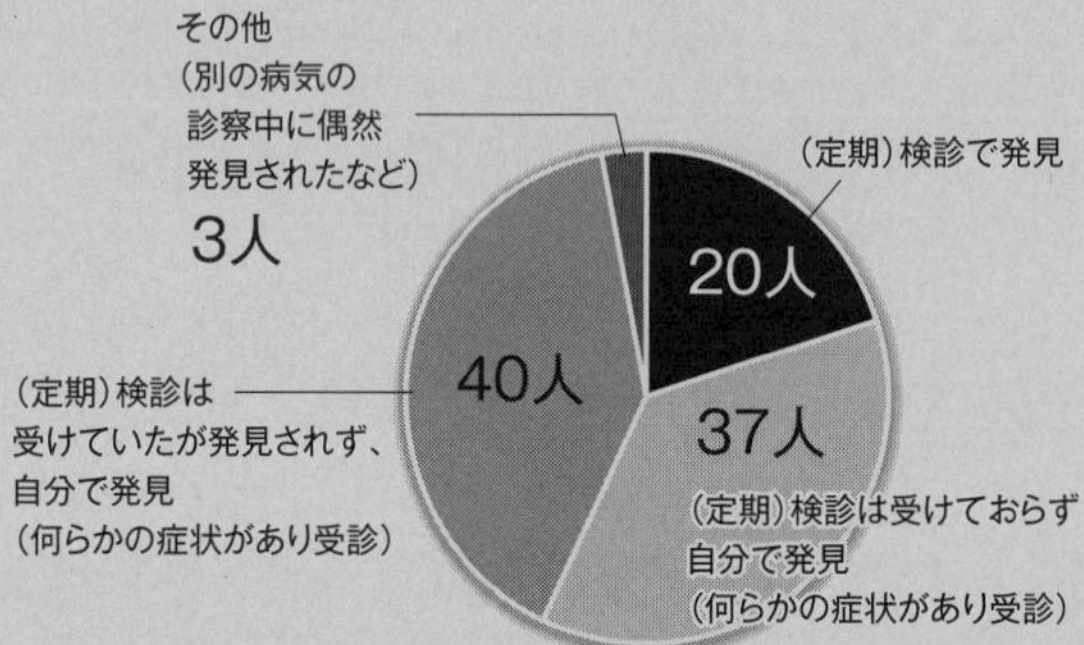

■痛みで受診

半年前くらいからチクチクとした痛み、そのうち乳首が陥没して、気持ち悪いので自ら病院を探して乳腺クリニックへ。マンモ、触診を受けるも異常なし。そこで初めて

エコー検査を受けて腫瘍がくっきりと映り、細胞診の結果、がんと判明。がんのできた位置によっては触診、マンモでは映らないこともあるので、検診ではマンモとエコーの両方（もしくは1年おきに交互に）受けたほうがよいと声を大にしていいたい。**【ももちゃん】**

■皮膚の変色

自分でしこりに気づきましたが、海外暮らしだったため、なかったことにしてしまい、帰国までの2年半放置してしまう。２０１１年、患部の皮膚がうっすらとした茶褐色に変色。ミカンの皮に似た感じ。直近で診察予約が取れたのが２０１２年1月5日で針生検実施。成人の日の連休をはさんだため1月19日に告知。**【うにょ】**

■検診で発見されました（自覚症状なし）

市の乳がん検診で、マンモと触診を受け、触診では問題なしといわれたが、「要再検査」の通知が検診から2日後に届く。前年は2週間くらいかかった検診結果が、２日後に届き嫌な予感がした。しかも「石灰化カテゴリー５」と記載されていて、調べるとほぼ乳がん確定でした。私の場合、しこりにはなっていなかったので、マンモを受けていなければ気づかなかったと思います。**【kafeore】**

人間ドックでのマンモの結果を受け、乳腺クリニックで精密検査。エコー（右側だけ腋まで時間をかけて行う）、針生検実施、MRI予約、ダメ押しに患者様向けの今後の治療についての冊子を渡され、その場でほぼ告知を受けた印象です。針生検結果が出るまでに、3つの病院にセカンドを求めました。どのお医者様も触診の段階で、ほぼ黒の可能性が高いとのこと。後日針生検の結果でがんが確定しました。【kino】

5年ぶりに受診した市民検診で要精検の通知（紹介状同封）が来ました。自覚症状はまったくなかったです。【kumi】

■しこりを自分で発見

お風呂で時々しこりがないか確認していて発見【anan】

汗をかいて着替えるときに左の乳房の端に硬いものがあることに気づき、ネットで検索すると「石のように硬い、リンパのようにぐりぐりと動くことがない」と書いてあり、その通りだったのでこのときからがんだと思いました。【Jury】

自分でしこりを発見し病院へ。行った日は乳腺じゃない外科医に診てもらい「しこり動いてるね～。乳腺症じゃないかな。大丈夫ちゃう?」と笑顔でいわれた。しかし、その2日後の乳腺外科の医師診察で、即「これはちゃんと検査しましょう」といわれ、そのまま乳がん発覚となりました。【sunny】

自分でしこりを発見するも、その半年ほど前にエコーによる検診を受けていたことと、ネットで調べるとしこりの大半は良性であるし動くものは大丈夫とあり（自分のはグリっと動いたので）そのまま放置していました。ただ1ヵ月もすると気になってきて、それならはっきり大丈夫のお墨付きをもらおうと受診。触診では「これは大丈夫なものだと思うよ」といっていたのに、エコーをすると「ん?確かに何かあるね」「念のため調べとこう」と針生検をし、結局がんであることが判明。【七海】

生理後の自己検診でしこりを見つけ、それから治療に通える範囲の病院を探し、予約を取りました。受診日当日は、マンモ、エコー、触診、細胞診を受け、1週間後に告知を受けました。【CATSTALKER】

自分でしこりを発見、会社経由で無料検診を予約、1ヵ月後に地元のクリニックで触診とエコーを実施、「結果は1ヵ月後に郵送します」といわれたが、3日後に電話があり、2週間後に針生検をすることになった。検査2週間後に告知。発見から告知まで約2ヵ月。【悠】

触診をしてくれた先生（外科の先生）がしこりを確認できなくて、何度も「ここにあります」と伝えたのに結局わかってもらえず。このときにしつこくいったので「じゃあ念のため、このあとマンモ撮りましょう」と。結局そのマンモで見つかったので、粘って主張してよかったです。【Haru（うらら）】

自分でしこりを発見しました。翌日病院へ行きマンモとエコー検査を受け、乳腺の石灰化？といわれましたが、①半年毎のマンモ検査、②MRI、③生検の3つを先生が提案してくれました。迷わず生検を選択し、2週間後に乳がんと判明。「早期過ぎて治療ができない」といわれたものの、念のためセンチネル生検を受けたら転移が発覚。【しまちゃん】

■以前からのしこり

6年前から乳腺炎のしこりがあると知っていました。なんだか大きくなってるような気がして乳腺クリニックへ診察に行ったところ、マンモを撮り画像見ながら、「コレがんですよ」といきなりの告知でした。【こまち】

授乳中にしこり発見。乳腺の詰まりだと思い1年以上放置。授乳が終わった時点で受診。マンモ、エコー、細胞診で1週間後に乳がん告知。【yuko**】

■その他自覚症状で受診

乳頭からの出血が止まらず、通院していた婦人科でたまたま聞いてみたら、すぐに紹介状を書いてくれました。2日後紹介状を持って病院に行くと、紹介状を読んで軽く問診後エコー。エコーの段階でいきなりの告知を受けました。【りん】

乳頭から分泌液が出るようになったので乳腺科のある病院でマンモとエコーを受け、すぐ乳ガンと診断。ただその8ヵ月前からしこりがあり、心配で市で行う乳ガン検診を受けました。マンモと触診で異常なしでしたが、どんどんしこりが硬くなり、触るとコリコリしていました。

【エリー】

■**要精密検査からの乳がん発見**

乳がん診断までの5年ほど前から乳腺線維腺腫があり、検診では毎度「要精密検査」の文字が。乳がんが確定したときも精密検査を受けました。エコー検査では前からあるしこりに加えて「嚢胞《のうほう》内乳頭腫」という腫瘤が認められ、注射針で細胞診を行いましたが結果は「がん細胞なし」でした。

しかし、主治医の説明では、嚢胞内乳頭腫で細胞診によるがんの検出は50%程度であり、また私の母が閉経後乳がんというリスクも鑑《かんが》み、「良性腫瘍または0期の乳がんの可能性がありますので日帰り手術で取ってスッキリするのもよいのでは?」という提案があり、腫瘤を摘出する手術を受けました。

結果、乳がんで腫瘤の断端に浸潤が認められたため（浸潤性乳管がん＋小葉がん）追加手術、入院にて腫瘤のあった箇所を部分切除してセンチネルリンパ節5つ切除。この病理結果にてリンパ節浸潤が見つかり、ステージ2a（腫瘍長径1・8㎝、リンパ節浸潤あり）となりました。

Luminal Aタイプということで、化学療法剤の適応ではないという判断を受け、放射線治療とホルモン療法となりました（ホルモン療法が合わず現在無治療となっています）。

良性腫瘍から乳がんになるケースは稀だとか。自分も閉経後乳がんには気をつけようという知識を頼りにのんびり構えていたのに、まさかの41歳で閉経前乳がん！　神経質になるのもいけないけれども油断禁物でした。【パオ】

告知は誰と?

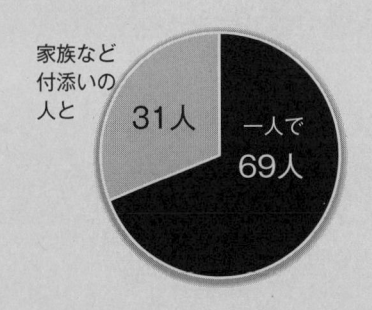

告知、そのときあなたが感じたことは?

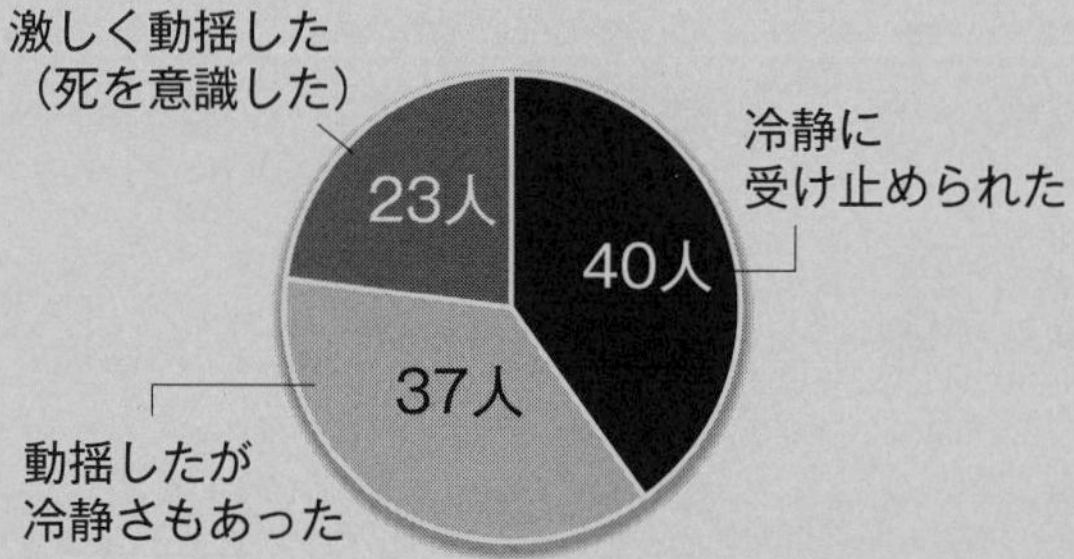

■ひとりで聞きました

検査が進むたびに「悪性の可能性がありますね」的な表現の中で、段々と自分で察していったというか…。検診でがんを見つけてくださった病院でも、がんセンターでも、「がん」という言葉はとうとう一度も出てきませんでした。【naoyom】

自分でしこりを見つけ、近くの外科へ行くとすぐに医大へ回されました。マンモ画像を見て先生がいいにくそうにしているので「がんですか?」と聞くと「うん」っていわれました。「うん」ってなによ!! が感想でした。【みやこ】

「これだけは、注意しておいて欲しいんだけど…壺とか買わないようにね!」に爆笑。【ぽこぴょん】

エコーでほぼ間違いないといわれ、当然ものすごいショック…でも「ほぼ」ってことはまだ望みがあるはず!!! と、ほんの少しだけ期待しつつも、マンモ後「やはり間違いないですね」と。専任の看護師さんがやってきて、泣いてる私を慰めたり、今はいいウィッグあるから…などと説明された。

会計のときに明細を見たら「がん患者カウンセリング料」などと記載されていてがん患者になっちゃったんやぁ…と思った。【こりん】

しみじみと「もう、高齢出産は無理だなぁ」と涙を流しました。【パオ】

■家族と聞きました

主人と息子と一緒に生検の結果を聞きに行ったので告知は家族で受けました。【しまちゃん】

久しぶりに受けた乳がん検診のエコーで、異常なしだろうと思っていたのに、乳腺科の先生（↑今の主治医）がエコー画像を見てすぐに針生検。結果は5日後にと一旦帰宅。正直この5日間が一番つらく、夜、子供が寝ると不安感に押し潰されそうになりずっと泣いていました。結果を聞きに行くときは夫が付き添ってくれました。告知されたときはやはり泣いたけど、主治医がとにかく真摯に私の質問に答えてくれて、しっかり病気と向き合う覚悟が徐々にできてきました。【はちこ】

針生検の結果を聞きに、夫とふたりで行きました。「がんですね」といわれボロボロ泣いてしまいました。背中が痛かったので骨転移かと思いすごく不安でした。先生との会話はボイスレコーダーに夫が残してました。【ささ】

■家族の反応「涙が出ました」

主人にはメールで伝え、うまいことをいえないたちの主人が「一緒に頑張ろう」とひとこと。慣れない絵文字と一緒に返信してきたのを見て涙が溢れました。【ゆきりん】

同居している父は病気がちで、入退院を繰り返していたので迷いましたが、副作用で家事ができなかったり、仕事を休んだりすることもあるだろうし、何より髪の毛が全部抜けてしまえば隠せないと思って、妹に同席してもらい打ち明けました。そのショックで父は不眠症になり徐々にうつ病を発症、現在も治療中です。【てんてんてまり】

1歳の息子を連れて細胞診の結果を聞きに行ったら、先生が看護師さんに息子を見ているよう指示。がんの進行具合、オペ、治療方法、セカンドオピニオンなどの説明があったがほとんど記憶なし。ショックで呆然とする私のかたわらで息子は無邪気な笑い声を上げていた。夫にはすぐに電話で伝えた。仕事を切り上げてすぐに帰宅した夫は、なぜか大量のお寿司をテイクアウト。不思議な空気の中、私は泣きながら食べた。夫は「みんなで頑張ろう」といってくれた。【yuko**】

母親には「乳がんだってさ」って普通に話し、特に大きなリアクションはなかったです。あとで手術中に友達と待

っているときに「私が悪かったのかな…」といっていたみたいなので、つらい思いをさせてしまったようです。【テン】

一昨年は姑を、去年は姉（子供たちには叔母）をがんで亡くしたばかりでしたので、私がもう死んでしまうと思い娘は号泣しました。【エリー】

■家族の反応「意外と冷静」

娘たちに伝える方法に1週間ほど悩み、「日本人のふたりにひとりががん」「乳がんの生存率は高い」等の生命保険会社の資料を見せながら、乳がんだと伝えました。資料がものをいったのか、ふたりともまったくショックを受けた様子もなく平然と聞いていました。【Jury】

仕事仲間に乳がん術後7年目の方がいたのであまり深刻には考えておらず、「あ～そうなんだ、まいったな～」という気持ちしかなかった。母は驚いたものの、「なってしもたもんは、しゃーないな」と平然としていた。2時間ほどして母の部屋を覗いたら、やっぱりオイオイと泣いていた…のではなく なんとイビキをかいてグーグー寝ていた（>_<）。【ひーちゃん(^^)】

「がん」「切除」ももちろんショックだったけど、私の頭をよぎったのは、「いくらかかるんやろ…」というお金の心配でした。

長男はショックだったようですが、次男は「早めに見つかってよかったやん。抗がん剤で髪の毛抜けてもいろんなカツラ被れるやん。意外とショートヘア似合うかもしれんで～」と、ひじょーにポジティブなお言葉がかえってきました（笑）。【みぽりん】

夫は「仕事行きたくない」とか愚痴をいわなくなったし、父は怖がっていた白内障の手術を「お前も頑張ってるからなあ」と受けることに。ちょうどその頃、うつで苦しんでいた姉が「あんたが頑張ってるからしっかりしなくちゃ」とグングン回復。【naoyom】

実家で母と妹に「実は人間ドックで乳がんが見つかって…」と暗ーく切り出したら、予想に反して妹が「なぁんだ、そんなこと？ 乳がんなんてお母さん（妹の嫁ぎ先の母）も近所の人もあのおばさんもなってるよ。み～んな手術して元気にしてるよ」的なことをいい、「何かと思えばそんなこと…」って感じだったので、私も一気に気軽になりました。

そのあといろいろ調べるうちに、そんな気軽なもんではないと気がつくのですが…。【のびた】

息子には、がんだということはまだいえてません。「お母さんは胸に悪いものができたから、手術で取ってもらうから入院するね。でもお友達にはいわないでね」といいました。

退院後、息子の友達が家に遊びに来たときに、「うん、頭の病気やろ。わかってる、黙ってるから」といっていました。

息子にとっては胸の手術より、抗がん剤で頭がハゲたことのほうがショックが大きかったようです…。【けい☆】

定期検診は受けていましたか?

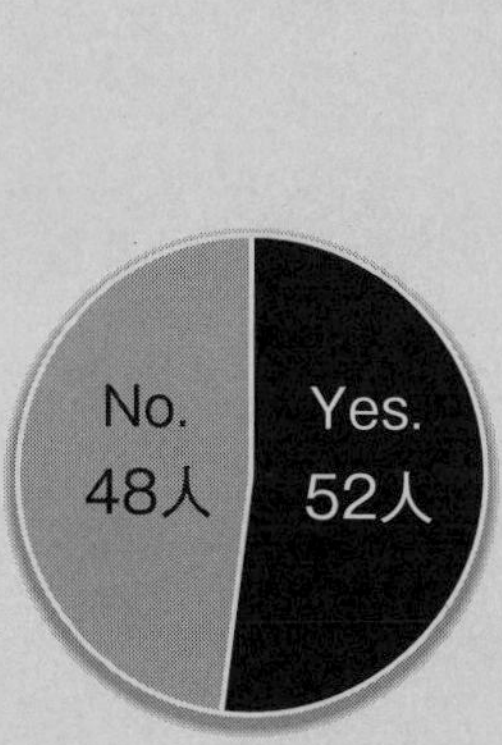

■受けていません

受けていませんでした。痛みがあったので勝手に乳腺炎なんだと思っていました。

【ゆきちん】


自営だったので市から検診の案内が来ていたにもかかわらず、ずっと受けていませんでした…。【Jury】

受けていませんでした。子宮がん検診は対象年齢になったときから、市からお知らせが届くので受けていましたが、乳がん検診は対象外年齢でした（発見当時33歳）。乳がん検診も対象年齢をもっともっと下げてほしいです!!【こりん】

6～7年前に市の無料検診で、マンモと触診を受けました。しこりがありましたが乳腺炎で心配いらないと診断され、ずっと検診を受けてませんでしたが、しこりが大きくなってる気がして病院にいったらがんでした。このしこりは良性だからって思ってたから安心してました。【こまち】

検診は受けてませんでした。ただ毎月自己検診はしていてそれで発見しました。【CATSTALKER】

■検診で発見されました

会社の定期検診で、40歳になる年に初めてマンモ検診を受けて発見。【はな】

2011年12月、まだ幼稚園前の子供がいるので市の検診すら一度はパスしかけましたが、近くで受けれるなら…と思い直し、市の乳がん検診を受けました（40歳からはマンモが受けられる）。2012年1月、再検査になり病院に行き、乳がんとわかりました。市の検診で助かりました。とてもありがたく思っています。【HANAアロハ】

人間ドックの検診で経過観察となっていたしこりがあるので、定期的に病院に通っていたところ、別の部分にがんを発見。手術すると経過観察中のしこりもがん化していた。【belleys】

友人が子宮頸がんで亡くなったのを見て、市の婦人科がん検診を初めて申し込みました。乳がん検診前の自己検診で、しこりを発見しました。【プリエ】

■受けていたけれど…

毎年乳がん検診（マンモ・エコー・触診）は受けていました。前年の乳がん検診のマンモで、すでに乳がんが5㎜で映っていた資料があり、でも見逃されていた。見逃した検査医は誰だったかと今の主治医に聞かれたが覚えていなかった（こんなに明らかながんを見逃すなんて…という思いからだと思う）。【友里】

40歳、42歳、43歳、44歳と、マンモ、触診、エコー等で検診を受けていました。44歳の検診から半年後に自分でしこりを発見し、1・4㎝のがんが見つかりました。粘液がんという珍しいタイプだったことも見つけにくい要因だったようですが、検診は万能ではないと知っておかないといけないと思います。【七海】

高校の頃から受けていました。なんとなく心配で中学の頃に行ったら早すぎると適当にいわれ、高校のときにはまだならないでしょうといわれ、昨年の6月もハタチやそこらでなる人は滅多にいないから～などいわれ、今年の2月に23歳で発覚です。初期でもないので高校のときすでにあったはず。検診とはなんなのでしょう。

【スカイウォーカー】

30歳のときから発覚した年（32歳）にも、会社の健康診断でマンモと触診を受けてましたが、そのときは何も異常なしでした。まだ30代前半なので、マンモだと乳腺が白くてわかりづらいようです。今思うと、そのときにはあったのでは？と思ってます。

検査技師の腕と結果を見る先生の目、これによって発見率に差が出ると思います。【テン】

2年に一度、マンモと触診による検診を受けていました。ただ、左乳房の外側の下部でマンモに映りにくい場所だったため、検診では発見されませんでした。やっぱり検診はエコーも含めてやってもらわないとダメですね。

【ひーちゃん(^^)】

42歳の人間ドックでも要再検査になったのですが、仕事や家族の死、それに再検査してもまた大丈夫といわれるだろうと思っていたのでその年は再検査を受けませんでした。そうしたら、翌年のドックでがんが発見されました。1年早く見つかっていればと後悔しています。何のためのドックだろう。すべて自分の甘さです。【のびた】

セカンドオピニオンは受けましたか?

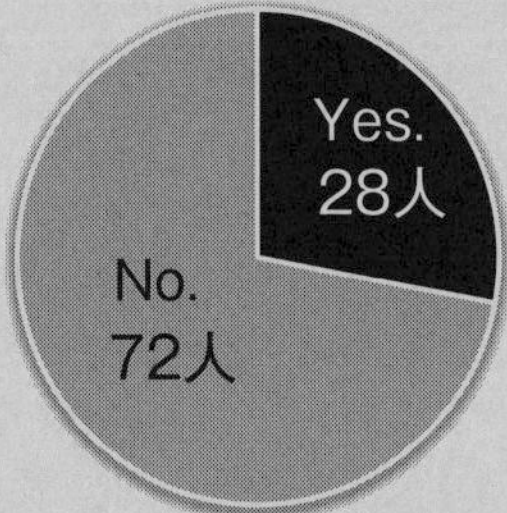

治療を受けた病院に行った一番のきっかけは?

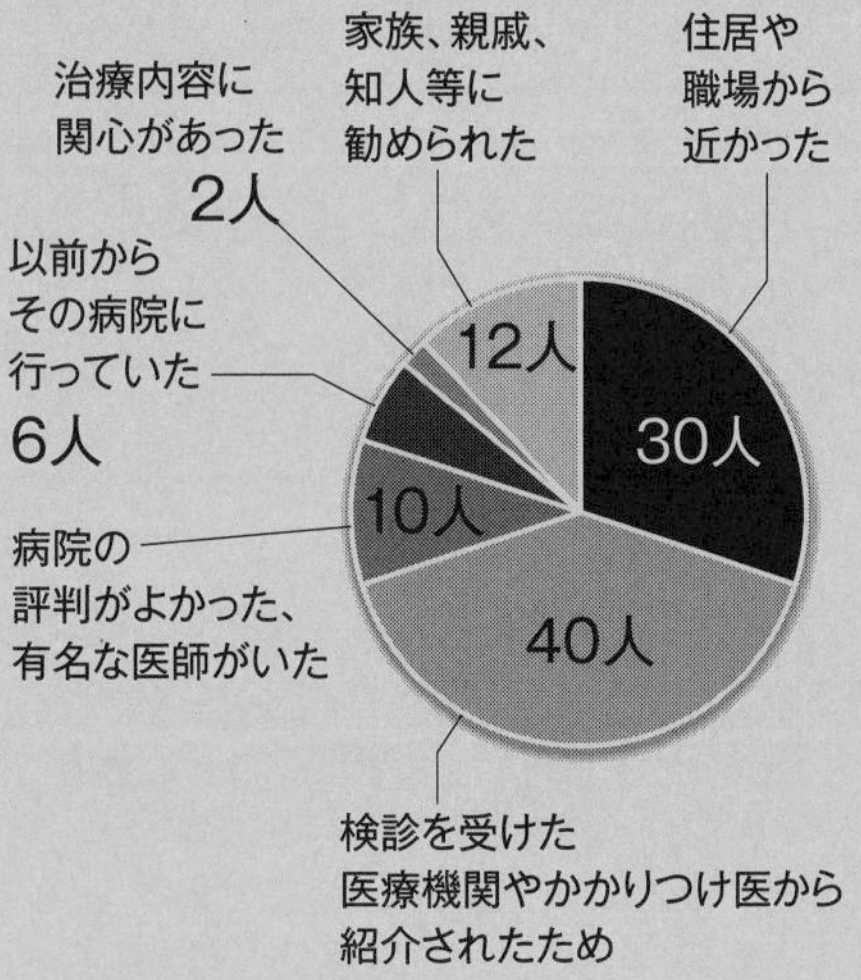

治療を受けた病院に決めた理由は何ですか?

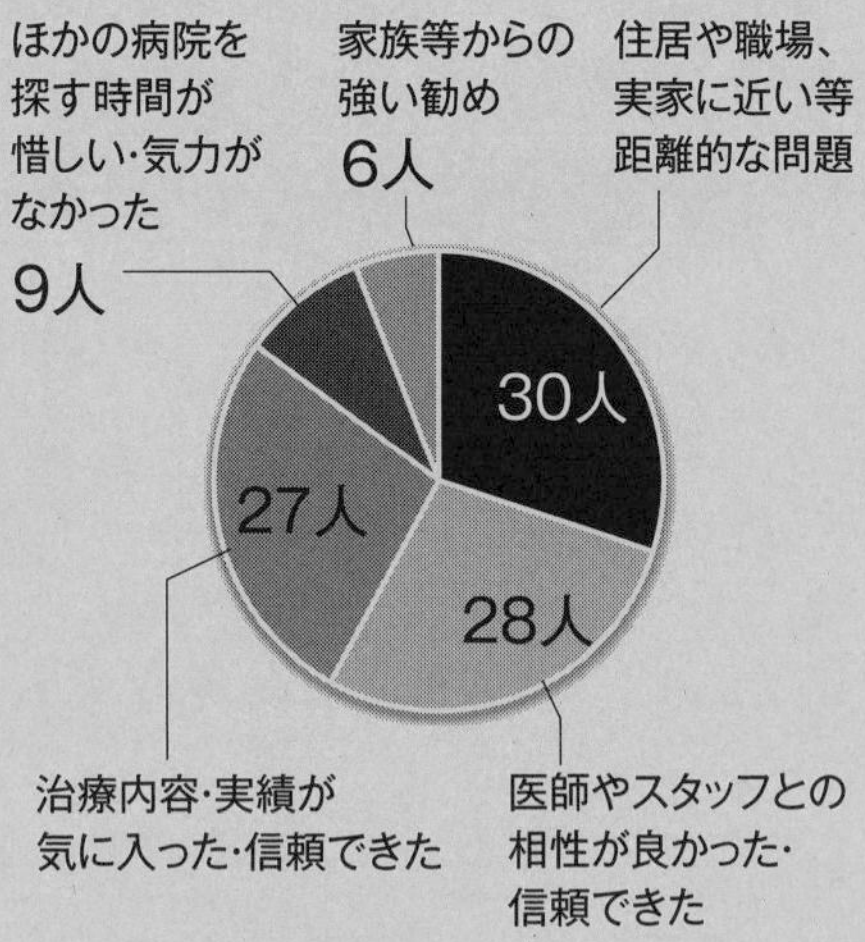

■セカンドオピニオンを受けました

抗がん剤の副作用があまりにつらくて、手術を受けても治らないといわれたので、手術や抗がん剤をせずに長く生きれる治療を探しました。**【アクア】**

診断結果等は同じだが、主治医がオブラートに包むようにやんわりいってくれたのに対し、がんセンターではっきりいってもらえたので現実を知られてよかった。**【ベルデブラン】**

結局、最初のクリニックの先生にすべておまかせしましたし、お金はかかりましたが、主治医からは聞けなかった話とか聞けたので受けてよかったです。【けい☆】

セカンドオピニオン先は、オペ実績、温存実績、病院の場所で絞り込み、3施設を予約。【うにょ】

受けました。1ヵ所の意見で決めるということは最初から考えていませんでした。【まあにゃ】

最初の病院で全摘になるといわれ、同時再建を希望していたがその病院では行っていなかったため、同時再建もできる今の病院に転院しました。【kafeore】

初めに紹介された病院の先生の俺様な怒り口調が嫌でした。セカンドピニオンの話を聞いて紹介状書いてもらうときも、「僕は忙しいんやから。患者はあなただけじゃない!」といわれて、後日受付の人からもらいました。(>_<)【りん】

温存ではいけるものの乳がんのできた位置が悪かったため、変形は免れないといわれました。そのことをセカンドオピニオンで何とか温存でも変形しない方法はないかと…

結局は同じことをいわれたのですが、皮下乳腺全摘という方法もあると知りました。【クウ】

術後の抗がん剤治療が本当に必要なのか不安を感じたために受けました。セカンドオピニオンでは時間をかけて、なぜ抗がん剤が必要なのかの説明が聞けた。主治医と同じことを勧められて納得して抗がん剤治療を受けることができました。【ケロヨン】

■受けませんでした

とにかく早く手術を受けたかったし、当時がんについて詳しく調べることが恐かった。【ももちゃん】

主治医の第一印象が「信頼できる」と思えた。職場からも自宅からも通いやすい立地であることも大事な要因。医療に詳しい友人がいろいろ調べてくれ、乳がん治療で評価の高い他院は人気で、手術まで3ヵ月待ちも。不安な気持ちを抱えてそんな長い期間耐え忍べそうになくて、とにかく早く治療を受けたかった。【reeco】

私も旦那も主治医・乳腺専門の看護師と話をして信頼できたし、手術の経験も豊富だったのでおまかせすることにしましたが、も～ストレスになるくらい、まわりの人に「セカンドオピニオン受けなアカンで!!」と何度もいわれました。時間もお金もかかるのに…！【はな】

告知前のやりとりでこの主治医なら信頼できると思ったから。【じぇにー】

「上手な医者の掛かり方」というテーマで仕事をしたときにお世話になったNPOの方（ご自身もがん患者）に相談したら、「がんセンターに行けば必ず自分に一番よい治療をしてもらえるというわけではない。患者と医者にも相性があるので、自分が信頼できると思えるなら地域の病院におまかせするのも選択肢のひとつ。どうするか決めるのは検査がすべて終わってからでもよいのでは」とアドバイスされた。肝転移の疑いがあり、とてもセカンドオピニオンを受けるようなスケジュールではなかったこともありますが、今の主治医でよかったと思っています。
【ひーちゃん(^^)】

患者コラム「術前検査① 遺伝子検査」

告知後、ネットや本で乳がんについて必死で調べ、やっとひととおりの知識がついてきたときに、「このまま温存手術をしていいんだろうか？」と考え始めました。母が卵巣がんで亡くなっており、遺伝的なことも心配になりました。告知を受けた病院には、実は乳がん専門医はおらず、診察が産科と同じ場所だということもあって遺伝子検査もできる病院に転院することにしました。

新しい先生からは、もし遺伝子検査で陽性が出た場合は「全摘」で「抗がん剤」と「卵巣を取る」ことを勧められました。遺伝子検査カウンセラーと父方、母方の家系図を書きながら、親戚の誰が何の病気で何歳で亡くなったのか細かく聞かれ、3時間くらい話をしました。私の場合、遺伝子検査で陽性が出るのは44％の確率といわれました。

自費で24万円でしたが、最終的には私だけでなく、姉や息子のためにもなるという思いで検査を受けました。結果は陰性だったので、温存療法で放射線50回、ホルモン剤（タスオミシン）5年服用の治療となりました。アメリカや韓国では遺伝子検査は一般的らしいのですが、日本ではまだデータ数が少ないのだそうです。私は気持ちがスッキリできたので受けてよかったと思います。【のじまる】

患者コラム「術前検査② PET検査」

術前のCT&腹部エコー検査で、腫瘍が多発しているような特徴のある画像が撮られ、肝転移にほぼ間違いないとの診断を受けました。もし肝転移していたら、この先自分はどうなるのかと不安でいっぱい。このときが精神的に一番追いつめられていました。より詳しい検査のためPET-CT（保険適用）を受けましたが、このPET-CTにより腫瘍は血管腫だと判明。それまで診察室には緊張感が漂っていましたが、この日を境に明るくなりました。私もこのときが一番ホッとした瞬間でした。

腫瘍は血管腫だと判明したものの、リンパはレベル2への転移が確定しました。リンパ節転移は腋の下から鎖骨に向かってレベル1からレベル2、3へと順に進んで行くと考えられており、またエコーでレベル1への転移疑いが2個あったので、手術ではリンパ節レベル1郭清、レベル2の転移を摘出しました。しかし術後の病理結果は…リンパ節転移はレベル2にのみ1個。主治医からは「きわめて珍しい状態。こんな人がたくさんいたらセンチネルの概念自体が覆されてしまう。自分の経験では5年ぶり。乳がん患者さんの600人に1人程度」といわれました。

「（レベル2のみへの転移は）PETでなくてもエコーでも腫れがわかるから」と、主治医からはいわれましたが、乳がんに対してのPET-CTが保険適用になれば、より検査の精度が高くなり、私のような珍しい転移も見つけやすいのではないかと思っています。

【ひーちゃん（^^）】

温存・全摘の選択

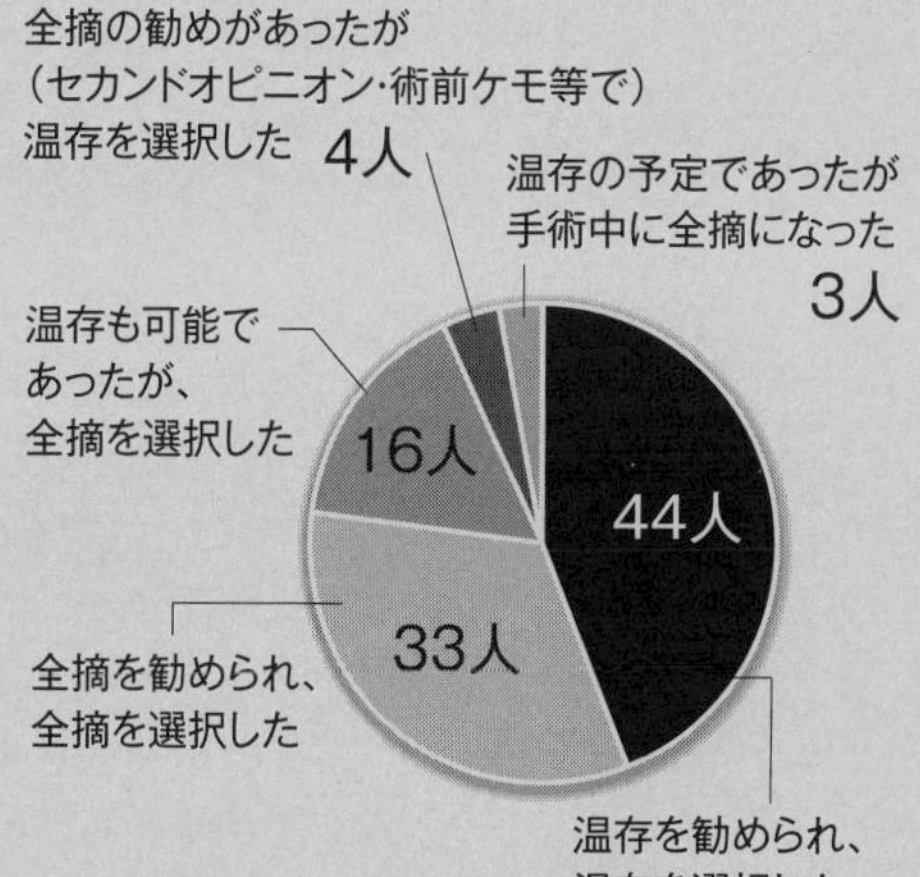

全摘の選択、あなたの感想は?

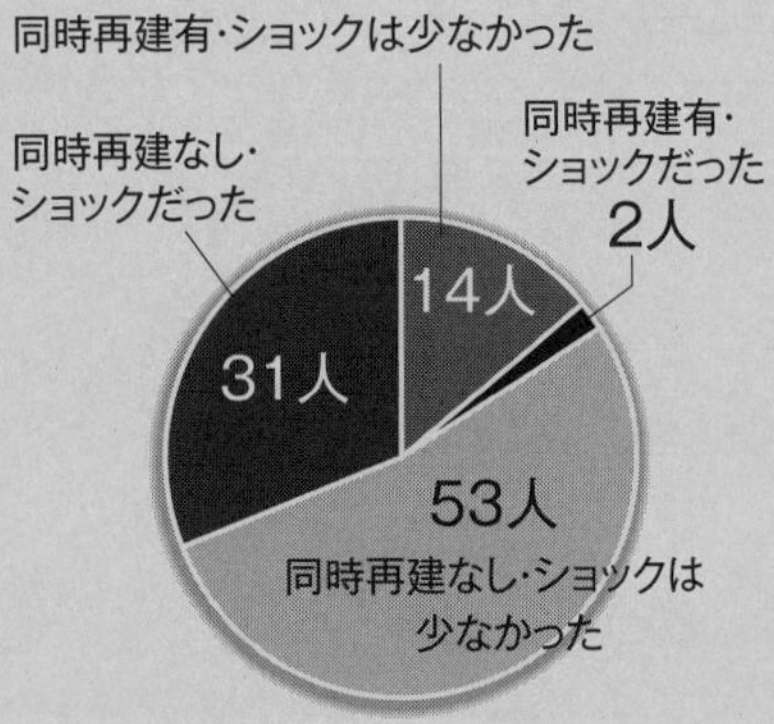

※回答は全摘の方のみ

■全摘の感想

温存手術後の病理結果を見て、主治医の「断端陽性が1ヵ所なら放射線で対処しようと思ったけれど、こんなにたくさん（がん細胞が）出ては、温存は無理。再手術」との言葉がただただ信じられなくて、自分が何をいわれているのか理解するのに時間がかかり、がん告知のときよりショックでした。

2回目全摘手術後の翌朝の回復室での回診で、知らない見たこともない男性医師がぞろぞろと4～5人でやってきて、術痕を見て口ぐちに「あ、きれいきれい」という言葉に傷つき、その後涙がぼろぼろ止まらなくなりました。入院中は自分の胸が見られなくて、見なくて済むように身体を拭くのもシャワーも看護師さんに手伝ってもらいました。【じぇにー】

MRIの結果、患乳が真っ白だったので（乳頭&乳皮は温存）。オペ数日後、鏡で見て悲しくなった。仕方ない、これが最善の選択だったんだと自分にいい聞かせてひとり泣いた。でも慣れたあとは開き直って見せびらかしていた。【うにょ】

大きさが4㎝だったことと乳首のところまでかかっていたので温存は難しいといわれました。全摘に抵抗がなかったのですんなり決定。ショックはまったくありませんでした。手術翌日のシャワーで初めて見て、鏡の自分に向かって「あんまり変わらんやん！」と突っ込んでしまったぐらいです（笑）。【ちゃきゃろ】

しこりが3つあり、7㎝と広範囲に広がっていたため全摘を選択。ショックというより、早く取り出してほしかったので安心しました。【美保】

■全摘となった理由

手術前に温存との説明だが、全体に広がっていたため手術中全摘に…。**【Sachi】**

腫瘍がある程度大きくなっていたので、医師から「先に抗がん剤で小さくして…と方法もあるが、年齢が若い（当時32歳）ので効果があるかどうかはっきりしない薬で半年間もほっておけない。全摘でも再建という方法もあるから」といわれ全摘を選択。**【バッタちゃん】**

再建の予定は?

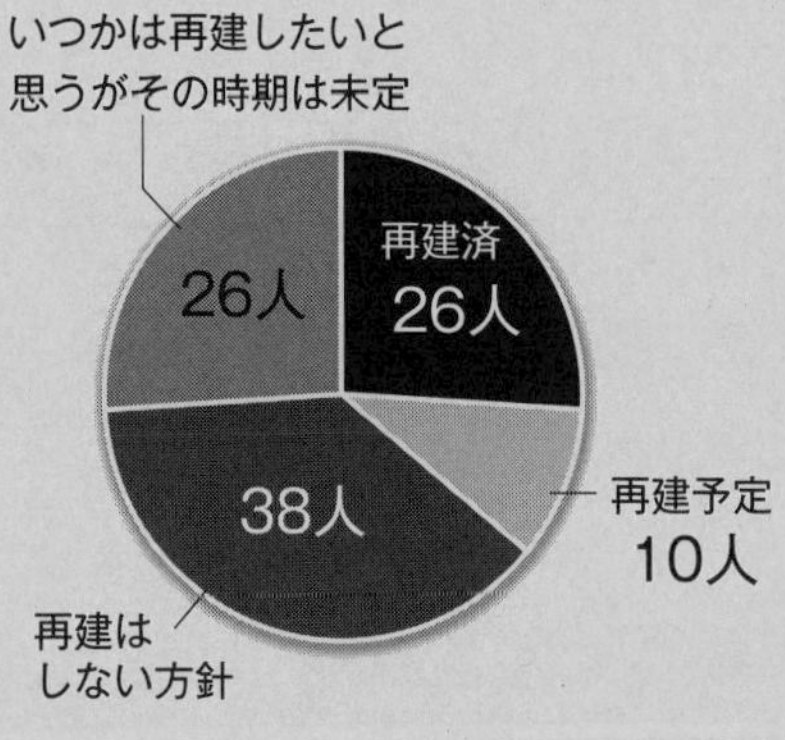

■考えてます！

しこりの位置、大きさ（1㎝）から、主治医には温存を勧められましたが、温存すると放射線治療がセットで行われることに自分の中では抵抗があり、自ら全摘を選択（皮下乳腺全摘）。喪失感はなく気分的にはスッキリ♪していましたが、治療自体もすっかり落ちついてしまうと、胸のないことへの不便さがなんだか妙に浮き出てきてしまい、今は再建へと気持ちが向かっています。**【inyop】**

■同時再建しました！

同時再建で、目覚めたときにはエキスパンダーと少量のお水が入っていて、ほんの少しふくらみがあったので喪失感はありませんでした。**【ゆみこねーさん・のびた】**

背中から筋肉を持ってきたのでペチャンコじゃないけど、乳首ないのはショックやった〜。**【えっちん】**

■考えてません！

自家組織での同時再建を考えていましたが、リンパ節転移が4個以上あったため、同時再建中止となりました（リンパ節転移が4個以上ある場合は全摘でも放射線治療が推奨されており、再建するなら放射線のあと、期間をあ

けたほうがよいらしいです）。今はもうこのままでいいかと思っています。【かめ】

温存の選択はなく、全摘の話をされました。乳首から腫瘍まで5㎜以内で、乳首も残せないからゴメンねといわれました。腫瘍も6㎝を越えていたので、すぐに手術といわれました。もし、リンパに転移がない場合は、同時再建の勧めもありましたが、あまりショックもなかったので「特に考えてないです」と伝えました。【りん】

乳頭直下（おっぱいのど真ん中）で、腫瘍の周囲正常な組織2㎝を含めてくり抜くと中身がなくなり、変形は避けられないといわれた。未練はなく「悪いものは取ってください!!」とそのときは思った。主治医の「再建もできますし全摘のほうが再建がしやすい」の言葉に、「再建して生きて行く時間が残されてるんですね」と、その場でオイオイ泣いた。でも術後はこんなものか…と思った。

【友里】

温存手術、その結果に…

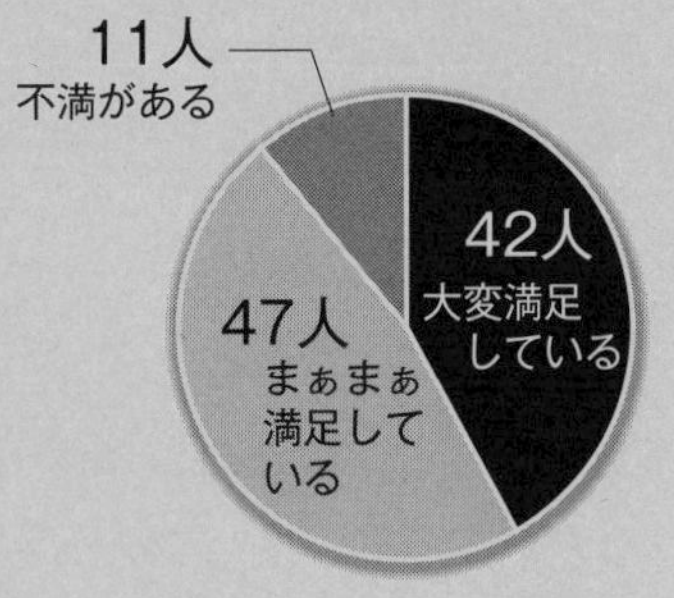

※回答は温存手術を受けた方のみ

■温存を選んだ理由

術前化学療法で、MRIなどに映らないくらい小さく？消えた？ため。温存でもある程度は取るので超貧乳の私でホントに大丈夫かと思いましたが、上手く乳腺を動かしてもらったので、ほとんど左右変わりないと思います。満足です。【ポコ】

温存でも全摘でもどちらでもよいが、どちらにしても予後は変わらないといわれたから。【もっち】

抗がん剤でしこりが小さくなれば温存できる可能性があるといわれ、賭けてみよう!! と思いました。【みぽりん】

■温存か、全摘か

腕を上げて伸びをしたら、「あっ凹んでる、ここにいたんだ」とわかりますが、普通にしている限りはびっくりするほど元のままです。傷も乳輪まわりなので、だんだんわからなくなっていきつつあります。術後2ヵ月半で温泉に再デビューしました。【kino】

アンジーの予防的切除の直後だったので全摘・再建と迷いましたが温存に。綺麗に手術していただきました。【みよみよ】

3・6㎝と1・7㎝と1㎝の3個が乳首の横下にあったのですが、全部かたまってたので、大きなひとつととらえて術前化学治療で小さくして温存に。【まき】

2㎝以下で早期発見だったので、「温存可能」ということで、最初から温存前提で話が進んだ。退院後、家で上半身を鏡に映してショックを受けた。こんなに形が変わってしまったのかと…。1年以上経ち、だいぶましになったが…。

バレエ仲間で全摘して、あとで再建した人に着替え時に見せてもらったが美乳! 私も全摘して同時再建すればよかった! 【belleys】

温存手術前の医師からの説明は充分だった?

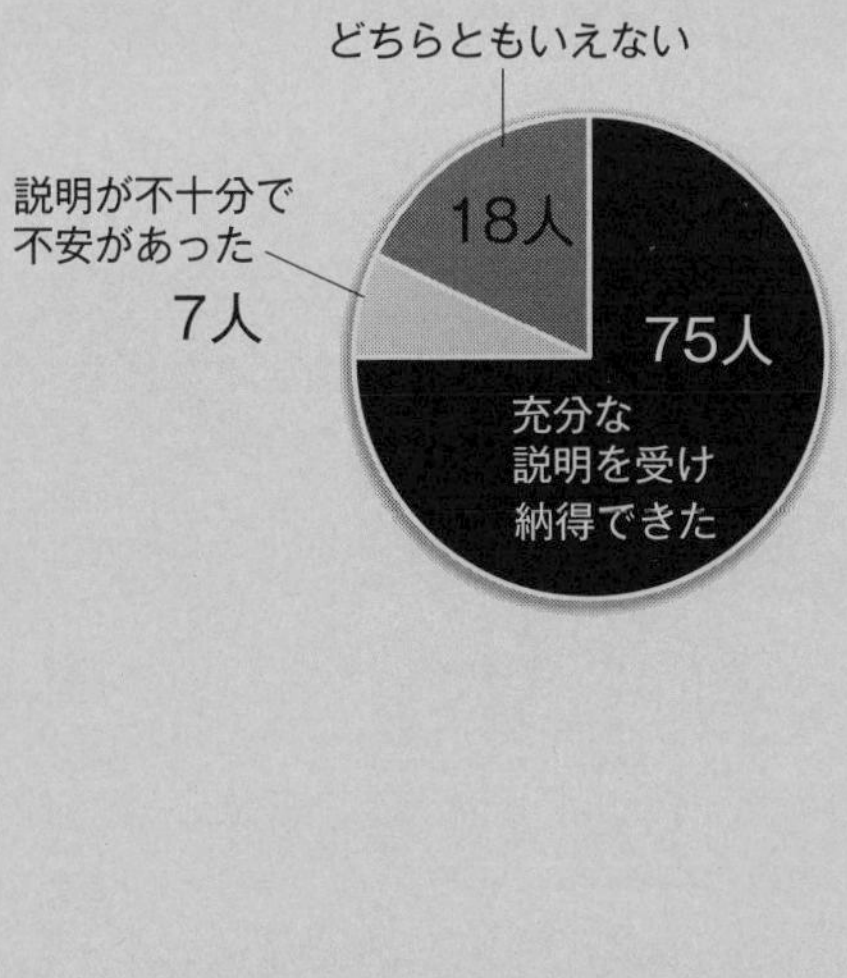

■こんな話をされました

腫瘍がそんなに大きくなく乳首からも離れていたため、くり抜き手術で形もそんなに変わらないだろうと、メモ用紙におっぱいの絵を描きながら説明してくれました。ですが万が一、術前検査で予測してたより大きかったり広がっていたりしたら、もっと大きく切除するかもしれない、場合によっては全摘になる可能性もあると補足され、術前に「全摘になっても文句いいません」みたいな同意書にサインをしました。

説明は充分だと思いましたが、麻酔で寝てるうちに全部切られてしまうかもしれないんだ…と、少し不安もありました。【たつ】

切る位置は図解説明してもらいましたが、形にまでは気がまわりませんでした。MRIでしか見つけられなかった小さな怪しいものがあり（生検で取れず）、「その分も手術で取っとくから」といわれ、「なら安心」なんて思ったら、がっつり凹んでしまいました。【みやこ】

術前検査結果から温存が決まり（1・9㎝のしこり）、やっぱり結構凹むんですか？　と聞いたら、「横になって〜ちょっと凹むかな〜、大丈夫！　しっかり脂肪を寄せてあげるから〜。あっ、でも傷は残るよ〜」と。

「し、し、脂肪…」（↑私の率直な反応）

術後も、「しっかり取って、たっぷり脂肪寄せといたから〜」と、笑顔でいわれました。脂肪、脂肪…って、なんか豚肉の脂身みたいな会話でした(-_-;)。

でも術後の形には満足してますよ(^^)♪【ウィッキー】

主治医が「乳房というのは、女性にとって大切なところです。僕が『今回の手術は形もそんなに変形なくうまくいった！』と思っても、『こんなに変形した胸になって悲しい』と泣く方もいるし、逆に『今回の手術は結構変形しちゃったな』と思っても、『すばらしい手術でした。この胸を大切にします！』と喜んでくれる方もいる。女性の胸は大切で難しい」と話してくれたのが印象的でした。

【sunny】

初回受診から手術までの期間

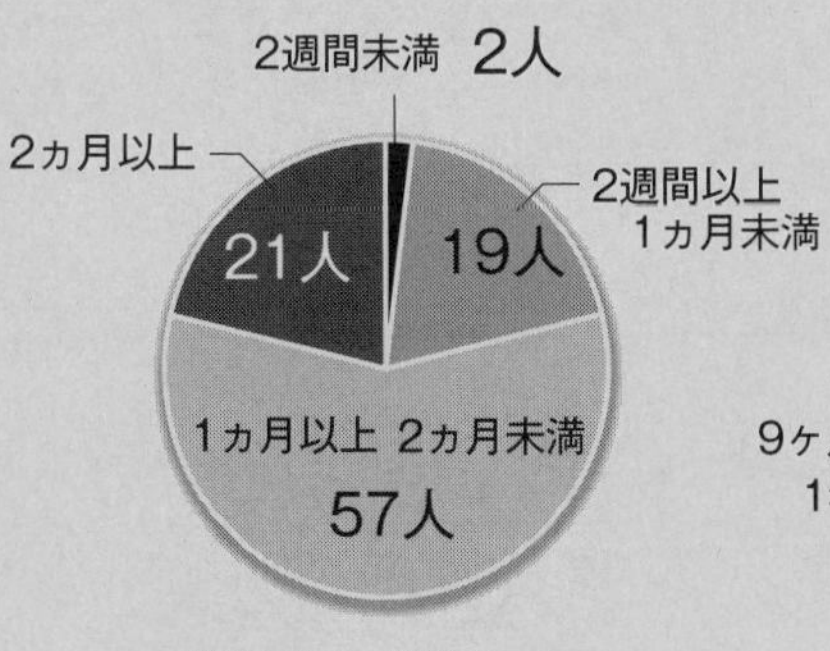

※術後抗がん剤治療 or
抗がん剤治療なしの場合

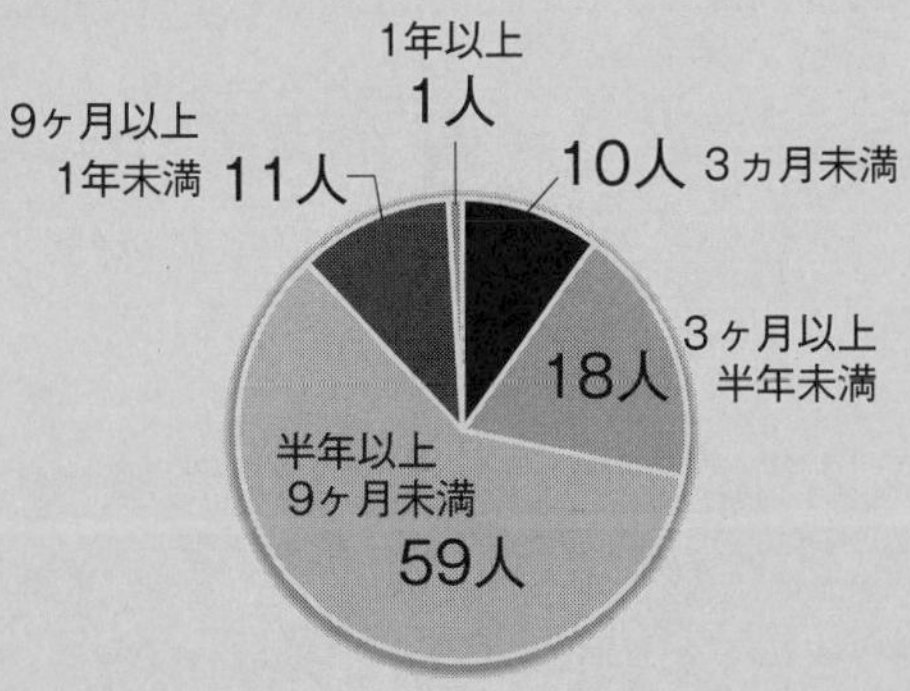

※術前抗がん剤治療の場合

大変だったのはどっち?

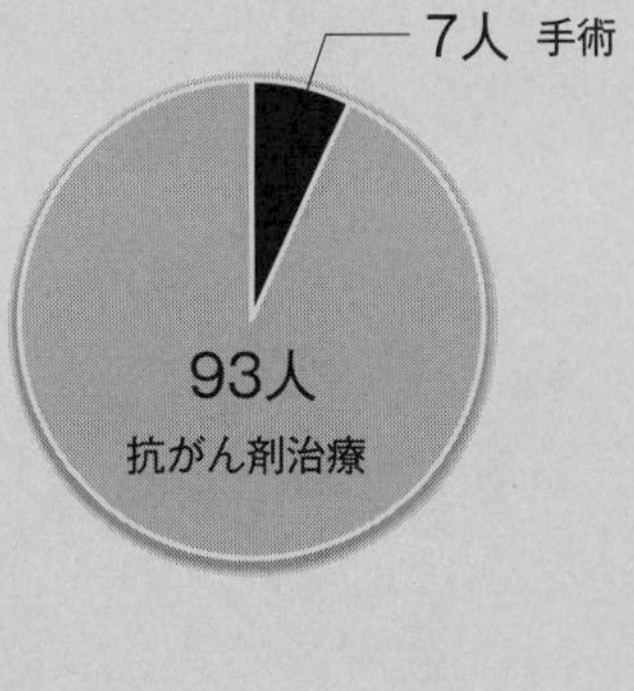

■手術でのエピソード・意外と元気でした！

夫とは別居中だったので、子供たちに心配かけたくなくてひとりで病院へ。手術が終わり目が覚めると、夫が来てくれていました。

【エリー】

目が覚めるとベッドの上で、すでに術後の説明を家族は受けていました。夫はカメラで切除した塊を撮ってたので、これががんだと教えてもらいました。

「あぁこれが私の胸の中にあったんだ」と思うと、切除し

てよかったんだと思えました。【ささ】

手術は2時間弱。意外と早く終わったため呑気にランチに出かけた姉たちは、院内PHSで何度も呼び出されたらしい…。【reeco】

麻酔から覚醒し、パパの手を握りしめた…つもりが、なんとうら若き男性医師だった！【HANAアロハ】

術側の左手が動かないよう固定された瞬間、鼻の頭が痒い！ 右手も点滴で動かせないし、看護師さんに「鼻の頭が痒いんですけど…」というとかいてくれました。手術後に看護師さんに起こされ、「気分悪いとかない？」と聞かれてるのに、「お腹すきましたー」といって大笑いされました。【ちゃきゃろ】

手術の前日、病院の貸し出し書庫にあった「20世紀少年」を読んだのですが、全巻揃ってなくて、結局誰がトモダチだかわからず…。手術中に何かあっても「死んでも死にきれん！」と思いました。【naoyom】

緊張してないはずでしたが、「どちらの胸ですか？」と聞かれ、右を指しながら「左胸です」とはっきり答えてました。看護師さんと笑ったら、落ちつきました。【はな】

取り出したお肉を見せられた旦那は、いまだに焼肉が食べれず、食費が助かってます（笑）。【みやこ】

術前は不安もありましたが、麻酔で寝かされてるうちにアッという間に終わっていました。術後も思ったより痛みはなく、翌々日には自分で荷物持って退院できて、「こんなもんなのか〜」っていう感じでした。【たつ】

左胸部分切除、後背筋で自家組織再建手術をしました。「終わりましたよ〜」と先生にいわれ、「じゃ、今から再建するのね」と思ったら、すでに再建まで終わってました。まさに「5分ですべてが終わった」という感じでした。【けい☆】

■手術でのエピソード・ちょっと大変でした！

術中に覚醒し、左胸全摘の術式がわかりました。まず、おっぱいの上辺を、弧を描くように中央から腋に向かってメスを入れ、今度は下辺を同じように中央から腋に向かってメスを入れ、次におっぱい全体そぎ落とす。「痛〜い!!」といいたかったけど、表現できる器官はすべて麻痺していて無理でした。でもリンパ節郭清はまったく覚えていません。

ある医療関係者に相談したら、「それは現実ではない」と相手にされなかったけど…。【友里】

手術が終わり、主治医が私の体内から取り除かれたものをもって、夫と駆けつけた私の両親の前に登場。主治医が、「この中にがんがいます。残念ながら術前抗がん剤ですべてのがんを消すことはできませんでした」といったらしい。実母はその場で号泣。【sunny】

全摘とお腹の皮弁を使っての同時再建で、前半2〜3時間は乳腺の先生が全摘をし、その後形成の先生に代わり手術してもらった。朝9時に手術室に入り、終わったのは夜の9時半頃。【kafeore】

オペ直後、ナース同士の会話でリンパ転移があったことを知る。後日主治医に伝えると、あってはならないことらしく真面目に謝られる。しかし、ショックが軽減されたので、かえってよかったと思っている。【うにょ】

12月半ばに入院。半年間の術前ケモで弱りまくっていたところへ、子供からうつされた風邪が悪化、入院の手続き後にみるみる熱が上がり38度越え。翌日の手術は延期になり、その日のうちにすごすごと帰宅しました…(涙)。あとで主治医に聞いたら、「風邪っぴき出戻りはこの冬3人いたわー」とのこと。くれぐれも手術前の体調管理はしっかりと。【kinoko】

初めての全身麻酔で眠りに入る瞬間、横になっているにもかかわらず、激しいめまい感がありました。術後ももうろうとする意識の中、ストレッチャーでの移動で天井を見ているだけで吐き気がして、部屋に戻ってからも半日は吐き気がありました。【ライトりん】

いよいよ手術かと思うと緊張MAXで、手術室の看護師に「もっと力抜いてください、緊張されてます?」と聞かれる。「緊張してます」と答えた声が超震えていて、自分でも驚く。すると主治医が手を握ってくれて、「あぁこの先生でよかったな…」と思ったあたりで意識がなくなった。【マサユミ】

患者コラム「いろいろな手術法」

■ラジオ波焼灼《しょうしゃく》法

ラジオ波焼灼法は、がん腫瘍に対して直接針を刺し、その針から発生する熱でがん細胞を死滅させる術式です。肝臓がんには保険適用になっていますが、乳がんにはまだ保険適用外です（2013年現在）。

乳がんと診断されて今後の治療の説明を受けたとき、初めは普通の温存手術のことを詳しく話してくださり、その後ラジオ波焼灼法という術式があるといわれました。少し前までは全身麻酔でしたが、最近は局所麻酔でやれるので、身体への負担はかなり少なくなったということでした。ただし、腫瘍の大きさが2㎝以下で腫瘍の数は1つ、乳管に沿ったがんの広がりが2㎝以下という基準があり、早期のがんだけに適用されるそうです。まだ始まったばかりの治療法なので長期のデータが少なく、術後は放射線治療、経口抗がん剤の服用（2年）、ホルモン治療（5年）が必要とのことでした。主治医の話し方がラジオ波焼灼法でも充分大丈夫というように聞こえたので、それでいくことにしました。

手術は1時間ぐらいで入院日数は2泊3日でした。手術のデメリットとして火傷《やけど》ができるかもしれないというのがあり、自分がそうなるとは思っていませんでしたが、術後、主治医から火傷ができてしまったと聞いてショックでした。局所麻酔だけだと話し声や器具の音などが聞こえて怖そうだったので、薬で眠らせてもらいました。完全に目が覚めるまで少し時間がかかりましたが、夕食は完食しました。まだ始まったばかりの術式で、「大丈夫か？」と心配する人も多いと思いますが、私はこの方法でよかったと思っています。

【babypooh】

■術前化学療法後の手術

乳がんとわかった時点でしこりの大きさは5㎝以上。そのため、①今すぐ手術をする（温存はできないので全摘）。②抗がん剤を投与してから手術をする（しこりが小さくなっていれば温存できる可能性あり）のどちらかを選んで下さいといわれ、少しでも可能性があるならと、術前抗がん剤の治療を選びました（全摘の場合は抗がん剤は不要）。

半年間の抗がん剤投与でしこりが2㎝ほどになったため、温存手術を実施（リンパへの転移なし）。放射線治療を経て、現在はホルモン療法を継続中です。私は絶対に全摘はしたくなかったので（「胸がなくなる」という喪失感や再建手術にかかる費用等、理由はいろいろ）、結果的に温存できたこと、そのために抗がん剤治療を選択したことについては素直によかったと思っています。

主治医が「極端な話、乳輪さえ残っていれば乳房の形や大きさがどうであろうと〝温存〟には変わりありませんが、それでは意味がありません」と話されたのが印象的でした。

なので、左右の大きさが違ったりしたらどうしようという不安にとらわれることなく、安心して手術を受けられました。放射線治療で術側の胸が少ししぼみましたが、左右ほぼ同じ形・大きさ。術後の胸の形にも満足してます。【みぽりん】

■内視鏡による手術

病気がわかったあと、大学病院やがん専門病院、現在治療を受けているクリニックなどに話を伺いに行きました。「内視鏡手術ができる」ことが治療する医療機関を選ぶ決め手ではありませんが、ただ「温存は可能」ということがわかるにつれ、どうせ残すのであれば少しでもきれいに、と思うようになりました。また、放射線治療を加えた場合の内視鏡と、通常の手術の局所再発率は変わらない（病院のデータ的にはもっとよいとも…）と伺ったことも後押しになりました。

内視鏡手術は、初期の胃がんや大腸がんでは標準的ですが、乳がんの術法としても保険適用で受けられます。右乳房内側上より中央にあった約2㎝の腫瘍摘出とセンチネルリンパ節生検の手術の所要時間は1時間未満。乳房上に傷はなく、乳輪まわりの傷も徐々に目立たなくなっています。腫瘍摘出後の変形も気になりましたが、驚いたことに、見た目左右の差はほぼありません。

術後はとても楽で、当日は1時に手術スタート、2時終了。一貫して痛みはなく、手術翌日には腕もほぼ上まで上がり、肩を回したりすることもできました。

術後5日目に退院。退院後10日で仕事に復帰。一定の角度に腕を上げる際の違和感が1ヵ月ほど残りましたが、気がついたら消えていて、術後2ヵ月半で温泉再デビューを果たすことができました。

私の場合、この術式で手術をしていただいてとてもよかったと思っています。【kino】

■術前ホルモン療法後の手術

リンパ転移があって全身治療が確定し、術前にFEC4クール、タキソテール4クールを行いました。CTの結果、全体的に腫瘍は随分と小さくなり効果はありましたが中抜け状態でした。

抗がん剤が終了したのでいよいよ手術と思っていたら、主治医から「ホルモン陽性なので今後5年間薬を飲みますが、手術にて腫瘍がなくなると薬の効き目が確認できないから、薬の効き目確認のため、術前ホルモン療法をしましょう」と提案がありました。

それから薬を2ヵ月飲んで、CTをして効果の確認。画像の結果はほとんど変わらないように見えました。そのときの私の気持ちは、「飲み薬だけで大丈夫なの??」ってとても不安でした。

人間とは不思議なもので、抗がん剤のつらさに慣れてしまうと、「つらい＝効き目あり」「軽い治療＝不安」…って感じ。とても心が矛盾だらけ。その不安を主治医にいうと、「ホルモン療法もちゃんとした治療だからね」とやさしくいわれ、心が救われました。

それからまた薬を2ヵ月飲んでCTで効果の確認。画像結果は前回よりも若干小さくなっただけでしたが、主治医は「ホルモン療法の効き目はゆっくりだから、この薬で効果があることは確認できました、このまま薬を飲むように」といわれました。

宣告されてからは術前抗がん剤+ホルモン療法4ヵ月と、手術までに1年かかる長い道のりでした。【とんちゃん】

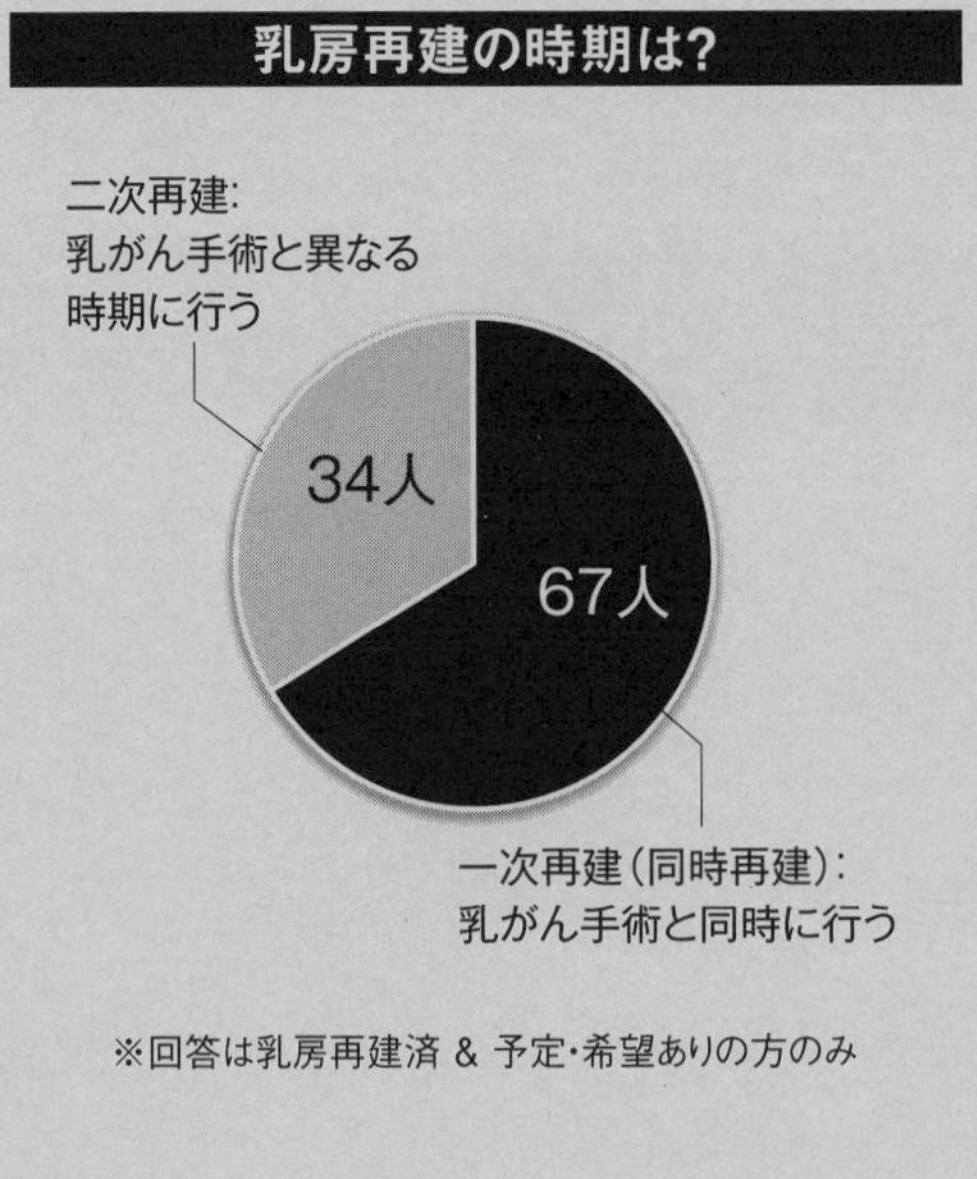

時期に行う

一次再建（同時再建）：
乳がん手術と同時に行う
※回答は乳房再建済 & 予定・希望ありの方のみ

■全摘後同時再建（自家組織）

会社員なので乳がん手術以外で何度も入退院する余裕

がなかったことと、保険適用なので全摘後同時再建（自家組織穿通枝皮弁術）を選択しました。入院日数は少し長いけれど、1回の入院でさっさと終わらせたいとの思いでした（実際はそう簡単にはいかなかったけど…）。大変でしたが後悔はしていませんし受けてよかったと思います。

ただ、なんせ身体のダメージが大きい。お腹に40㎝以上の傷が残ったし、生ものなので思ったとおりにはできあがらない。満足するまでは修正手術が何回も必要だと思います。【ゆきりん】

■温存後同時再建（自家組織）

当初私の希望は「不安だから全摘にしてほしい」だったのですが、主治医から勧められたのは「部分切除、後背筋で同時再建」でした。すぐに結論は出なかったのですが、主人からも「先生はたくさんの患者さんを診た経験で勧めてくれているのでは」といわれ、同時再建を受けることにしました。切除部分は120度（3分の1）。不安がる私のために大きめの切除だそうです。切除部分が大きいと思われそうですが、術後は背中の脂肪を充填していますのでむしろ2割増し。その後ちょっとしぼみ、今は健側の胸とほぼ同じ大きさで落ちつきました。傷口は乳輪の下3㎝ほどで見た目まったくわかりません。今はとても満足しています。【けい☆】

■全摘後二次再建（自家組織）

全摘後、喪失感がひどかったです。同時再建しなかったことを後悔して自分を責めていました。胸のない自分が自分でないような気がして、毎日毎日、夜中までネットで再建のことを調べていました。

手術をする！と決めて、病院に手術の予約をしたらとても元気になれました。胸とお腹に大きな傷ができましたが、胸は柔らかく、段々本当の胸みたいになってきました。お腹も半年くらいは腹筋も使えないので大変ですが、胸のなかったときを思うと大変満足しています。

【サファイア】

小葉がんで、ぱらぱらと散らばるタイプのため全摘しました。全摘後は「これはこれであり」とも思ったけど、これから先40年くらい生きるつもりなので（笑）、再建を決意しました。

私の手術した病院では、自家組織による再建の場合、3日間ベッド上で安静なのですが、私は放射線治療をしており、その影響で使えない皮膚がかなりあったことと、術後は血栓が飛びやすいので、「6日間拘束」を強くいわれました。ただただ安静にしろということなのですが、トイレのためにベッドを降りることも許されず、私にとっては「刑」というしかありませんでした…。この6日間はかなりつらく、あと1日のところでココロが折れ、ベッドの上でタオルを顔に乗せて「ふて寝」＆「ふてナミダ」しました。

また、私の病院では再建手術のため約2週間の入院が必要となります。職場には「初期、温存した」といっていたため、やむにやまれず（？）〝海外旅行＋コドモのクラブ活動＋夫の実家帰省〟と、ウソで塗り固めた理由で休暇をゲットしました。病院には海外旅行の本を持参して予習をしました。もちろん海外旅行のおみやげもネットでゲットし、上司に渡しました。きっと？多分？だませていると…思います（笑）。

手術に術後にと大変なこともあったけれど、非常に満足しています！そして今まで以上に、自分のカラダを愛おしく感じています！！！**【まるまる】**

■自家組織での二次再建の例

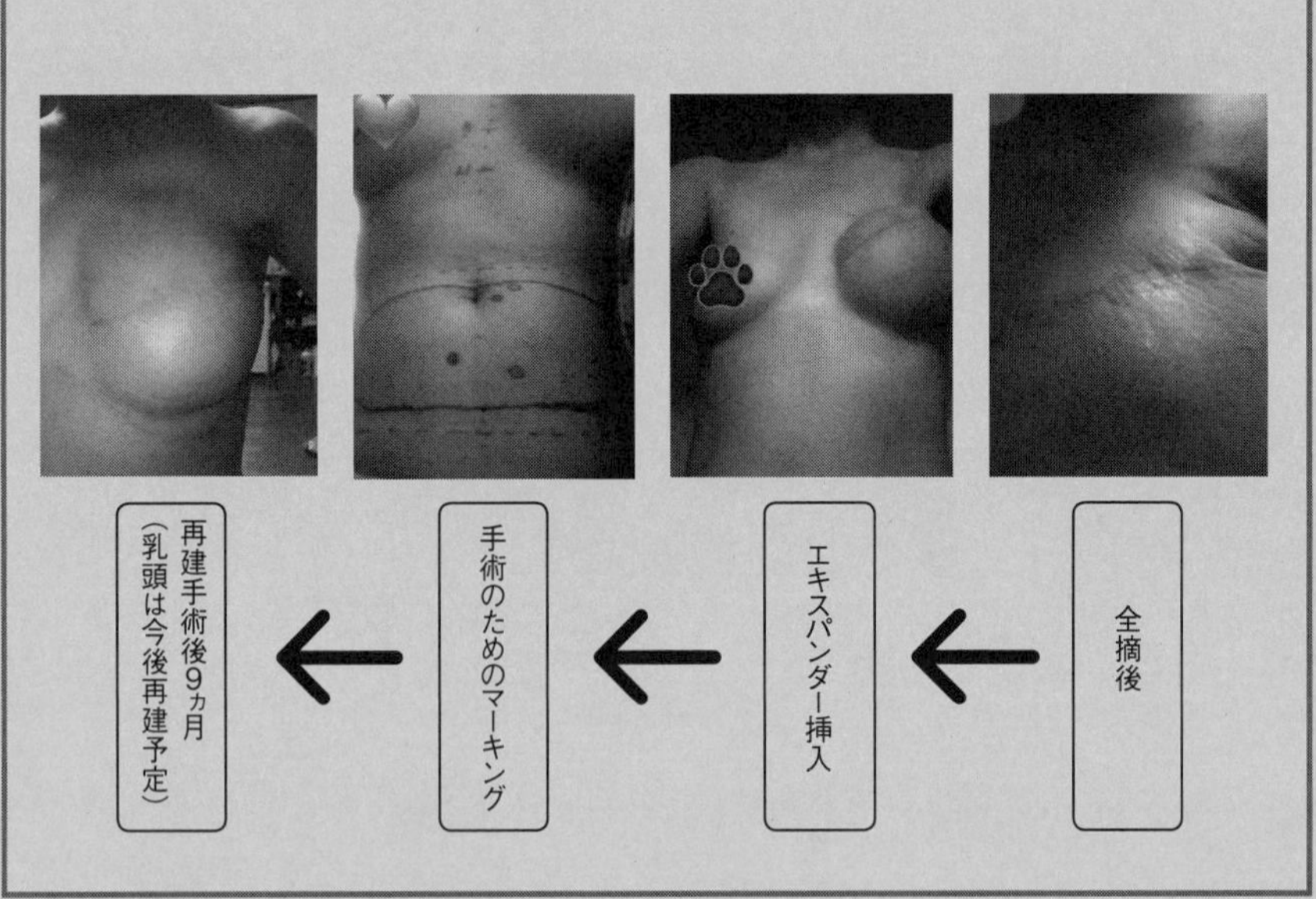

乳房再建の方法は?

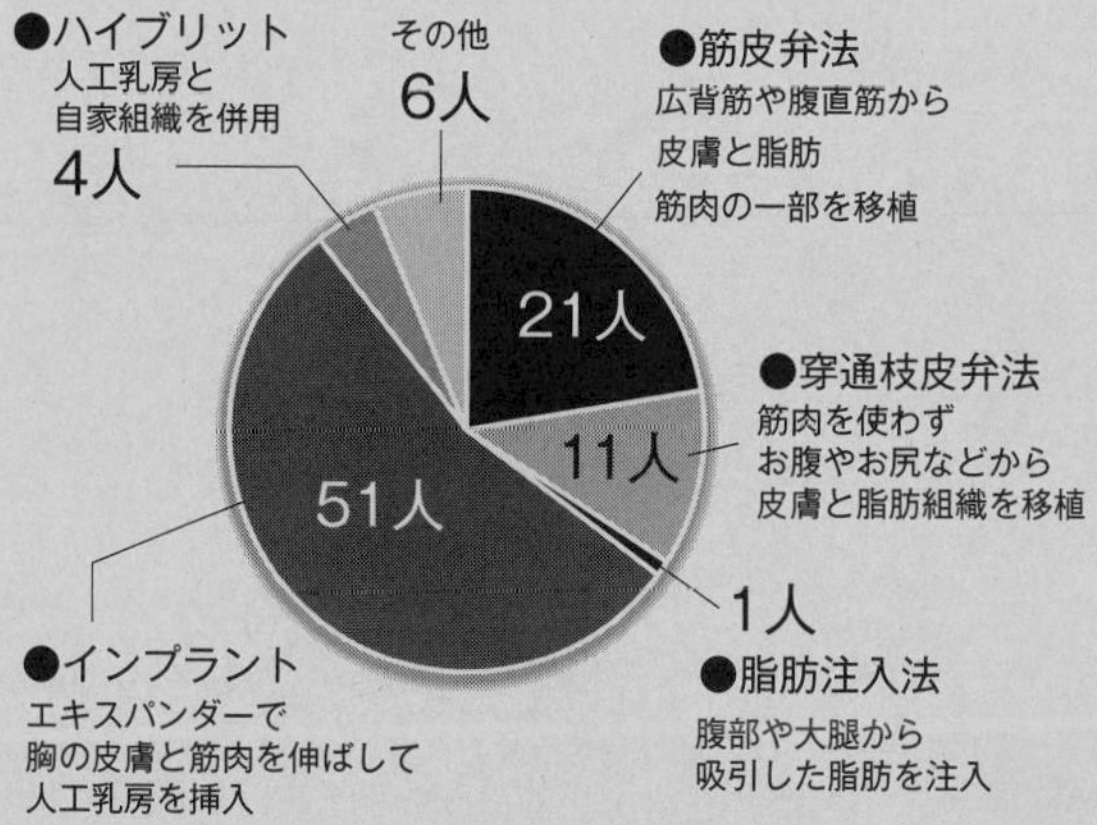

乳房再建の感想

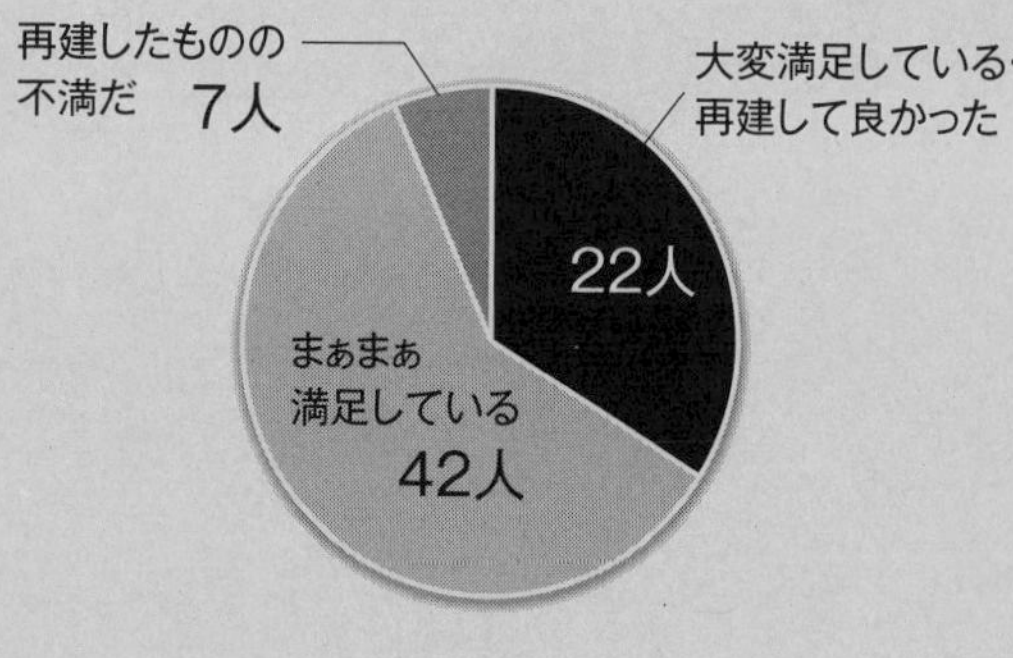

■全摘後同時再建（インプラント）

最初、再建は考えていませんでしたが、転院先の先生が、「温存でいけたらいいけど、ちょっとがんが広範囲にあるなぁ…。皮下乳腺全摘して再建したらどうや？」と勧めてくださいました。全摘しか選択肢がないと思っていて、乳房のなくなることがほんとに悲しかったので、「えっ？私、再建できるの？」と、気持ちがパァっと晴れたのを覚えています。最終的には、乳頭のすぐ近くにがんがあったので、皮下乳腺全摘ではなく普通の全摘になったのですが…。

全摘時にエキスパンダーを入れて、半年後インプラントに入れ替え。エキスパンダーへの水入れも、全摘手術からの延長みたいにバタバタと過ぎ、どさくさにまぎれて夢中のうちにインプラント再建手術も終わった気がします。左右の垂れ具合のちがう「おっぱい」ですが、私にとっては「愛しのおっぱい」で、とても満足しています。**【ゆみこねーさん】**

将来出産を希望したため、自己組織再建ではいきめなくなるので、乳頭&乳皮温存、インプラントで再建。思ったより美乳にならなくて、ちょっぴり不満。乳頭の位置が左右で水平じゃないし(T_T)。でも温泉には抵抗なく行けます。サービス価格ではあったがやはり高額なので、ダンナにとても申し訳なかった…。**【うにょ】**

■温存→全摘後二次再建(インプラント)

温存後断端陽性で全摘に。自分ではそのことを乗り越えられても、まだ幼い子供たちに背負わせるのは重すぎるのでは? とも思ったので2期再建のインプラントで再建(術後10ヵ月後にエキスパンダー挿入、その後約7ヵ月後にインプラントに入れ替え)。CRF(脂肪)注入などで修正もしたため、仕上がりは大満足。2つあって当たり前だと思っていたものがなくなって、ケモ中は脱毛もあり、「自分は女なのかどうか」どころか、ハゲ頭でケモで疲れきった形相、片方あばら骨が浮き出ている姿は、自分でも人間かどうかすらわからなくて泣いていた毎日を思うと、2つのふくらみのあることが夢のようでうれしかった。**【じぇにー】**

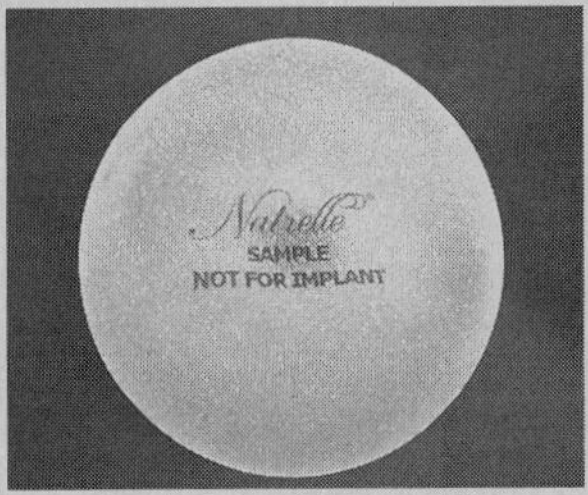

インプラントの例。ラウンド型

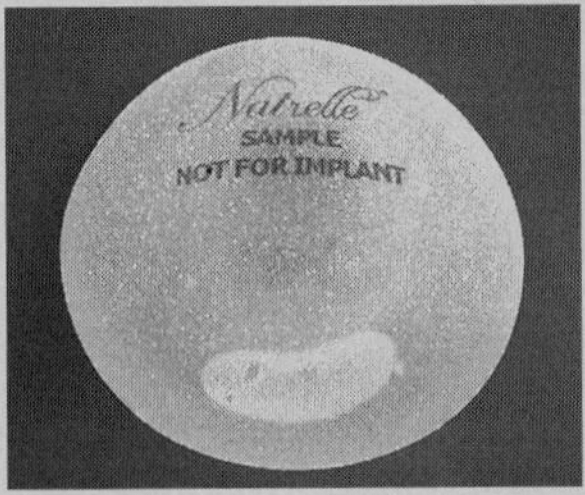

エキスパンダー例。注射で徐々に内部の水を増やしていき、胸の皮膚を伸ばす

患者コラム「仲間がいるよ！」

ステージ2a、硬がん2ヵ所。皮下乳腺全摘出インプラントによる同時再建。ホルモン療法の副作用がつらく2年3ヵ月で終了。現在無治療。

2010年9月に会社の検診で乳がんが発覚しました。しこりや乳頭の痒みなど、自覚症状があったにもかかわらず放置していました。自分は乳がんにならないと思っていたからです。放置したため、しこりは乳房全摘出以外に道はなく、それは私にとって受け入れ難い宣告でした。

何とか胸を残したいと必死でいくつも病院をあたりましたが、希望を叶えてくれる病院はなく、絶望し諦めて全摘の手術を受け入れることにしました。最後に行ったクリニックで、皮と筋肉を残し乳腺だけを全摘出し、代わりにインプラントを入れる同時再建術を受けられることになり、前よりも美しくなった胸を手に入れることができました。

乳がんと告知されたときは暗闇の中、手探りで情報を探すのがとてもつらかったという思いから、患者会を立ち上げました。情報交換や心の支え合いをしております。患者さんを暗闇から光へと導けるようになりたいと願っています。

「ひとりぼっちじゃないよ、仲間がいるよ」

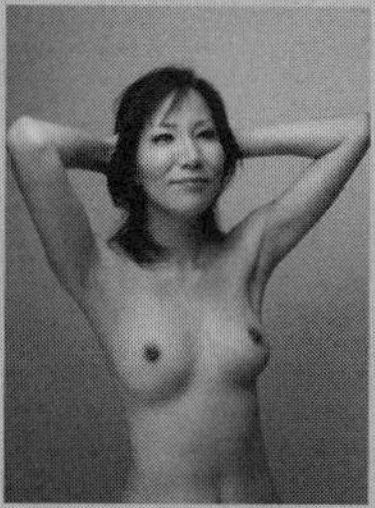

【NPO法人 Tette Luce（テッテルーチェ）代表 加藤千恵子】

http://www.tetteluce.jp/

入院中のエピソード

■大部屋で正解

これからかかる治療費が気になっていたため、大部屋を選択しました。おかげで40代から70代の方まで幅広い年齢層のひとたちから、いろいろな話を聞けました。みなさん家事から解放され、楽しそう？でしたよ。**【赤ちゃん】**

体調不良による手術の延期で、まさかの病院での年越し。同室の方とカウントダウンしたり、病院食おせちをいただ

いたり、今となってはいい思い出になりました。【kinoko】

■個室で正解

子供たちが見舞いに来ても、気兼ねなく過ごせたのはよかったです。【オモイ】

好みのアロマを焚いたり、お花をたくさん飾ったり、BGMもOK。お見舞い時間を過ぎても友人が居座ることもOK。お部屋で簡易野点《のだて》セットでお抹茶を点ててもらったりと、悠々自適な入院ライフ。日頃あくせく働きまくっているので、ちょっと贅沢ではありましたがゆっくり休暇をとらせてもらった感じです（がん保険で一括バーンと保険金がおりるので気が大きくなってたのも事実）。【reeco】

入院時に持っていってよかったもの

■衣類

◇パジャマ

手術後3日ほどは歩くこともできない状態だったけれど、その後回復し売店に行くときや病院内を散歩するときに、汚れてもいい、どうでもいいパジャマしか持っていかなかったので非常に後悔した。【Jury】

パジャマは洗濯するつもりで2着しか持っていかなかったのですが、ドレーンの液で術後すぐ汚れてしまい、病院のをお借りするはめに…多めに持っていけばよかったです。【エリー】

◇激安下着

エステに行くたびに持ち帰ってたまっていた紙おパンツを入院日数分持っていって使い捨て。洗濯いらずで便利。【reeco】

◇はおりもの（季節に応じて）、靴下。

◇その他

退院時にはバンザイができなかったので、入院時にバンザイをして着る服は着ていかないほうがよいです。【belleys】

■文房具

◇大きな付箋

家族だけでなく、看護師やドクターへ尋ねたいことや依頼したいことなどをメモっておきました。【オモイ】

◇記録ノート
病気ノートは診断を受けたときからA5のノートを買って何でも記入するようにしています。【mocha】

■雑貨
◇S字フック
ナースコールのボタンがすぐ落っこちてしまうのでフックにひっかけておくと楽です。【オモイ】
ゴミ袋や洗濯物を袋に入れてかけておくのはもちろん、肩こりなのでドレーンバックもかけてました。たまにかけてるの忘れてお出かけしようとしてつんのめってました。
【みやこ】

◇スマホ、タブレット端末、携帯用ゲーム機など
大部屋で、イビキをかく方がおられたので、iPod の音楽を耳栓代わりにしました。【ももちゃん】
テレビが有料のときはタブレットで映画鑑賞！
携帯の充電器とコンセントを枕元まで伸ばす電源タップ。
【mocha】

◇本、漫画
入院中キャンディキャンディ全巻を1日で読破！
【ライトりん】

◇ナイロンバッグ、ごみ袋、ポシェットなど
院内のお風呂や濡れたものを入れるのに便利。
ポシェットは売店に行くときにいいです！

◇ウェットティッシュ
食事用に除菌タイプがベスト。【ひーちゃん(^^)】
お風呂に入れない期間があるから身体用もあると便利！
【りん】

◇割りばしと紙コップ、使い捨て歯ブラシ
病院で使ったものを自宅で使いたくない場合便利。
【belleys】

◇クッション
寝るときに腕を上げたり足のむくみ予防にはさんだり。
【みやこ】

◇**乾燥対策**

病院は乾燥していたのでハンドクリームとボディクリームを売店で買いました。**【なったん】**

大部屋だったので暑いときはミニ加湿器が気持ちよかったです。**【りん】**

退院時のエピソード

12日間も入院したにもかかわらず、ドレーンが抜けずに自宅にお持ち帰り。1週間後の診察まで自宅での廃液処理が大変でした。**【junco】**
＊全摘＋エキスパンダー挿入、リンパ郭清あり

7日間入院。退院時、主治医に「いつから車の運転していいですか?」と聞いたら、「今すぐ自分で運転して帰ってください」といわれた。【友里】＊全摘＋リンパ郭清あり

10年前なので3週間入院。退院の前日夕食後、主治医がベッドに来て「生検の結果リンパ節に転移があったので抗がん剤治療をやりましょう」といわれ、かなり落ち込んだ状態での退院でした。**【ひかり】**
＊左乳房全摘出術、リンパ節郭清、植皮処置（下腹部の皮を2枚）

温存（ラジオ波焼灼法）、センチネルリンパ節生検なしで2泊3日でした。1日目の午後2時に病院に入り、次の日の午後2時30分から手術、3日目の午前11時には退院。**【babypooh】**＊温存＋リンパ節切除なし

5日間入院。旦那に車で迎えに来てもらい、そのままバイキング→買い物へ行けるぐらい元気。ただ入院中はケア帽子に眉なし、まつ毛なしだったので、ウィッグ＋化粧して看護師さんに挨拶に行ったら、まったくわかってもらえなかった…。**【おっくん】**＊温存＋リンパ節切除なし

ドナーである腹部のドレーンがなかなか抜けなかったが、これ以上入れておくと感染が心配ということで17日目に無理やり抜去。と同時に退院しました。**【ゆきりん】**
＊全摘、自家組織による同時再建、センチネル＋リンパ郭清あり

11日間入院。予定では1週間～10日でした。先生も「子

供が小さいと心配でしょう。ドレーン抜けたらすぐ退院してもいいですよ」といってくれたけど、旦那が「10日以上入院で保険の見舞金がさらにおりるから、暇でもバイト気分で寝とけ！ 寝てるだけで10万やぞ！」と、関西人らしい？ 発想で説得され…。

先生には「迎えが週末しか来れないので…」と言い訳する羽目に…。【バッタちゃん】＊全摘＋リンパ郭清あり

手術後すぐに腕は上がりましたか？

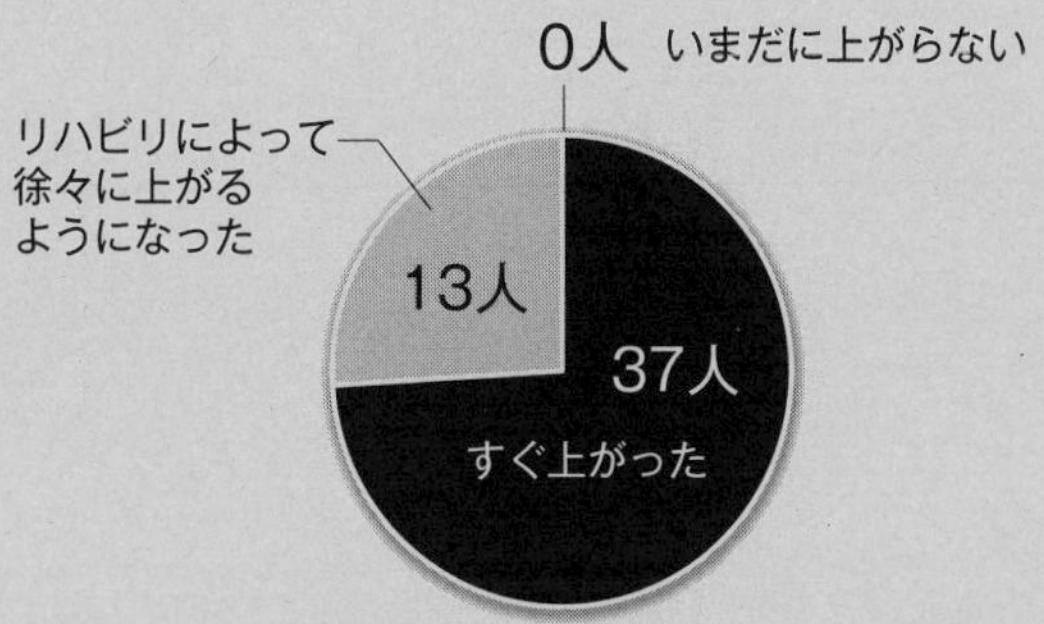

※リンパ郭清「なし」の場合

■リンパ郭清「なし」の場合

リンパ郭清なしだったので、ドレーンもなし。術後。翌日でも普通に腕を上げることができました。【yoppi】

手術の翌日からリハビリ開始。退院時、すでに健側と同じぐらい動かせるようになってました。自宅でのリハビリをやらなくなってしばらくした頃、腕が上がりにくくなったことがありましたが、いつの間にか上がるようになってました。主婦は毎日の生活がリハビリになってるのかも。今はまったく違和感ありません。【みぽりん】

洗濯物を干すのが一番大変で、3ヵ月くらいは痛かった気がしますが、今は真っすぐに上がります。【Jury】

リハビリで腕はいつ上がるの?

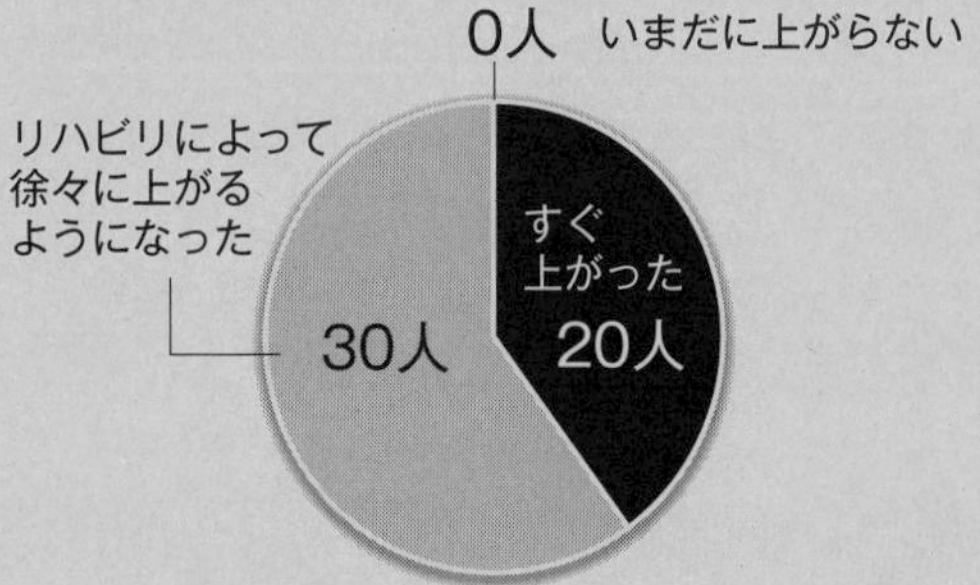

※リンパ郭清「あり」の場合

■リンパ郭清「あり」の場合

術後、まったく腕が上がらず、「私は一生腕が上がらないのでは…」とかなり不安になりました。がん友に相談したら、「絶対上がるようになる! 保証する!」と力強くいわれ、その言葉を支えに頑張りました。【sunny】

レベル2の郭清でしたが、術後2日目から理学療法士さんの指導の下リハビリを開始。テレビを見ながらでも意識して肩を上げたり動かしたり。今は特に腋の違和感はなく、ふだんの生活に支障はありません。【へ〜こ】

術後1ヵ月経っても直立して上げようとすると水平からはまったく上がらず、ついに診察日に医師の前で大泣き。その夜、いつものようにリハビリを始めましたが、肩を回したときに前日と違う感覚に「あれ?」となりました。痛みも上がらないのも同じでしたが、明らかに違う感覚に「もう少し頑張ってみよう」と。その日を境にリハビリが進みました。大泣きしたのがよかったのか、精神的に自分で自分にプレッシャーをかけていたのか…。今ではほぼ元通りに動きます。【belleys】

患者コラム

病理タイプ別治療体験記①ステージ0〜4

■ステージ0

細胞診の結果から乳管の中にがんがとどまっている「非浸潤性乳がん」といわれました。先生からは「術後の病理検査で最終的な判断をしますが、非浸潤性の場合は温存のときには放射線治療をしますけれど、全摘の場合は〝がんが取り切れた〟と判断しますので、その後の治療はありません」との説明を受けました。

私の場合0期ではあったものの、乳管の中で3㎝×8㎝と思っていたよりがんが大きかったのと、ほかにもいくつか散らばっていたので全摘となりました。

術後の病理結果も「非浸潤性乳がん」で、リンパへの転移もなく、顔つきもおとなしいがんということでした。「ホルモンにはとてもよく反応するタイプですが、5年間ホルモン治療をすることのメリットよりも、あなたの場合はホットフラッシュなどの副作用のほうがつらいことになるので、ホルモン治療もしなくていいでしょう。経過観察で健側を見ていきましょう。乳がんの中では一番よい結果だと思います。よかったね」という主治医の言葉が印象的でした。

それからすぐ、形成外科でのインプラント再建の治療へと移りました。乳腺外科には健側の定期検診（マンモグラフィーや血液検査など）くらいで、術後の治療はありません。【ゆみこねーさん】

■ステージ1（抗がん剤治療なし）

自分で触って大きさは「1㎝ないな」とわかっていましたが、油断はできないと思っていたので、検査後に「直径8㎜、ステージ1」とわかったときは安堵しました。

主治医からは「この大きさなら、術中検査の結果によりますがリンパの転移もないでしょうし、温存手術、放射線治療、ホルモン治療でどうでしょう」とアドバイスを受けました（主治医は手術・治療は患者の意向を優先するタイプです）。

がんとわかった時点で、「全摘、抗がん剤治療」だと覚悟していたので、温存、抗がん剤なしと聞き少々の不安になりました。しかし、ホルモン療法がよく効くホルモン依存性のがんだという説明を受け、またできるだけ時間も治療費も副作用も少ない方式のほうがありがたいというのが正直なところで、主治医の推奨する治療を受けることにしました。術中検査でもやはりセンチネルリンパ節に転移が見られなかったため、一番短時間の手術時間（約2時間半）でした。

放射線治療の副作用は、少々の赤みと痛みだけで済み、覚悟していたホルモン治療のホットフラッシュも出ず、不眠だけで済んでいるのがなんとも不思議です。

一度は「どんな治療でも最善の治療なら最大限受け入れる！」と覚悟したので、今の治療（放射線、ホルモン剤）は想像よりつらくなく、軽い副作用で済んでいてあり

がたいと思っています。【Jury】

＊ブログ：Cafe Jasmine

http://yaplog.jp/ichigo0003/

■ステージ1（抗がん剤治療あり）

術前の検査では腫瘤径が1・5㎝、ステージ1との診断。主治医からホルモン強陽性であること、グレード1であることが伝えられ、抗がん剤からは逃れられたなあと思い、術後のスケジュールも入れていました（甘い！）。手術も温存、術後2日で退院。腫瘍を取ったらホッとして治ってしまったような気持ちでした（甘い‼）。

1ヵ月後の術後病理の結果は、ステージ1は変わらずだったのですが、核グレードがⅢ、組織グレードⅡ、Ki‐67は20％とすべて中間値。主治医からは抗がん剤をしなくても90％の10年生存率があること、抗がん剤での上乗せ効果はデータ上5％、使用の有無はご自分で決めてくださいと。セカンドオピニオンも同様で、マンマプリントやオンコタイプDXの話も出ましたが、また中間値だったらさらに悩むし、治療が遅れるのでやめました。

仕事の予定や副作用、予防的に抗がん剤を使ってしまうと再発時の治療に影響があるのでは、という心配で悩みましたが、子供や夫の勧めもあり、また絶対にやりたくないという気持ちではなかった（医療職なのでなんでも経験してみたかった）ので抗がん剤治療（TC療法）を受けることにしました。

抗がん剤によって、その時点で44歳だった私は自然閉経になると思われ、LH‐RHアゴニスト剤は使わなくてよくなるかも…という話も出て、現在ホルモン療法（タスオミン）です。抗がん剤の副作用はやはり大変でしたが、不安を抱えたまま暮らすのはもっと大変だったと思います。家族の協力があって乗り越えられた今は治療を受けてよかったと思っています。【まあにゃ】

■ステージ2（抗がん剤治療なし）

当初、「良性腫瘍または0期の乳がんの可能性」とのことで、日帰りで摘出手術を受けました。結果は乳がん（浸潤性乳管がん＋小葉がん）であり、追加手術が必要となりましたが、この時点で「化学療法はしません」とチラッと聞いています。

追加手術での術中の簡易検査では、リンパ節転移は確認できなかったものの、病理検査では2㎜程度の浸潤がんが確認され、腫瘍長径1・8㎝、リンパ節転移ありでステージは2aとなりました。

術前は、化学療法は行わない予定でしたが、リンパ節に転移が見られたので追加手術や化学療法の必要性はないのかと主治医に確認しました。

主治医からの説明は、再手術は行わなくても術後の放射線療法とホルモン療法でよい。それと細胞分裂が正常細胞のスピードとほぼ変わらないので（Ki-67値が低い、13%以下）、（細胞分裂を抑制する）化学療法は不要とのことでした。

また、当時のSt.Gallen Conferences（2年に1回スイスの古都St.Gallenで開催され、乳がん初期治療への指針が示される会議）においても、ステージ2aでLuminal Aの場合、化学療法を行わないケースが多いとあったので、私自身も「ケモなし」の勧めで疑問はありませんでした。【パオ】

■ステージ2（抗がん剤治療あり）

主治医からは、私のステージに関しては直接聞いていません。術前に肝転移の疑いがあってステージ4の可能性が高かったこと、レベル2へのリンパ転移確定の時点で、レベル1のリンパ節転移もかなり多そうだとの判断から、私の気持ちに配慮してくれたのが理由ではないかと思います（私もステージに関しては聞きたくないという気持ちが強く、あえて尋ねませんでした）。

自分ではもっと上のステージだと思い込んでいたので、術後に生命保険の申請をした際に「2a」と知ったときはホッとしました。

リンパ節転移が思ったより少なかったことで、化学療法も6クールの予定が4クールになりました（抗がん剤TC4クール、放射線25回［50グレイ］、ホルモン療法［ノルバデックス］）。

最初からリンパ節転移があると予想されたので、フルコースの治療は覚悟していました。抗がん剤治療中は主治医の「何をやっても大丈夫！」という暗示にうまくかかって、仕事を一度も休むことなく続けられました。ただ、途中で風邪からの喘息が3週間ほど治らなかったり、アレルギーが強く出たり、好中球減少性発熱（40度以上）で1泊入院したり…。今振り返ると、それなりにしんどかったのかもと思います。

【ひーちゃん(^^)】

■ステージ3（抗がん剤治療あり）

当初、私の乳がんはステージ2b、しこりは3・8cm、HER2は3+、グレードIIとのことで、術前治療として

FEC100を4クール、ハーセプチンとタキソテール4クールを受けることになりました。

治療途中でしこりは小さくなり、1・2㎝ほどになりましたが、そのとき初めて皮膚に浸潤していたこと、しこりのある二次性炎症性乳がんの疑いがあり、大きく切除して皮膚移植する可能性があることを聞かされました。

その時点で、炎症性乳がんを治療したことのある先生のセカンドオピニオンを受けました。結果、二次性炎症性乳がんではなく、皮膚に近いがん細胞が針生検後に皮膚に向かい出てきたのだろうといわれました。トリプルポジティブで勢いがあったのだと思います。ステージはしこりの大きさによらず、皮膚浸潤があれば3bになるそうです。手術はこの医師に依頼しました。

なお、術後化学療法を追加する際には術前抗がん剤での成績がよい薬を用いると予後も良好だそうです。

私は術後の病理が悪ければナルベリンかFECをしようと思っていました。オペ後の病理ではしこり部分が0・6㎝、リンパ0・3㎜のがん細胞が1つで、抗がん剤とハーセプチンがよく効きましたといわれ、抗がん剤治療の追加は行いませんでした。

オペ後は放射線治療、ハーセプチン14回、ホルモン治療（3ヵ月に一度のリュープリン、フェマーラ）です。トリプルポジティブでお金もかかりましたが後悔はしていません。やるべきことを納得して安心してお願いできる主治医に出会ったからだと思います。

【HANAアロハ】

■ステージ4（抗がん剤治療あり）

左胸には大きなしこりが2個あり、合計範囲は11・5㎝。左鎖骨上窩、左腋窩に多数転移、右肺門に転移、右総腸骨動脈リンパ節に転移…がわかったときは8月で、「年を越せない」と本気で思い、つらいという感情も通り越して「死」という文字しか頭にはなかったです。

初めの頃は病気と向き合うこともできず、「生きるため」の治療とも思えず、どうしてよいかわからない、なぜその治療をするかも理解しないまま、ただ主治医がいうとおりに治療を受けていました。

まず術前18回のパクリとアバスチン、その後の手術は術前の抗がん剤で1つひとつのがんは小さくなっていたものの、左胸のがんの範囲は11・5㎝と変わらなかったため全摘手術を受けました。術後も抗がん剤（FEC4回）を行いましたが、これは主治医の勧めではなく（いい出しにくかったのかも）、手術時1／3のがんが残っていたことから、リンパや他の目に見えない場所にもがんが残っているかもと思い、自分で選択しました。その後はホルモン治療（タスオミン）と同時に放射線治療です。放射線は左胸と左鎖骨あたりまで25回、50グレイを実施。術前抗がん剤、全摘手術、術後抗がん剤、放射線…どれもつらい治療でしたが受けてよかった。そのときにできる最善の治療だったと思っています。これらの治療を乗り越えられたのは、人生に後悔を残したくなかったからです。【なったん】

ブログ：こわがりなったん明日も笑顔にな～れ

http://blog.goo.ne.jp/nao10270808

患者コラム

病理タイプ別治療体験記②核グレードI～III

■グレードI（抗がん剤治療なし）

ステージ1のグレードIですが、しこりは3個あり、7㎝の広がりに、1.7㎝、1.0㎝、8㎜です。「もしつながってたらステージ2になるかも」といわれていましたが、幸いにも離れていたためステージ1とのことでした。

■グレードI（抗がん剤治療あり）

術前検査では非浸潤がんとのことでしたが、乳管の中で広がっているために全摘手術となりました。手術中のセンチネルでリンパ転移がわかり、「リンパに転移がありました。手術だけで終わりではなくなりました」と、主人が主治医から告げられたそうです。術後、リンパの転移を告げられたときが一番ショックだったかもしれません。そして病理結果で、ホルモン陽性、グレードI、Luminal Aであることがわかりました。

手術は、広範囲のために全摘となり、センチネルリンパ節4個を取ってます。術後半年が経ちますが、まだ傷の痛み、つっぱり、感覚が元に戻っていません。

核異型1核分裂像1のグレードIで、ER100%、PgR80でホルモン強陽性のため抗がん剤は効果がないとのこと、リュープリン注射3ヵ月に1回を2年か3年、ノルバデックス10年の治療になりました。

副作用は私の場合、かなり出ています。ホトフラ、関節痛、唇腫れる？しびれる？目の異常、視野の異常、視力の低下、背骨の痛み、睡眠不足、便秘、太る、気分の落ち込み…などなどですが、やめるほどひどくはないので助かっています。【美保】

主治医には、「これでリンパに転移がなければ、満場一致で抗がん剤なしのホルモン治療だけになるんだけどね。リンパにいってるから、抗がん剤をしといたほうがいいと思う。ただこのタイプ（Luminal A）では、抗がん剤の上乗せは少ないかもしれない」といわれました。

「おとなしい性質なのに、何でリンパにいっちゃったんですかね」と私が聞くと、「それは誰にもわからないんだよ。わからないから抗がん剤をやるって考え方もあるよ」といわれました。

その場では即答できず、1週間じっくり考え、まだまだ家族とずっと一緒にいたい、もし抗がん剤をやらなくて再発してしまったらきっと後悔すると思ったので、やれる治療はすべてやろうと納得して抗がん剤をすることに決めました。【kafeore】

■グレードⅡ（抗がん剤治療なし）

がん発覚の1年前に、区の検診でマンモを受けており、そのときは「異常なし」だったので、ひょっとしてこれは1年で急成長したがんで、グレードⅢかもしれないと思っていました。だからグレードⅡとわかったときには少しホッとしました。

手術によりリンパ節転移がなく、Ki－67が15％で、ギリギリでLuminal Bとなりましたが、ホルモン感受性がERもPgRもほぼ満点だったので、抗がん剤はなしでいいでしょうとのことで、術後の治療は放射線＋ホルモン（リュープリン、ノルバ）です。

放射線治療で毎日病院の地下室に行くのはちょっと気分が滅入りましたし、治療後半は体が疲れやすくてダルさを感じました。でも、将来のがんの芽を摘むためと信じて頑張って通いました。

ホルモン治療は注射&薬を毎日飲むだけで、それ自体はつらくないです。体温調節がうまくいかない…など、いろいろな面において以前より心身の浮き沈みが激しくなったと思いますが、副作用もある程度は想定していたので、今の時点ではどちらかといえばつらくはないです。これで少しでも病気が抑えられるなら幸せだと思っています。【たつ】

■グレードⅡ（抗がん剤治療あり）

しこりを自分で発見。乳房の変形もあったので覚悟はできていました。病院でのマンモ画像ですぐに告知。この頃は乳がんについて知るのが怖くてパソコンに触れることもしませんでした。

エコー、MRIとどんどん確定。しかし、生検でがんが出なくてバコラ生検の取り直し。結果が出るまでの2週間がとても長かったです。

最初は「ステージ2a、2㎝×2・2㎝、グレードI、リンパ転移なし」といわれ、抗がん剤もなしといわれていました。しかし、1時間半といわれていた手術は5時間もかかり、リンパ節全摘となっていました。病理検査の結果、「ステージ2b、グレードII」に上がりました。何かをするたびに重くなっていく病状に心はついていけませんでした。

術前検査で転移はないといい切っていた主治医は、なかなか「抗がん剤を」とはいいませんでした。しかし、「Ki－67が25％」の数字を前に何もしないという選択をよしとする勇気はなく、自分から「抗がん剤を」と志願しました。

抗がん剤治療中にやっと重い腰を上げ、自分の病気を調べ始めました。今、病気になったのはつらいし、元に戻りたいと思うし、失ったものもたくさんあるけど、その分肩の力も抜けてやわらかく生きていけるようになりました。【みやこ】

■グレードIII（抗がん剤治療なし）

術後の病理検査では、硬がん、腫瘍の大きさは7～8㎜程度、リンパ節転移はなしのステージ1で、今後の治療はホルモン療法と放射線治療と説明を受けました。ただ、腫瘍が切除した塊の端ぎりぎりに位置していたのと（端まで1～2㎜）、Ki－67の数値が43％と高かったため、放射線治療は通常の25回照射に加えてブースト照射5回を追加することになりました。

この頃の私は、乳がんの知識がまったくなく、Luminal B、グレードIII、ホルモン感受性が強陽性だと知ったのは術後7ヵ月のことでした。

抗がん剤治療を行わなかった理由について主治医は、リンパ節転移がないこと、切除部分に浸潤はあったものの切除断端はなかったこと、腫瘍の大きさが小さかったことなどを理由に挙げました。あと少し腫瘍が大きかったら抗がん剤治療もやっていたとのことですが、その代わりにブースト照射を追加したとの説明でした。

腫瘍の大きさは小さいながらも、増殖能の数値が高く、顔つきの悪いタイプの乳がんだと知ったときはやはりショックでしたが、幸いにも（?-）術後から日数が経過し精神状態も安定、治療も順調に進んでいたので冷静に受けとめることができました。

再発の不安がないとはいい切れませんが、主治医を信頼しているし、抗がん剤のない現在の治療方針に迷いはありません。5年後、10年後の明るい未来を信じて治療がんばっていきます。【kumi】

■グレードⅢ（抗がん剤治療あり）

「核グレードⅢで、ⅠからⅢまで段階がある中の一番顔つきが悪いやつです」といわれたとき、無知な私は治療を頑張れば優しい顔つきに戻ると思ってました（残念ながらグレードが変わることはないそうです…）。

乳がんはゆっくり大きくなると聞いていたけど、私はしこりが飛び出していたので、短期間で目に見えて大きくなっていたし、グレードⅢは納得の結果でした。

温存できないこと（腫瘍が6㎝と大きかったため、乳房は残せなかった）、リンパ転移していたこともあってまず手術です。その後に病理検査の結果。

年齢が若いこと（当時29歳）、リンパ転移があること（ただし、転移が1個なので放射線治療は免れる）。MIB－1が20％（高いらしい）、そしてHER2が3＋（強陽性）ということで、抗がん剤を強く勧められました。HER2陽性乳がんにハーセプチンはよく効くが、抗がん剤と組み合わせて打たないといけないので、この時点で抗がん剤が確定なのですが…。

抗がん剤はまず、FEC4クール、その後タキソテール4クール＋ハーセプチン18回。そして、ホルモンER90％、PgR60％。ホルモン治療もよく効くのでタスオミン錠を飲んでいます。

最初はタスオミン錠だけでしたが、月経が戻ったので3ヵ月に一度リュープリン皮下注射も追加でしています。

治療は正直キツかったです。でも、私はトリプルポジティブで有効な治療がたくさんあるので、やれることはすべてやったし、後悔はありません。【そら】

患者コラム

病理タイプ別治療体験記③　サブタイプ別

■Luminal A（抗がん剤治療なし）

告知されてから、がんといえば抗がん剤をするものと思い込んでいました。本で読んだ「Luminal A」に、自分のタイプがぴったり当てはまりましたが、ホルモン治療だけというのに不安があり、何度も主治医に「抗がん剤はしないんですか？」と直訴しました。そのたびに、主治医が丁寧にサブタイプを含め、何度も説明してくれて納得することができました。

主治医からは、しこりが小さいので温存で大丈夫といわれましたが、私自身がどうしても全摘してほしくて、右乳房全摘手術でお願いしました。術後、病理検査の結果、乳管内に非浸潤の小さながんが数ヵ所あり（術前のMRIでは、わからなかった）、結局「全摘にしたことは賢明な選択でした」と主治医からいわれました。

当初は自分の身に起こったことが受け入れられず、娘2人の受験を1ヵ月後に控え、体中の水分がなくなるぐらい、毎日子供のいない間に泣いていました。しかし、人間沈むだけ沈んだら浮き上がるしかない！

ホルモン治療の副作用があるものの、とても元気！泣きわめき、ときにはやさぐれていた私に、いつも同じ笑顔で「しっかり治療して元気になりましょうね」といい続けてくれた主治医には大感謝。いっぱい質問をぶつけて、納得のいく治療ができたと思います。

【はちこ】

■Luminal A（抗がん剤治療あり）
まったくの健康体であった私にとって、「がん＝死」のイメージしかありませんでした。しかし、自分なりに調べるうちに、乳がんは治療法も確立していて治療さえすれば治ると希望が持てました。また、自分がLuminal Aというタイプで比較的予後がいいらしいとわかったときは正直ホッとしました。

発覚時は体調がひどく悪く、いろいろなことを主治医に訴えたためか（お腹が張る、体重が急に減った、お酒を受けつけなくなった、だるいなど）、主治医からはマンモとエコーを診た時点で、「術後は抗がん剤します」といわれていました。ところが術後、「ホルモンER、PgR強陽性、リンパ節転移1つ、Ki-67値5％以下じゃ抗がん剤の上乗せ効果は少ないかも」といわれました。

抗がん剤なしの選択もある？いやいや後悔するのも嫌だし叩けるときにやっつけよう！と、予定どおり抗がん剤8クール決行（FEC4クール、タキソテール4クール）。

手術と放射線に比べて、やっぱり抗がん剤がきつかった。ただ寝込むほどではなく、仕事や最低限の家事、学校行事もなんとかできました。抗がん剤が終わったあとも副作用がしばらく続きましたが、1年経つと体調も元どおり。治療中は世の中から置いていかれたような気分になり、気持ち的にもつらかったけど、今は趣味に仕事に家事にと飛びまわり、何をしても楽しい！　この先大変なことが起こっても乗り越えられる精神力がついたと思います。【PON】

ブログ：PONのらくがき乳がん日記

http://kirasora0009.blog.fc2.com

■Luminal B（抗がん剤治療なし）

病理検査の結果（ホルモンレセプターER・PRともに（＋）、HER2（－）、Ki－67は19・8％）から、腫瘍科の先生に勧められたのは化学療法（FEC）、ホルモン療法（ノルバデックス服用＋リュープリン注射）でした。ちょうどそのときにTS－1（経口抗がん剤）を用いた化学療法の臨床試験を実施中で、私も対象者になるといい、もし化学療法を希望するならFECよりも副作用の軽いTS－1を試してはどうかと提案されました。

一方、主治医は、「化学療法は強くは勧めないし、臨床試験も参加自由。ホルモン療法は内服のみ」と、腫瘍科の先生とは若干違う意見でした。散々迷いましたが、自分的にはやはりKi－67の値が気になり、臨床試験にエントリーすることに。

しかし、臨床試験の最終的な病理判定（オンコタイプDX）で、化学療法の上乗せ効果がまるでナシ！との結果が。そのため治験には〝参加資格なし〟となりました。ただこの検査の結果、ホルモン療法の有効性がかなり高い！ということがわかり、その後の治療に迷いがなくなり、ホルモン剤内服のみの治療に収まりました。

臨床試験にエントリーしていなかったらどうしていただろう…？　主治医のいうとおりホルモン療法のみの治療を選択しつつ、内心ずっと不安を抱えたまま過ごしていたのでは…？　とも思います。今回運よく臨床試験の巡り合わせがありましたが、海外では一般的なオンコタイプDXが日本でも身近なものになってくれることを願わずにはいられません。【inyo】

■Luminal B（抗がん剤治療あり）

主治医から、「ホルモン感受性はありますが（ER10％・PgR10％）、HER2はマイナス、Ki－67は40％でLuminal B」と説明を受け、「抗がん剤治療、手術、生理をとめさえすれば助かるかもしれない」と強く思いました。

腫瘍径は2・7㎝、リンパ節転移あり、Ki－67が高値であったため、術前にFEC4クール＋ドセタキセル1クール（重度の副作用が出たため1クールで終了）、ウィークリーパクリタキセル9クールの抗がん剤治療を受けて、腫瘍は1・2㎝（Ki‐67は25％）まで縮小し、部分奏功しました。その後、乳房部分切除術＋腋窩リンパ節郭清。放射線治療25回。現在はホルモン療法＋UFT内服中です。

乳がん発覚当初、第2子の妊娠を計画中でしたが、抗がん剤をすれば生理はとまり、そのまま閉経する可能性が高いと説明を受けました。つまり2人目をあきらめなければならない。夫婦でよく話し合った結果、私の命を優先しようということになり、抗がん剤治療に挑みました。

術前抗がん剤では腫瘍が小さくなっていくのを実感できたため、モチベーションを下げることなく副作用にも耐え、8ヵ月を乗り越えることができました。私にとって一番最善の治療を受けたと思っています。ホルモン療法は残り4年。まだまだ先は長いがやり遂げたいと思います。主治医と応援してくれた家族・友人・仲間に感謝しています。**【sunny】**

■HER2（ハーツー）

組織診でホルモン感受性がないとわかり、Luminal Aを期待していた私としては大変なショックを受けました。がん細胞の研究を仕事にしている遠方の息子に、「ホルモン感受性がなく、HER2過剰」と電話したところ、向こうで絶句したのがわかり、相当悪いタイプだなと覚悟しました。ウィキペディアで検索したところ「HER2タンパクを過剰発現する乳がんは予後不良である。ただし、これはHER2タンパクを標的とした治療を行う以前の話である」の一文に少し救われました。

主治医から全摘後の補助療法として、抗がん剤EC4クール＋ハーセプチン1年を勧められ、そのときは何の迷いもなくそれを受けました。あとで知ったのですが、HER2タイプの方ではEC療法後、タキサン系とハーセプチンと併用をされている方もいらっしゃるようです。核グレードもⅢだし、タキソールの上乗せについてもっと積極的に説明を受ければよかったと少し後悔が残っています（説明を受けた上での選択であればよかったのですが）。

手術で治療の山を登り終えると思っていたら、手術で3合目、EC終了で5合目、ハーセプチン終了で7合目、術後10年経過でやっと山頂に近づくということがわかりました。今、術後2年半が経ちましたが、8合目前あたりを道草食いながらウロチョロしています。これからは落石に遭遇する可能性もあることを決して忘れず、装備して登頂をめざしていきたいと思います。

【友里】

■トリプルポジティブ

正直、トリプルポジティブって何？ から始まったので、驚きも悲しみもなく、ただただ「？？？」でした。

その後、全摘手術を経て、センチネルリンパ節に転移があったため、「全身にがん細胞が広がっていることも予測されるので、予防のためにも徹底的にがんを叩きましょう！」ということで、FEC4クール、ウィークリータキソール12回、ハーセプチン18回、ホルモン治療（タスオミンを5年間服用）となりました。

FECは、投与後4日間は寝たきりでまったく何もできませんでしたが、一転5日目からは食べつわりのような感じで、絶えず食べてないと気持ち悪くなったので10キロ太りました。

タキソールの副作用、手足のしびれはまだまだありますが、仕事に復帰し日常生活は問題ありません。

ハーセプチンの副作用はまったくなく、点滴した足で仕事に行ってました。

ホルモン治療は副作用（ホットフラッシュ）がひどく休薬しています。ホルモン療法の再開に関しては主治医との相談となります。

今現在（術後2年7ヵ月、ラスケモ1年11ヵ月）は転移・再発もなく、乳がん発覚前の体調も戻りつつあるのでよかったと思っています。【しまちゃん】

■トリプルネガティブ

入浴中身体を洗っていたら、右胸に何やらゴリッとある。「なんじゃこりゃ？」と思いつつ、そのまま忘れて2週間。そういえばと思い出して触ってみるとゴリゴリッ？大きくなってる？ まさかね～と思いつつ、近所の総合病院を受診。まさかが大当たり。

事前にマンモトーム生検での病理検査。主治医からの説明は、「HER2陰性、ER・PgRともに陰性、よって抗がん剤治療になります」「なんのこっちゃ？」と帰宅してからネットで検索。そこでトリプルネガティブという言葉を初めて知った。

・乳がんの中では少ないタイプ
・予後が悪い
・進行が早い

などなど、そういうときに検索すると嫌なことしか目につかない。

乳がんがわかったときは、「死ぬかも⁉」なんてあまり思わなかったのが、〝あたし死ぬんじゃないか率〟（そんな言葉はナイ）が、ニョキーンと上がったのは間違いない。

でも、それと同時に肝が座ったような気がした。来るなら来い！　やってやるぜ‼　抗がん剤が始まる頃には結構吹っ切れてポジティブ思考に。

治療は選択の余地なしで抗がん剤＋手術＋放射線。FEC4クール、ウィークリーパクリを12週ぶっ続け投与。それまでは身体に負担がかかり過ぎないように3週1休だったパクリも、休みなしのほうがより効果が上がるのでは？と世間でいわれ始めた頃。

「身体がキツくなってきたらお休みを入れるので、やれるだけ続けて投与しましょう」そういわれてスタート。抗がん剤中に心がけていたのは、マイナス思考にならないように乗り切ること！　病気中心の生活はしたくない。自分の日常生活があって、がんはその一部に過ぎないのだから、飲みに行ったり、ヅラで遊園地行ってジェットコースター乗ったり、やれる限り自由にやっていた。

前半FECが終わった時点で、触った感じ小さくなってるのを実感。後半のパクリが終わった時点で画像検査でも消滅してるとのこと。「だったら手術しなくてもいいの？」と主治医に聞いたら、「あくまでも画像上なので患部切除して病理検査をしたほうがよい」と、診断時の画像を元に切除範囲を決めての手術。病理結果は抗がん剤完全奏功。

頼みの綱が抗がん剤しかないトリネガだけど、トリネガは抗がん剤が効きやすい。だから今振り返っても、ひととおりの副作用はもちろんあったけれど、つらさはそんなになかった気がする。

そう思えるのも、3大治療が終われば無治療になるトリネガだからこそなのかもしれない。5年経っても10年経っても再発するといわれてる乳がんですが、トリネガは別。主治医曰く「再発があるなら3年以内、いや2年かな」そういわれて、あっという間に術後2年となりました。

無罪放免となり、自分ががん患者であったことが忘却の彼方へとなりつつある日々。トリネガは勝負が早い！　ホルモン薬がないから治療費も安い！　ほらね　いいこともありまっせ♪　【ayaya】

ブログ：ハレの日もケの日も笑うアタシの乳がん日記
http://ayayamaman.at.webry.info/

専門医の用語解説　「グレード」「サブタイプ」「ステージ」

■グレード

がんは治療しないとだんだん大きくなり、リンパ節や他の臓器に転移して、やがては命を奪うという進行性の病気です。

ステージ（進行度）は、がんの成長がどの段階にあるか、言い換えれば時間軸としての段階を表しています。成長するスピードや薬の効きやすさなどは、個々のがんによってかなり違いがあるので、がんの性質を表す指標が求められてきました。


「グレード」もその一つで、顕微鏡でがん細胞を見て、中心部（核）の形がどの程度ひずんでいるか（核異型度）、細胞分裂がどの程度盛んか（核分裂像）をスコア化して「1・2・3段階」で判定します。これを「核グレード判定」といいます。細胞の並び方もスコア化して、これを加えて「組織グレード判定」といい、こちらを用いている施設もあります。

グレードが高いと、そのがんの「顔つきが悪い」、「悪性度が高い」とか、「活発である」などと表現し、薬としては抗がん剤を勧めることが多くなります。

判定基準では、通常型乳がんの浸潤部で判定することになっているので、特殊型や非浸潤がんでは参考程度となります。

病理医の判断で、きつめに判定するか、ゆるめに判定するか、腫瘍のどの場所で判定するかなど、微妙に判定結果が揺れるともいわれています。

ただし、1と2、2と3でどちらかにするか迷うことがあっても、1と3が逆転することはあまりないようです。

グレード1　悪性度「低」

↓

グレード3　悪性度「高」

顔つきが悪い、活発である…

■サブタイプ

がん細胞に共通して発現する“遺伝子の種類”によって、がんをいくつかのグループに分けることができます。乳がんは5つのグループ（＝サブタイプ）に分けられ、この分類が以前から行われた病理免疫染色検査、つまりホルモン療法剤が効くか効かないかの判定に用いられていたER（エストロゲンレセプター）、PgR（プロゲステロンレセプター）、ハーセプチンなど「抗HER2（ハーツー）薬」が効くかどうかのHER2染色のパターンでの分類とうまく合致し、“薬剤選択の指標”としてよく用いられるようになってきました。

まず《ER、PgR が陽性》だと「ルミナール（Luminal）」タイプ。「ホルモン感受性あり」とも表現します。その中で《ER、PgR が強陽性、HER2 が陰性》だと「Luminal A」。こう診断されると、治療薬はホルモン療法が主体となります。それ以外で、やや活発な細胞とみられたら「Luminal B」と分類。また、《ER、PgR が陽性だがやや弱め》、あるいは《グレードが高い》、《Ki-67 スコアが高い》などのものも「Luminal B」とされ、「ホルモン療法だけでなく化学療法も追加しましょう」ということになります。
また《ER、PgR、HER2 がすべて陽性》も「Luminal B」とされ、これは区別のために「ルミナルハーツー」と呼んだり「トリプルポジティブ」と呼んだりもします。このタイプはホルモン療法も化学療法も抗 HER2 薬もすべて使えることになります。

《ER、PgR 陰性で HER2 が陽性》だと「HER2」タイプ。少し前は HER2 遺伝子に働く薬はハーセプチンだけでしたが、2009 年タイケルブ、2013 年パージェタが保険承認され、おそらく 2014 年にはカドサイラという薬も使えるようになる予定です。このタイプはこれらの抗 HER2 薬によってかなり治療成績がよくなりました。

《ER、PgR、HER2 すべて陰性》なのが「トリプルネガティブ」タイプ。ホルモンも抗 HER2 薬も効かないので、化学療法のみで治療しましょうと判断されます。遺伝子検査では、このタイプはさらに7つのタイプに細分化できることがわかっていますが、化学療法の効きにくい「ベーサルタイプ」といわれるものがかなりの割合で含まれています。

■ステージ

ステージは、“がんの進行度”を表す言葉です。しこりの大きさ、リンパ節転移の程度、遠隔転移の有無により「0から4」までに分類されます。
がんの浸潤部の範囲やリンパ節転移の有無、個数、場所などは正確には手術後でないとわからないのですが、まず診断がついたあとの大まかな治療法選択には役に立ちます。

0期は非浸潤がん（0期で将来転移の心配はほとんどないが範囲は5cm以上もあり手術も全摘でがん保険も下りないってこともあります）。1期はしこりが2cmまででリンパ節転移なし。2・3期はその次の段階で、さらにa・b・cと付きますがあまり気にしなくてよいでしょう。4期は肺や骨などへの遠隔転移がある場合で、この場合には治療方針が大きく変わります。
0期と1期をあわせて「早期がん」と呼ぶこともあります。海外では、“early stage”というと2期までを含め、「手術可能がん」と表現することも多いようです。全体では1期と2期が多く、あわせて約7割程度となります。

よく混乱する言葉に、「カテゴリー分類」、「クラス分類」、「グループ分類」というのがあります。これらは“がんかどうかの診断”に用いられる言葉です。カテゴリー分類は、おもにマンモグラフィの読影結果で、1から5まであり、「1」正常⇒「5」がんの判定です。画像上の見え方の判定ですから進行度とは関係がなく、たとえば非浸潤がんでカテゴリー5とか、進行がんでも画像上は見えなくてカテゴリー1ということもあります。
クラス分類は細胞診の判定で、これも1が正常で5ががんの診断。最近乳がんではこの分類はしなくなっていますが、昔ながらの呼び方で使っている医師もいます。胃や大腸の内視鏡での組織生検結果を表すのがグループ分類で、これも1から5で判定します。これらとステージ（進行度）とは混同しないように注意しましょう。

高尾信太郎（兵庫県立がんセンター乳腺科部長、神戸大学医学部教授）
脇田和幸（茶屋町ブレストクリニック院長）

■サブタイプの分類

サブタイプ	ER	PgR	HER2	その他の条件	治療法
Luminal A	陽性	陽性	陰性		ホルモン療法
Luminal B	陽性	陽性	陰性	グレード「高」 Ki-67「高」	ホルモン療法 ＋ 化学療法
トリプルポジティブ Luminal B	陽性	陽性	陽性		ホルモン療法 ＋ 化学療法 ＋ 抗HER2薬
HER2	陰性	陰性	陽性		抗HER2薬
トリプルネガティブ	陰性	陰性	陰性		化学療法

■ステージの分類

転移の有無 ＼ 大きさ広がり	リンパ節転移なし	可動性のある腋下リンパ節への転移あり	可動性のない、または癒着した腋下リンパ節への転移、胸骨内側のリンパ節に転移あり	鎖骨の上または下への遠隔転移があるか、腋下リンパ節と胸骨の内側のリンパ節両方に転移あり	他臓器への転移あり
触れない	該当なし	2	3	3	4
大きさが2㎝以下	1	2	3	3	4
2㎝~5㎝	2	2	3	3	4
5㎝以上	2	3	3	3	4
皮膚変化あり、または炎症性乳がん	3	3	3	3	4

国立がん研究センター／ganjoho.jp「がんの冊子144　乳がん」参照

患者コラム

病理タイプ別治療体験記④

■若年性乳がん

告知を受けたとき、私は28歳、夫29歳、長男6歳、長女2歳でした。「あぁ、そうなんだ」と思うくらいで不安や悲しみはなかったのですが、帰宅途中では夫にはどう話そう…もしかしたら嫌われるかな…と考えていました。

浸潤性乳管がん、Luminal B、ステージ3b、腫瘍6cm×5cm、グレードⅡ、ER30%、PgR1%以下、HER2（0）、リンパ節転移レベル2で、治療は左胸全摘手術、術後化学療法（TC）4回、放射線治療25回（左乳房、リンパ、左鎖骨部位、50グレイ）、ホルモン療法（タスオミシン20㎎）10年間服用です。

先生からは、子供は欲しいかとか家族に卵巣がんか乳がんの人がいるかなどと聞かれました。若年性は遺伝の可能性があったり、初期では乳腺が張っていて見つけるのが難しかったりすると聞きました。もし子供が欲しいなら、最低でも5年以上はあけるようにいわれました。治療中は絶対に妊娠しないように避妊してね、と口が酸っぱくなるまでいわれています。

治療は聞いていたよりもつらくなかったです。胸も乳首も残せないことも、セカンドピニオンを受けたので納得できましたし、手術の翌朝には、自ら傷跡を見ても平気でした（ただお風呂場の鏡に映る全身の姿に見慣れるまでにはしばらく時間がかかりました）。

抗がん剤の副作用で全身の毛が抜けてしまってもドライヤーする手間が省けてよかったと思いました。

一番我慢できなかったのは、蕁麻疹と全身の痒みです。1クール目だけ口内炎と便秘がひどく、味覚障害や発熱も毎回ありましたが、38・8度くらいの熱でも参観日も旗当番にも行けたし、日にちが解決してくれるのでまったく苦ではありませんでした。

放射線治療は、閉所恐怖症なので機械の圧迫感に慣れませんでした。今はホルモン剤の飲み忘れがよくあるくらいで、病気になったからといって特につらい思いはしていません。毎日楽しく過ごせています。病気の発覚も、乳頭からの出血を母乳だと思っていた私に、通院している婦人科の先生が紹介状を書いて下さいました。自分ではまったく気づかなかったので早く見つけてもらえてよかったと思っています。夫とは今も毎日笑いあっています。（≧∇≦）

嫌われずによかった（笑）。【りん】

患者コラム

病理タイプ別治療体験記⑤

■閉経後乳がん

検診で「異常なし」の検査結果を受け取ってから、10日後くらいにしこりに気づき、それからすぐに予約を入れて2週間後に初診、その2週間後に告知でした。直感的に「がんかな？」と思いながらの告知だったので、「やっぱり」という受けとめ方でした。

ステージ2aの浸潤性乳管がん。病理検査の結果から、化学療法（EC＋ドセタキセル）、ハーセプチン、ホルモン療法（フェマーラ）の治療となる説明を受けました。術後1週間くらいから傷が壊死しはじめ、その上、蜂窩織炎になり再入院となったとき、まわりの人の一言一言に涙が止まりませんでした。その日まで、「いつもと同じように」と心掛け、がんを受け入れていたつもりだったのですが、きっと無理していたのでしょう。このときは精神的につらかったです。

化学療法の副作用は考えていた以上でした。特に、EC療法時の吐き気が一番つらかった。1日中えずいていて、こんな状態がほぼ1週間続きました。本当に肉体的につらかった。

今、フェマーラを服用していますが、乳がんにかかるまで、がんとホルモンの関係を知らなかった私は、更年期症状緩和のため、告知1年前からホルモン補充療法を行っていました。がんに栄養を与えている状態を自ら作っていたのです。同年代の方には、検診を受けてセルフチェックしていただきたいです。そして、ホルモンが乳がんと関わりがあることを知っていてほしいと思います。【pochi まま】

患者コラム

病理タイプ別治療体験記⑥　特殊型

■両側性乳がん

3年ほど前に、痛みと芯がある感じから受診したものの、「異常なし」と判断された右乳房のしこりが大きくなってきたと感じ、また左側も筋状にしこりがあるのに気がつき再度受診しました。

結果は両側性乳がん。左は非浸潤でしたが、右は核グレードⅢ。「左は右からの転移？」と不安になりましたが、別のものでしょうといわれました（両側性は乳がん患者の約5%とのことです）。

しこりも大きいので、先に標準治療である抗がん剤FEC4クール→タキソテール4クールをしてから手術→ホルモン療法という順の治療となりました。FECでは効果が得られず不安になりましたが、右はタキソテールで5cm→1.7cmまで縮小しました。温存できないことはないけど、左は無理だし、右も石灰化の可能性もあるので両方全摘し落ちついたところで再建を考えたら…といわれ、両側全摘を決意しました。

手術は3時間半。麻酔の点滴も通常は腕にしますが、両側の手術では邪魔になるため首に刺されました。ドレーンも2つ下げるのでポーチもたすきがけでした。

手術の結果、両側ともリンパに転移はなし。左は（広範囲だったが）非浸潤だったので全摘したから完治ということで安心しました。普通に考えると両側なら再発のリスクも2倍になるけど、左だけでも完治といってもらえてよかったです。全摘なので放射線治療もなく、タイミングをみて再建を考え中です。【ライトりん】

■小葉がん

毎年受けていた職場の人間ドックで、乳腺腫瘍による再検査となりました。触っても何もないし、マンモには映っていないけど、エコーでは1cmくらいの腫瘤があるので針生検を行いました（小葉がんはマンモでは映りにくいそうです）。乳がんの知識は何もなく「特殊型」といわれても不安になるばかり。帰宅後、ネットで検索しまくると「予後が悪い」とか「パラパラと散らばる」とか怖いことばかり書いてありました。

先生からは、「小葉がんは境目がわかりづらいので温存には注意が必要だけど、1cm程度の大きさだし、遺伝子検査が陰性だったから温存でいけるでしょう。ただし、追加手術の確率も高いと思っていてください」といわれました。追加手術や全摘になったらそれはもうそのときだと覚悟を決めました。

術後の病理結果は7㎜×5㎜、断片陰性（取った部分のちょうど真ん中にがんが収まっていて、がんを取り切ったと説明を受けました）、Luminal A、ホルモン陽性、Ki-67が5%未満ということで、抗がん剤なしで放射線治療とホルモン治療を受けることになりました。

まったく想像もしていなかったので、「がんが見つかりました。浸潤性小葉がんという日本人には珍しい特殊型です」と先生からいわれたときは、驚きすぎて涙も出ませんでした。時間はかかりましたが、人間ドックでエコーを選んだから早く見つかったと今は前向

きに考えています。【のじまる】

■炎症性乳がん

乳がんを宣告される2年ほど前のことです。生理前になると右乳房の下側に小さなグミのような柔らかいしこりがあることに気づきました。しかし、生理が終われば姿を消してしまいます。ちょうどその頃、他の婦人科系の病気治療で総合病院にて手術することになり、術前に全身の精密検査をしました。レントゲン、CT、エコー、血液検査のどれも異常なし。生理前のしこりは「乳腺炎」との診断でした。

1年くらい経つと、しこりは乳頭の近くに出るようになりました。触るとブヨブヨしていて、その中に成長期の乳房のような芯があります。腋の下が腫れて、乳房全体が熱を持って時々疼くような痛みが走ります。インターネットで検索すると、柔らかくて痛みのあるそれは、以前の診断のとおり「乳腺炎」の症状にぴったり当てはまり、「乳がん」にはまったく当てはまりません。

そのうちに、乳房の皮膚に薄いかさぶたのようなものができました。悲鳴を上げるくらいの激痛に耐えかねて、「乳腺炎を治療するため」に乳腺専門外科を受診することにしました。

診察の結果は、乳がんの中でも発症率1～4%、5年後の生存率30%という「炎症性乳がん」。しこりは4×9㎝と広範囲にわたり、腋窩リンパ節・胸骨・皮膚への転移もありました。

ステージ3c、HER2(++)、ホルモン陰性。「進行が早く、再発・転移リスクが高いタイプ。予後が悪く、かなり厳しい状況です」と説明されて、いきなり人生の結末を予告されたような衝撃でした。

私の場合、しこりが大きく形が不明瞭ということで、まずは化学療法でしこりを小さくしてから手術ということになりました。再発リスクが高いので、抗がん剤でしこりが消えたとしても温存はしない、形を残すことよりも延命が最優先です。最初の3ヵ月はウィークリータキソール×12クール、ハーセプチン×4クールを併行しました。次に3週間毎のFEC×4クール。半年間の抗がん剤生活で、しこりは4㎝まで縮小し、腋窩リンパ節と皮膚への転移は消えていました。

右乳房全摘手術のあとに、放射線照射25回。再発予防のハーセプチン×14クール。すべての治療を終えるまで1年8ヵ月を要しました。

この先、乳がんとの共存生活を続けることになりましたが、母として女性として気持ちに寄り添ってくれた同年代の女性主治医、つらい思いを共感できる同病の友だちとの出会いは、今後の生活でも心強い存在です。

【Beauty Reborn Support（ビューティーリボンサポート）代表　森ゆかり】

ブログ：由宇の『笑う乳ガン共存生活』

http://ameblo.jp/mocca-usagi/

■粘液がん

主治医から、私のがんはステージ1、ホルモン強陽性の大人しいタイプですよと聞いてホッとしていたのですが、書類に「粘液がん」の文字を見つけたときは、特殊がんの知識は何もなかったので動揺しました。

改めて調べてみると、「粘液がん」は乳がん全体の4％程度。腫瘍の中で粘液を産生しその中にがん細胞が浮遊しているそうです。確かに大人しいタイプで予後は良好とありましたが、再発、転移した場合抗がん剤が効きにくいとか、調べた中には予後がよくないとの説もありました。何より特殊型なので症例数や統計数が少ないのでは？と不安も残りましたが、とりあえず「よい情報」と「主治医の言葉」を信じることにしました。

主治医ともよく話し合い、手術は全摘（乳管内の進展が広範囲であったため）同時再建、その後の病理検査結果がLuminal A、Ki‐67は5％であったので治療はホルモン療法のみを勧められました。抗がん剤の上乗せ効果は数％しかなく、あえてする必要はないでしょうとのことで、納得してホルモン療法（リュープリン2年、ノルバ5年）を選択しました。

現在治療を始めて1年半ですが、副作用はホットフラッシュが時折と、肌の乾燥、気分の落ち込みなど細かなものはありますが耐えられないほどではなく、時折乳がんであることを忘れるぐらいです。再発の不安がまったくないわけではないけれど、この治療法を選択してよかったと思っています。**【七海】**

■遺伝性乳がん・卵巣がん症候群かも

私は54歳、長女は27歳の妊娠中で、私の母は37歳で乳がんを発症しました（母は39歳で他界。病理検査は、私はLuminal B、娘はトリプルネガティブ）。「遺伝性乳がん・卵巣がん症候群」（以下HBOC）を疑われ、長女の主治医から遺伝子カウンセリングを勧められました。夫と長女と3人で受けたカウンセリングでは、がんと遺伝子の関係、発症しやすいがんの種類（卵巣がんは乳がんより発見も治療も難しい場合があること、HBOCによる男性乳がんや前立腺がんもあることなどの説明）、遺伝子検査のメリット・デメリットなどの詳しい説明を受けました。私や夫の血縁者（祖父母や従兄妹まで）の細かな病歴などの聞き取りもありました。また余談として、HBOC発症を考慮して血縁者のがん保険への加入も選択肢のひとつと考えておいたらよいと教えていただきました。

カウンセリングを受けて私たちが考えた遺伝子検査のメリットは――、

①遺伝性ではなかった場合は自分自身と血縁者のHBOCへの不安がなくなること。
②遺伝性とわかった場合は、自身および血縁者の乳房および卵巣の予防的切除術の検討ができること。
③血縁者が検診を積極的に受けることでHBOCの早期発見に役立つこと……です。

デメリットは――、

①検査費用が高額であること。
②遺伝性と診断された場合、私や長女を含め女性血縁者が予防的切除術を受けるかどうか悩むこと。
③ほかの親族にも様々な不安を与えてしまうこと。
④現在身体にある乳がんの治療や転移・再発予防には役立たないこと……などです。

私たちが遺伝子検査を受けて（＋）だったときの自分自身や血縁者の精神的混乱と、遺伝子検査をしないまま血縁者がHBOCを発症したときの後悔を思い描き大変悩みましたが、熟慮の結果、遺伝子検査は保留することになりました。血縁者にはとりあえず「積極的にがん検診を受けることと、がん保険に入っておくこと」を提案することにしました。

私たちの体験はあくまでも一例に過ぎません。がんの状態や家族歴や環境も人それぞれに違うので、遺伝子検査を受けるメリットや予防方法も人によって変わるものだと思っています。【ケロヨン】

患者コラム「治療と妊娠」

■妊娠期間中の乳がん

年1度の定期検診でしこりを指摘され、初めてその存在に気づきました。すぐに受けた細胞診では「良性」との結果だったのですが、1年半後、妊娠の検査と併せて〝念のため〟受けた組織診で「悪性」とわかりました。妊娠と同日、38歳の誕生日の告知でした。

自分の身に起きたことを実感できないまま、紹介された大学病院へ行ったところ、出産をあきらめ、治療を優先させるよう勧められました。決心がつくわけもなく、自分なりに情報を集めた結果、たどり着いた別の総合病院でのセカンドオピニオン、そこで「出産」と「治療」の同時進行が可能であることを聞き、やっと張りつめていた思いが緩んだ気がしました。

妊娠4ヵ月で温存手術をし、その病理細胞でオンコタイプDX検査を受けました。ホルモン依存性が高く、抗がん剤による大きな効果は期待できないとの結果でしたが、妊娠中の抗がん剤（CAF）投与を選択しました。効果が0%でない限り、できることはすべてやっておきたかったのです。

お腹の中で一緒に手術と抗がん剤を乗り越えてくれた子供は、自然分娩で健康に産まれてくれました。出産後に放射線治療、現在はホルモン治療を継続しています。治療は楽ではありませんが、その分、子供との時間を大切に過ごすことができています。【Akemi】

■乳がんと体外受精のための採卵

40歳で子づくり中に乳がんが発覚しました。医師から抗がん剤による出産リスクの説明とともに、体外受精準備を強く勧められました。連日、夫と相談を重ねた結果、どうしても自分の子供が欲しかったこと、後悔しないようにやれることはすべてやりたいと思い決断をしました。

術後化学療法が決まっており、採卵チャンスは術前と術後の2回のみ。術前は自然周期採卵、術後は排卵誘発剤を使用した採卵を行いました。

自然周期採卵では、月経開始7日目より子宮内のエコー検査を1日置きに実施し、子宮内壁厚と卵胞の発育具合を確認。血液検査も連日実施し、ホルモン値等を調べます。排卵誘発剤を使用する場合は、月経初日からフェマーラの服用を開始し、1日置きに子宮内のエコー検査を実施。月経開始2日後〜採卵予定日の2日前までは、注射のために連日通院し、最終的に排卵誘発剤を注射します。

1回目の採卵は術前だったこともあり、とても前向きでしたが、2回目は病理結果報告の翌日に月経が始まり、悩む時間もない状態で決断を迫られ、小1時間ほど大泣きし医師に大迷惑をかけてしまいました。

受精方法は、1回目、2回目ともに自然受精。合計7個を凍結保存してもらいました。採卵後には副作用で約2週間寝込み、回復して3日後には抗がん剤治療を開始したため、体力的にも相当キツかったです。

つらい思い出しかないのですが、受精卵を保存できたことで使命感と希望が生まれ、生きることにやっと前向きになれたのでよかったと思います。日本では稀な症例となるので、同じ悩みを持つ方々のためにも希望を持ち続けたいです。**【うにょ】**

【かかった費用】

〈1回目〉
220,500円 ［採卵］
＋
42,000円 ［凍結］
＝
262,500円

〈2回目〉
266,038円 ［採卵］
＋
42,000円 ［凍結］
＝
308,038円

抗がん剤治療を実際に受けてみて…

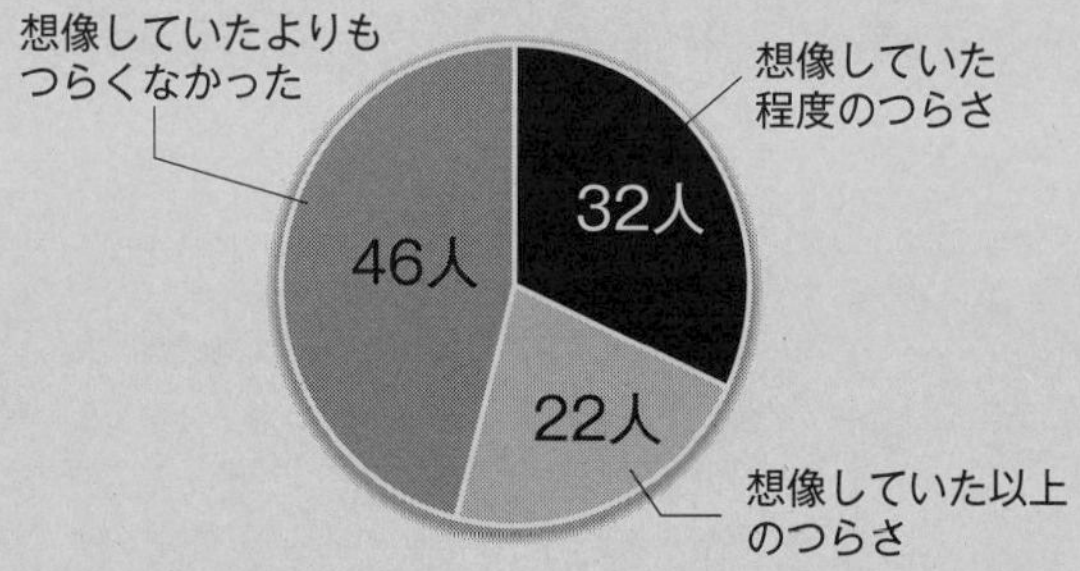

■副作用なし

ウィークリータキソール（パクリ）12回、FEC4回の術前化学療法を受けましたが、副作用はほとんどありませんでした。FECでも吐いたりせず、味覚障害にもならず、FEC・パクリともに寝込むこともなく、友人とお茶やランチに行って、逆にまわりから「本当に大丈夫なの?」と心配されました。

主人に当時のことを聞くと、「美味しそうに何でも食べてたし、あったのはハゲたことくらいじゃないか?」といわれました。風邪をもらって熱が出たりして私的には大変だった記憶もあるのですが、夫が「そうだっけ?」と覚えていないくらい元気だったということですね。

副作用がほとんどなかったので、途中本当に薬が効いているか心配でしたが、3㎝くらいあった腫瘍が、最終的にMRIなどに映らないくらいに消えたので「副作用がない(少ない)=薬が効いていない」のではないということがわかり安心しました。

主人、両親、友人、先生方の支えがあったから安心して前向きに笑顔で治療することができたのではないかなと思っています。本当に感謝しています。【ポコ】

患者コラム「いろいろな抗がん剤」

■アブラキサン

手術後の病理結果で、リンパ転移が4個未満なら放射線治療なし、4個以上なら全摘でも放射線治療といわれていましたが、術前化学療法をやったにもかかわらず、リンパ転移が13個(大きさは最大5㎜、リンパ節は13/20です)もあったので、主治医もビックリして「アブラキサン」が追加になりました(3週間毎に4クール投与しました)。

副作用ですが、投与当日は「少しダルいかな?」くらいで全然元気、食欲も旺盛で、「アブラキサンの副作用は楽勝じゃない!?」と思っていたら、3日目の朝方から下半身の大腿骨と脛《すね》の骨、風邪の引きはじめに痛くなる関節痛の100倍痛いのが襲ってきました。痛みがガンガン、頭痛もあり、微熱まで出て、処方された痛み止めのリリカとロキソマリンも効かず、唸ってのたうち回りました。

4クールともそれは同じで、投与3日目から3~4日痛みが続き、でも食欲は衰えず、リリカのせいか体重増加まで。4クール終わって眉毛は半分残り、まつ毛は全部抜けました。でも、3週間後にはワサワサまつ毛が生えてきて、翌年の1月末にはほとんど元どおりになりました。回復期は多少関節が痛いですが、仕事もできるくらいでしたし、飲み会も余裕でしたよ(笑)。

「酒豪」といわれる私ですが、FECのときは酔い方がいつもと変わらなかったけれど、アブラキサンのときはすぐに酔いが回って記憶がなくなり、自信をなくしてたときがありました。なお、アブラキサンの費用は体

重によって変わるそうですが、1回約7万5千円（自己負担分。社会保険適用）でした。【☆けいこ☆】

■AC療法＋ウィークリーパクリタキセル

術後の病理結果がステージ2b、グレードⅢ、リンパ転移3個、病変が4㎝以上ということで抗がん剤治療を勧められました。病院では術後抗がん剤は標準治療としてAC＋ウィークリーパクリタキセルと決まっており、私の病状でこの薬＋ホルモン療法を受けた場合、10年間の無病生存率は80～85％、無治療の場合は60～70％で、治療をする価値はおおいにあるとの説明がありました。

トータルで半年の治療でした。ACは派手に副作用が出て〝THE・抗がん剤〟といった印象です。ACの副作用は、「脱毛」（1回目の2週間後より）、「吐き気」（毎回1週間。嘔吐はなし）、「爪の変色」（手も足も黒く変色、一部に剥がれあり）、「ふらつき」（倦怠感）。パクリタキセルは、吐き気がない分は楽ですが、じわじわと体力が奪われ、立ったままズボンがはけない、5分歩くのがやっとという状態になり、治療が終わって回復するまでに半年くらいかかりました。しびれ、むくみは1年経った今も残っています。ちなみに、ウィークリーパクリタキセルの副作用は脱毛（AC後わずかに残っていた頭髪、眉毛、まつげが完全に脱毛）、しびれ、ふらつき、倦怠感、むくみ。

しかし、できることはすべてやった安心感はありますし、苦しかった分、きっとよい仕事してくれたと信じており、この治療を受けてよかったと思っています。

【ゆきりん】

■ナベルビン

腫瘍が約4㎝×3㎝と大きかったこと、「CT画像ではリンパ節が腫れているから、微小のがん細胞がすでに体中を巡っているかもしれない」とのことから術前化学療法を行いました。前半3ヵ月はナベルビンとハーセプチンを投与、ナベルビンは2週投与して1週休み、ハーセプチンは毎週投与というスケジュールです。

ナベルビンは、私のようなHER2陽性の乳がんに対して、ハーセプチンと併用することでより高い治療効果が得られるそうで、心臓への負担が少ないという利点もあると説明を受けました。

抗がん剤に対するイメージは、とにかく吐いて激やせして髪の毛が抜けて…というものでしたが、実際はそのようなことはありませんでした。嘔吐はおろか吐き気すらまったくなく、食欲は多少落ちたけれど食事も毎食とれたし、脱毛もありませんでした（後半のパクリタキセルでは抜けましたが…）。

ナベルビンの副作用では、頭痛・胃痛・口内炎などがあり、どれも薬を処方してもらっていたおかげで普段とそれほど変わらない生活を送れました。治療開始から1ヵ月後のエコー検査では、しこりが半分の薄さになり、ナベルビン終了時には1㎝強、後半のパクリタキセルを終えた時点では「ほぼ消失」という結果が得られました。

現時点では、手術はこれからなので最終的な病理結果は出ていません。でも、しこりが画像診断上ではほとんどわからなくなり、切除範囲もほんの少しでいいといわれてとても嬉しく思っています。術前化学療法を提案して、ここまで導いてくれた主治医には心から感謝です。【Alice】

ブログ：A seed of joy ～乳がんと闘うワタシの日記～

http://ameblo.jp/alice-seed-of-joy/

■アバスチン

ステージ4の乳がんで、最初の治療は術前抗がん剤の「ウィークリーパクリタキセルとアバスチン」でした。3週投与して1週休薬のサイクルで、アバスチンは1週目と3週目にパクリタキセルと一緒に投与、ステージの関係で6クール（18回）と長期にわたりました。

おもな副作用は「出血・血圧上昇」です。投与後1ヵ月ほどすると、ヤギやウマ等の毛を使った柔らかい歯ブラシを使用してもほぼ毎日出血がありました。2ヵ月後くらいからは朝鼻血で起きることもたびたびありました。

一番気になったのは血圧の上昇です。投与期間中はずっと高く（いつもは上が100くらいだったのが140以上）、毎日の血圧測定は欠かせませんでした。これらに加え、パクリタキセルの副作用（脱毛や倦怠感、手足のしびれ、むくみ、口内炎や吐き気）もあり、なかなかつらい半年間でした。

また、手術の1ヵ月以上も前に、高血圧や出血しやすいアバスチンの投与を終了していたのに、効力が抜けきらなかったようです。術後、副作用により出血や浸出液がとまらず、そのためにキズがふさがらずに何度も縫うことになりました。

こんなデメリットもありましたが、投与6回目の日のエコーでは6㎝と4㎝のしこりが一回りずつ小さくなり、7回目後に受けたPETでは右肺門リンパ節や右総腸骨動脈リンパ節、鎖骨上下にあった多数のリンパ節転移が画像上では消えていました。ステージ4でも生きる希望の光をくれたのはアバスチンでした。【なったん】

■経口抗がん剤UFT

UFTは、各所のがんの術後に再発防止目的で飲む経口抗がん剤だそうです。その効果はというと、術後無再発率が少々上がるデータはあるようですが、「効かない抗がん剤」という医師もいるようです。

私の場合、術前抗がん剤で完全奏功（がんが全部消えること）とならず、手術直後に主治医から、「術前化学療法、原発巣切除後に病理的完全奏功が得られなかったER陽性乳がんに対する、術後療法におけるホルモン+UFT併用療法の臨床試験に参加して、UFTを2年間飲んでみませんか?」と提案されました。「飲まなきゃかなりマズイ状態なんでしょうか?」と聞いたところ、「ホルモン療法だけでも充分と思いますが…」とのことでした。結局、この臨床試験に参加することにしました。もちろんUFTのおかげで再発しなければありがたいと思いますが、私の中ではUFTは再発防止の第一の決め手として比重をおいてはいません。

現在、服用開始から10ヵ月が経過しましたが、副作用として一番気になる脱毛はありません。白血球・血小板は低下しています。最近になって手にも副作用が出始め、手のひら、手の甲のところどころに小さな水泡、ひび割れや出血等があります。比較的副作用は軽いというものの、飲み続けると副作用が出ますので、とりあえず減薬することになりました。このように量の調節ができるのも経口抗がん剤のよいところかと思います。【sunny】

■CVポート

化学療法を行う際、CVポート（中心静脈カテーテルの一種で、正式には皮下埋め込み型ポート）を皮膚の下に埋め込んで薬剤を投与することがあります。体の中に埋め込みますので、小手術を必要としますが外からはほとんど目立ちません。

おもなメリットは、薬剤投与による静脈炎が起こる可能性が少なくなることです。

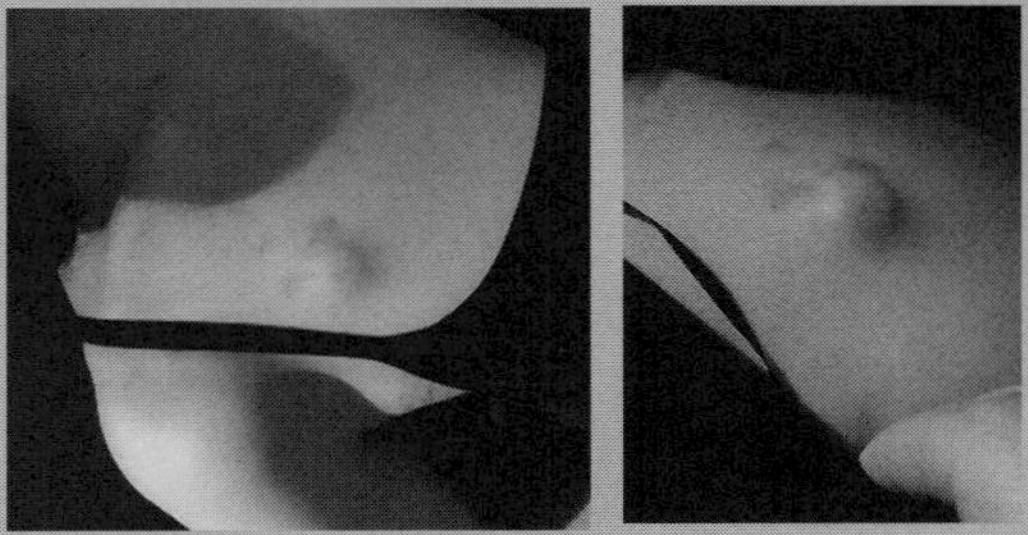

CVポートの例

■PICC（ピック）

腕から挿入する中心静脈カテーテルです。他の中心静脈カテーテルと比較すると、腕から比較的簡単に挿入できます。

《PICC挿入術》 術前検査として血液検査と胸部レントゲン撮影を行い、最初にルートをとる針を刺して（先生曰く難しいのはここだけ）、あとは局部麻酔（特に痛くない）をして挿入していき、おそらく移動CTのようなもので、心臓に届いているか確認してテープでとめて、はい終わり（時間的には30分程度ですが、一応オペ室で行われます）。

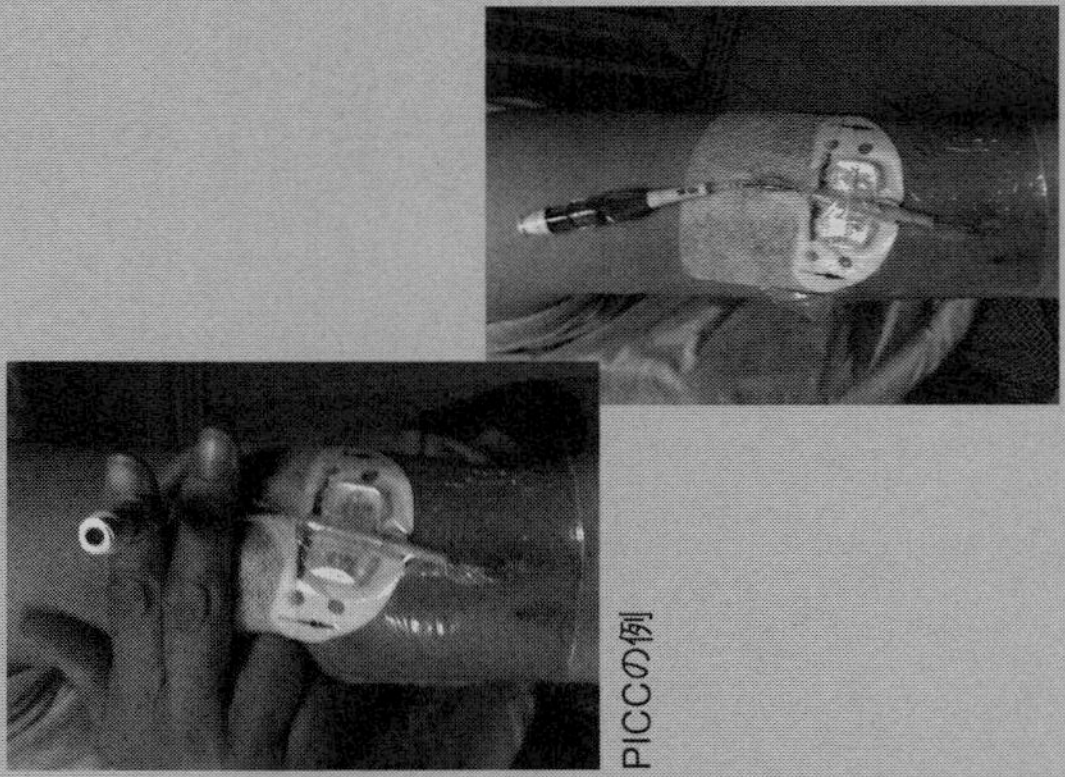

PICCの例

《費　用》 保険適用で支払額約6500円（別途術前の検査費用5270円）

《入れた後》 最初は点滴挿入のぶらぶらの部分にガーゼぐるぐるで子供とは「きゃー。腕にち○ち○がついちゃったぁ～」とゲラゲラ笑い（小2の子供…ちなみに㊛（-_-;）

まわりは痛いし、テープは痒いし。こりゃ、半年間も大丈夫かな？と思ったら4～5日で痛みも痒みもなくなり（季節も冬でよかった♪）洋服を着ればわからないし、とても快適です。【MINO】

患者コラム「抗がん剤の副作用で治療が中止」

私はLuminal Aで、先生からは「大人しいタイプ」といわれました。当初は腫瘍がそこそこ大きかった（2・7×2・1㎝）ため、術前抗がん剤（パクリ3ヵ月［12回］+FEC3ヵ月）で腫瘍を小さくしてから温存手術をしましょうといわれました。

ところが、8回目のパクリが終わって何日かしたら、38度ぐらいの熱が出ました。抗生剤と鎮痛剤を処方してもらったものの熱が下がらず、また3日ぐらいしてからもう一度受診してCTを撮った結果、薬物性の間質性肺炎ということがわかりました。呼吸器内科で診察を受け、ステロイド錠剤の服用で入院せずに済みましたが、熱は結局1週間ぐらい出ていました。

この副作用の間質性肺炎の影響で、パクリ8回のみで術前抗がん剤治療は中止となりました（主治医は30年近く患者さんを診てきたそうですが、この副作用は私で3人目ということです）。

そのときの感想は、「やった！ FECをやらなくて済む！」と、「え～っ、大丈夫なの⁉」でした。「抗がん剤治療中にKi－67が5%以下になったらその時点で手術に切り替える先生もいるから大丈夫」といわれ、手術に挑みました。結果、Ki－67の数値は当初10%だったのが、術後の病理結果では1～2%といわれました。これはホルモン剤でなんとかなる程度の数値だそうです。

あまり心配ばかりしすぎてもキリがないので、あとは「神のみぞ知る」だと思い、自分のできることを日々コツコツやって行こうと思っています。【けい☆】

ハーセプチンの副作用は?

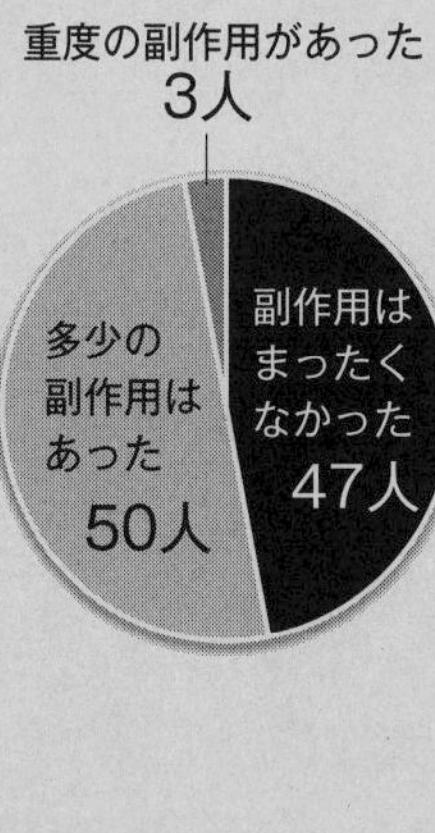
重度の副作用があった
3人
副作用はまったくなかった
47人
多少の副作用はあった
50人

■ハーセプチンの副作用・少しあり

①朝、駅の階段を登るとき息があがる（以前は感じたことがないので「あれ?」という感じ）
②突然鼻水がたれる（ツーっとたれ、鼻血かと…）
③指の関節がこわばる（特に起き抜けがひどく指が曲がらないので指の運動をしました）
④膣のまわりがヒリヒリする（ハーセプチン全18回のうち14～15回目くらいから）
⑤異常に涙が出る（瞳がいつも潤んでいる感じで、朝は目ヤニがすごい）【てんてんてまり】

初回は39度を越える発熱があり、その後治療中少し動悸はありましたがそれ以外の副作用はありません。私の場合ハーセプチンはあまり苦痛ではありませんでした。

【クウ】

■ほとんどなし

検査の結果、HER2が3＋でハーセプチンが効くタイプだといわれて受けました。

腫瘍が3㎝大でそのままだと全摘でしたが、術前にTCとハーセプチンを組み合わせて小さくなれば温存できるといわれました。ハーセプチンの投与は術前に3回（3週間に1回、TCは4回）、術後単独で予防のために14回受けました。以前は術後にしかハーセプチンは使えなかったそうですが、術前も使えるようになったと聞いて救われたような気持ちになりました。

初回の点滴の発熱もなく、普通に日常を過ごすことができました。ただ、じっとしていたあとに動くときには関節が痛くて、これさえなければなぁ…と、いつも思っていました。でも治療も終わる頃には嘘のようになくなっていました。

本当に普通に過ごせて治療も30分程度で終わるので、治療中に不安になったり、つらく思ったりすることもありませんでした。治療を受けて腫瘍も小さくなったので温存でき、副作用もほとんどなくてよかったと思っています。

【anan】

■まったくなし

初回からまったく副作用はありませんでした。手応えを感じるくらいのちょっとした副作用があれば、治療中だと実感できたと思いますが、治療していることを忘れるくらいでした。【友里】

■副作用あり

術前検査の針生検の時点で、「このタイプにはハーセプチンがよく効くから！」と、主治医からハッキリといわれました（この言葉は、私にとって後々重い言葉となるのですが…）。

初回投与では何事もなく、2回目3回目も特にハーセプチンでの副作用？と思う症状はありませんでした。

4回目頃から、気がつくと鼻水に鼻血が混じるようになり、ちょっと早歩きをしたり普通に階段を上がっただけなのに動悸と息切れが続き、それまでは片手で持つことができた急須が重くて両手でなければ落としそうになるなどの症状が目立ち始めました。さらに、抗がん剤をしているときですら続けていたウォーキングも、7回目ぐらいからはあまりにも動悸が続くためにできなくなりました。

そんな状態でも投与は続き、折り返し地点で仕事に復帰。体調不良はピークに達し、背中全体、身体の節々の痛みに加え、重りをつけているかのように身体が重く（抗がん剤の副作用のピーク時に近い）、この頃から記憶にないものも含めて、青あざが太股から足首にかけて目立つようになりました。

後日、自分と同じような症状があったものの今は落ちついた人の話を聞き、「私と同じような症状の人がいるんだ。治療が終われば身体も楽になるんだ」と、気持ちが前向きになっていって、残りのハーセプチン治療をがんばって受けようという気持ちになりました。【ウィッキー】

【副作用の例】

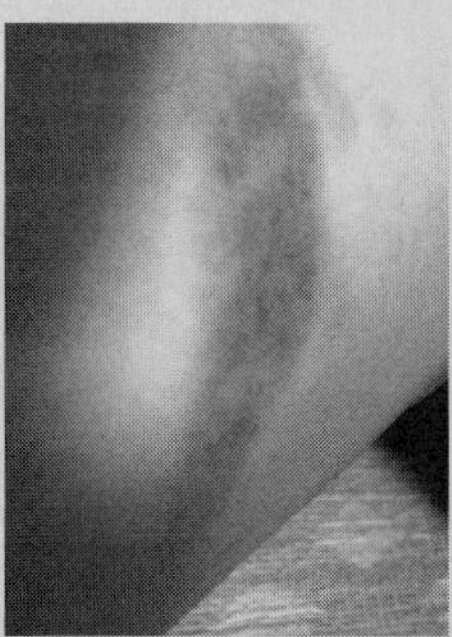

太股部分にできた青あざ

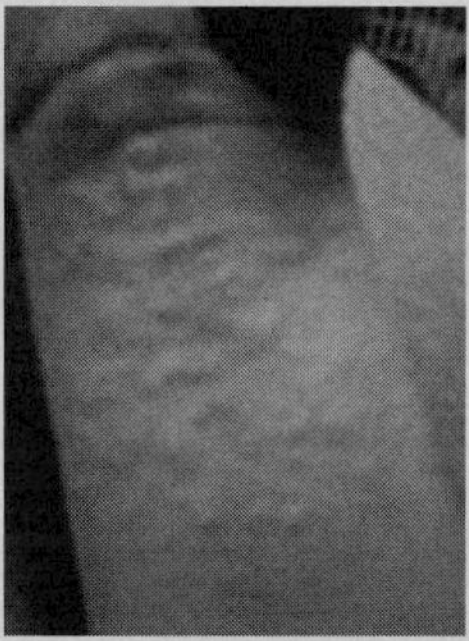

TC療法の副作用で全身にじんましんが…。【まあにゃ】

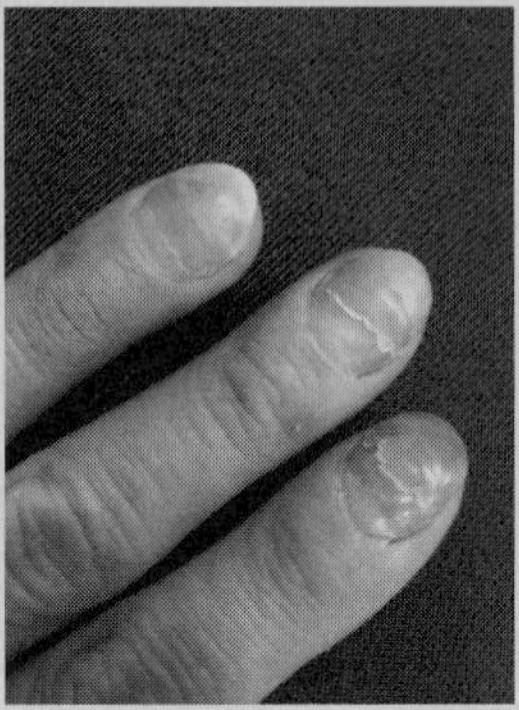

タキソテール＋ハーセプチンで
手の爪の層が剥がれました。
【かおるる】

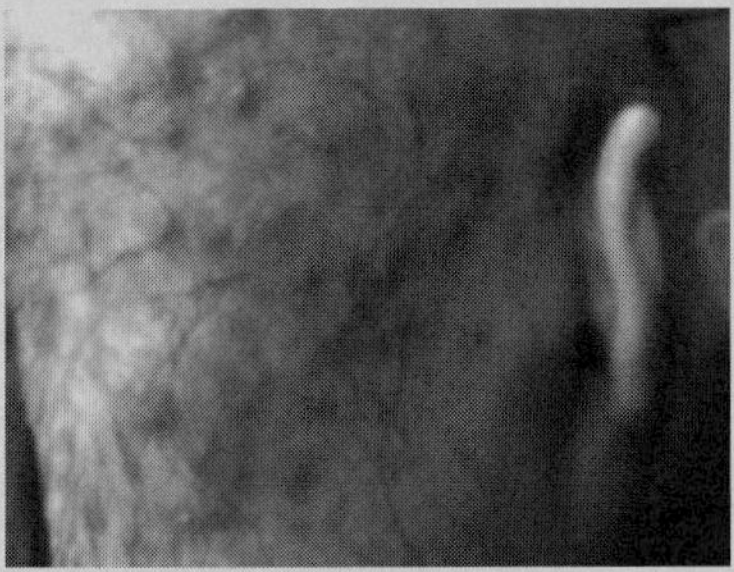

FECによる副作用で頭部に炎症が起きた例

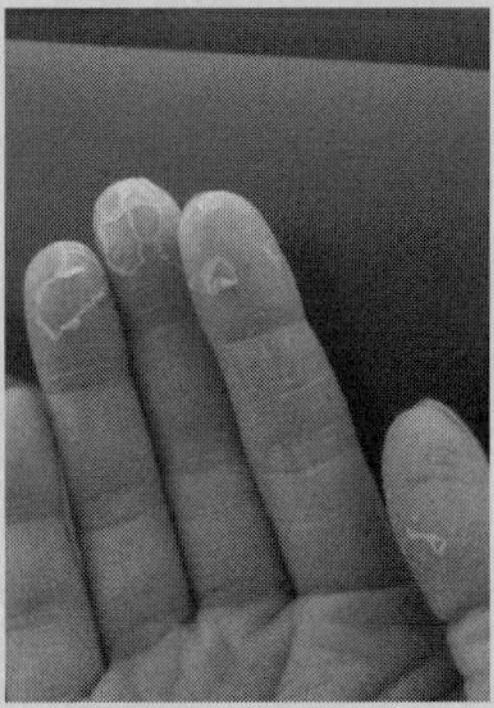

タキソテールの副作用で
指が腫れて皮がめくれました。【yuko**】

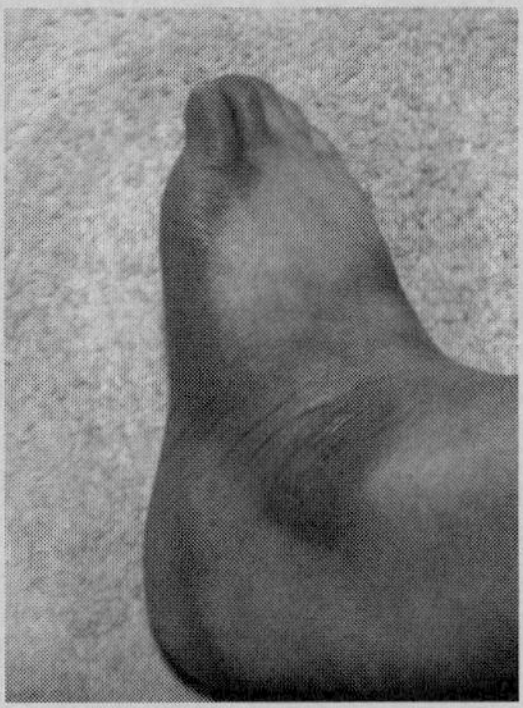

TCの副作用【yoppi】

私の病院ではアイスグローブ等、冷却素材がまったくなく、ブログなどで冷却したほうがよいことを知りながら、そのままにしてました。結果、手足はパンパンに腫れ上がり（写真左）、立っているのもつらかったです。爪はすべて浮き上がって、なんとか剥がれるまではなりませんでしたが、人の目につくこともあり、わかる人にはわかってしまうんですよね。病気がバレてしまったこともありました。【yoppi】

ブログ：ゆる〜く＊＊ゆる〜く
http://yoppi.blog.eonet.jp/default/

副作用対策

■これがいいかも

「水分補給とうがい、保湿を忘れずに」と看護師さんからいわれ、点滴中はペットボトルを2本飲んでトイレにばかり行ってました（抗がん剤の治療中はトイレに行くたびにうがいして、手を洗ったら保湿してました）。そのおかげか、FECのときもタキソール・ハーセプチンのときも口内炎はできず、グーパー体操をしていたので「しびれ」も出ませんでした。【こまち】

仕事に対して自信が持てなかったり、ひどく緊張してしまうときには、安定剤のソラナックスにも頼りました。ケモ前半はやせ我慢して薬に頼らなかったため、かなり精神的にキツイときもありましたが、後半は薬でうまく気力をコントロールでき、大分楽に働けるようになりました。【reeco】

いろいろな方のブログを参考にし、副作用対策をすることができたのも、副作用が少なかった要因かと思います。【ポコ】

びわの葉を1㎝くらいに切って鍋で沸騰させ、その湯を風呂に入れる「びわの葉入浴」をやっていました。冬に抗がん剤をしたので冷えやすく、お風呂でゆっくりすると気分転換にもなりよかったです。FECには血管が硬くなるという話がありますが、びわの葉入浴のおかげか、血管も針の痕も1週間もしないで消えました。【ゆきちん】

■やっちまった！

TCが終わったあともしびれがなかなか引かず、足がしびれて感覚が鈍くなっているのに土手を降りようとして滑ってしまい、じん帯損傷でギブス生活…放射線治療中のことです。やっぱり手足をしっかり冷却しておけばよかったと、つくづく思いました。【yoppi】

ドセタキセルの副作用を抑えるために処方されたデカドロ

ンのせいで、「眠るってどうするんだっけ??」というくらいの不眠状態に。

その当時はまったく無自覚だったのですが、不眠とともに気分がどんどん落ち込み、友人に絶交メールを送ってしまったり（あとで仲直りできました。よかったーっ!!! ごめんなさい!!!）、夫に「ハゲ」とひとことといわれて2日間ずっと泣き続けたり…。

そのあと、いくらなんでも「こりゃおかしんじゃないか?」とやっと気づいて眠剤を飲み、ケロリと元に戻りました（恥ずかしい…）。副作用対策をしなかったことを大後悔しています。【naoyom】

FEC3回目を投与したあと、ディズニーランドへ遊びに行き、調子に乗って2日も遊んだら、帰りの車の中で39度を越す高熱を出しました。

全摘後にエキスパンダーを入れていたのですが、炎症を起こしてエキスパンダー除去手術をしました…。

【しまちゃん】

抗がん剤治療からの回復

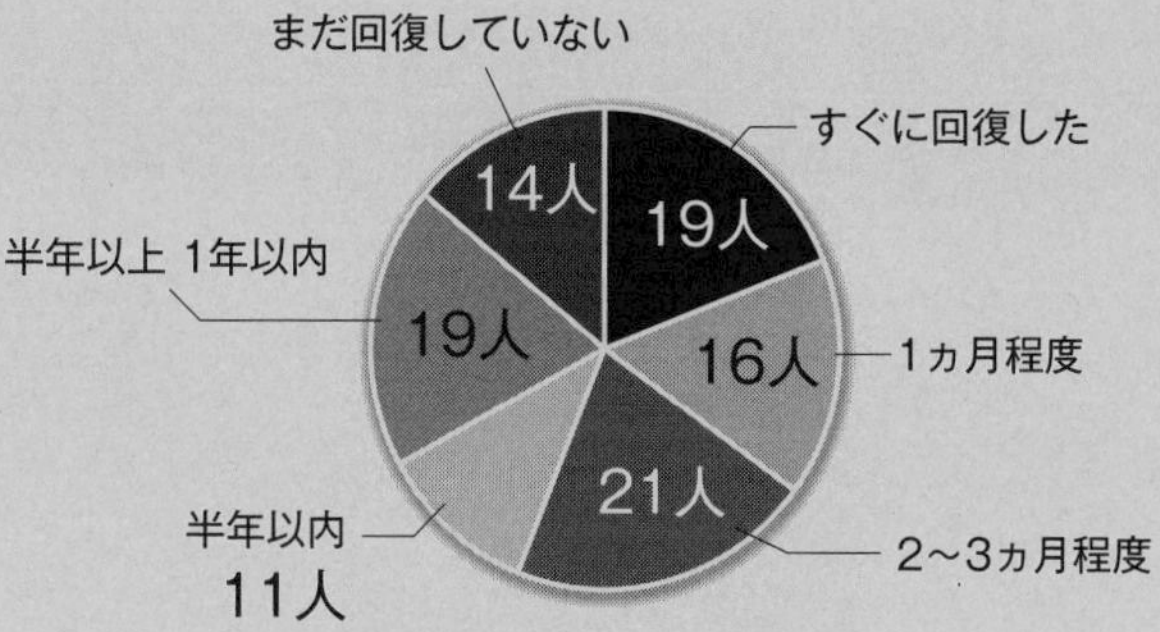

5年ほどカンフーをやっており、ちょうど出場する予定だった大会当日が奇しくも入院日という運命のイタズラ。胸の手術、腋の生検、放射線治療と、結局4ヵ月休会したのちに復帰。当初はさすがに筋力が落ちてヘロヘロでしが、今はほぼ元どおりに。【すず】

治療が落ちついてからの1年は「がんばらないこと」を目標に自分がやりたかったことをしてきたので、体力の回復はもちろん、精神的にも落ちついたと思います。【赤ちゃん】

術前・術後抗がん剤、いずれも副作用からの回復が早かったので、治療中でありながら演劇活動を続けたり、磐梯山にスキーに行ったり、被災地ボランティアに行ったり、温泉に行ったり…。

体調と相談しながら好きなことをして過ごすことができました。【てんてんてまり】

抗がん剤終了後ちょうど1年ほどですが、当時と同じくらい手足のしびれは残っています。でも、慣れてしまったのか日常生活に支障はないです。【Keiko】

白血球の数値は完全に回復しておらず、今も少し低いままですが、自覚症状もなく、先生からも「日常生活には問題ない」といわれているので今のところあまり気にしてません。【nanaha】

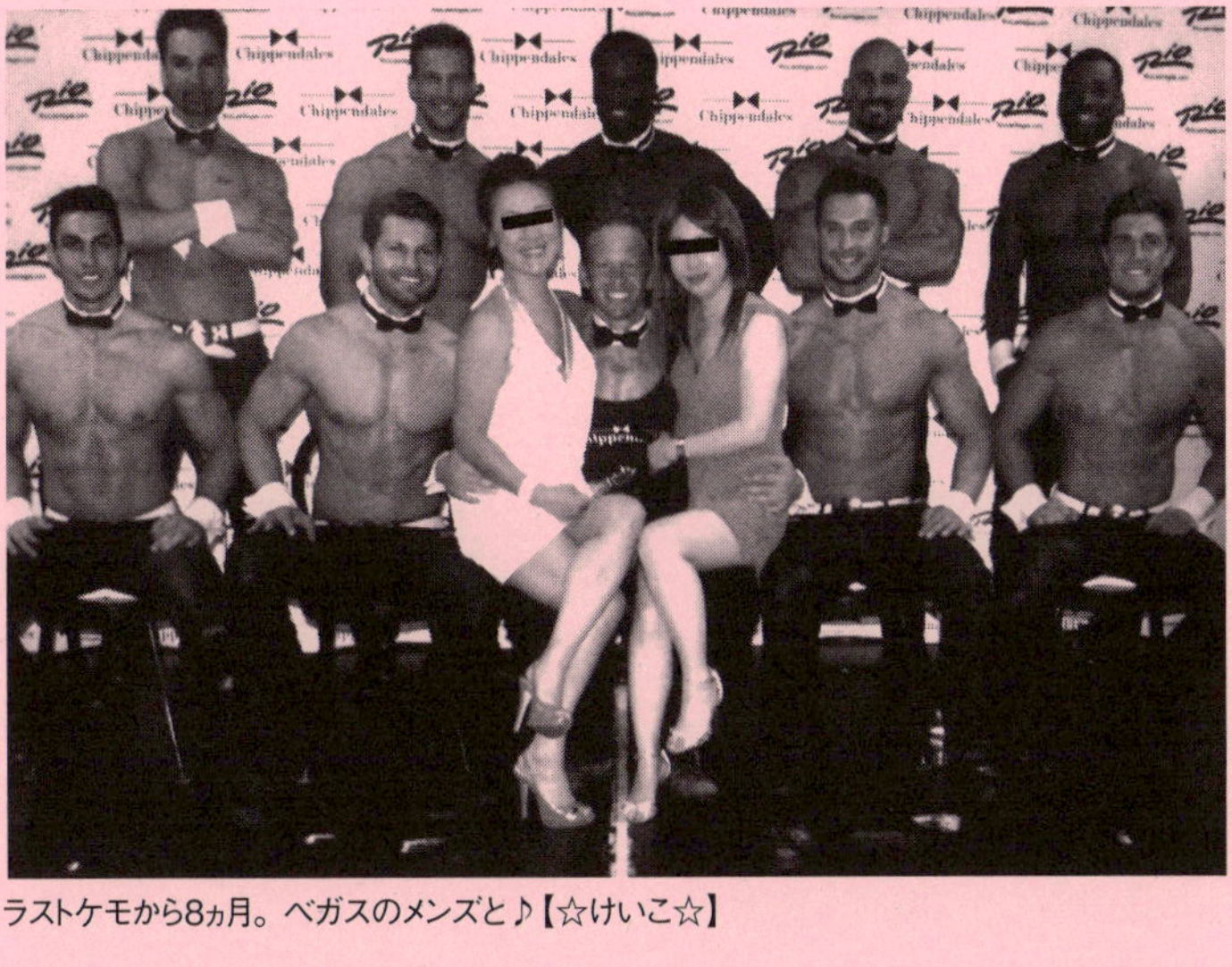

ラストケモから8ヵ月。ベガスのメンズと♪【☆けいこ☆】

髪の毛がなくなりました…

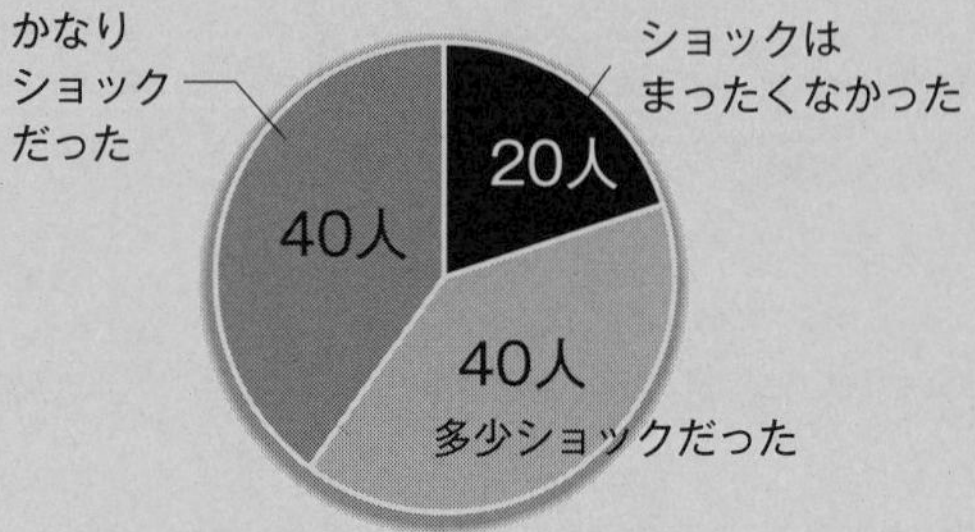

＊抗がん剤治療をした方のみ

■結構へっちゃらでした

正確には、抗がん剤をやらなくてはならない、髪が抜けると聞いたときから抜けるまでがショックでした。抜け始めたら日々抜けるし掃除が面倒で、「早く抜けてしまえ～」と開き直り、前向きになった。【belleys】

抗がん剤治療を始める前に「薬の副作用で髪の毛が抜け

ちゃいますけど、毛根は生きてるので治療が終われば必ずはえてきますから!! 絶対に大丈夫です!!」と力強く看護師さんにいってもらった言葉に勇気づけられました。【みぽりん】

■切なかったです

「薬のせいだから仕方ない」とあまりショックはなかったけど…10歳の娘が泣いていた。【まき】

なんか女性じゃなくなるようなさみしさやショックで、鏡を見るのがつらかったです。ケア帽子を被る自分の姿が、ドラマで死んじゃう人に見えて泣いたこともありました。美容院に行くのが好きなので、行けないことも悲しかった。写真は一切残さなかったし、今は記憶からもほとんど消されてます。たぶん痛みとか苦しみとかより、脱毛が一番つらかったかも。【アクア】

脱毛前に娘を連れて床屋に行き、娘の目の前でスポーツ刈りにしました。刈り終わったあと、「どう?」と娘(3歳)に感想を聞いたら、「お母さん、かわいいよ」と涙目でいわれ、つらい思いをさせてるとわかってつらかった。【sunny】

頭を丸めたとき、旦那が「写真に撮っておくか？」と冗談でいってきたときは、悲しくて泣いてしまいました。
【ゆきちん】

患者コラム「アイスキャップ体験記」

■効果あり

手術3日後から抗がん剤治療が始まりました。点滴ではエンドキサンとタキソールをウィークリーで受け、経口ではUFTを朝夕服用していました。看護師さんに勧められるまま、脱毛防止用の「ディグニキャップ」をつけての抗がん剤治療でした。

私の病院では、ディグニキャップはケモ室に2台あり、1台で2人つけることができました。まず、濡れないように大きめのタオルを肩にかけると、看護師さんが霧吹きでシュッシュッと頭に水をかけてくれます。ほどよく髪が濡れたら、シリコンのような素材でできているディグニキャップをピッタリ貼りつくように（競技用の水泳帽を被るように）頭部に隙間ができてないことを確認しながら被せてくれます。その上からさらにヘッドギアみたいなもので固定してスイッチオン。4度前後をケモ中保ち続け（夏でしたから気持ちよかった）、ケモ後も30分続けます。

わけあって4クールで抗がん剤をやめてしまいましたが、頭部の脱毛はなかったです。ケモ室で一緒になる方々で頭部が脱毛された方にはお会いしませんでした。なのでウィッグも脱毛してから買うようにと先輩の患者さん方から助言を受けました。

ディグニキャップのおかげで抗がん剤による脱毛もなく過ごせたことは嬉しく思いました。**【エリー】**

■効果なし

トリプルネガティブの乳がんで、再発予防のための抗がん剤として、FECを1回当たり、投与量を通常の8割、回数3回で受けることになりました（主治医が提示した選択肢から自分で選びました）。

さて、点滴初日。ドキドキ。処置室のベッドで看護師さんに手渡されたのは、シャワーキャップ（?）と冷たいヘッドギア（?）。看護師さんに効果を聞いてみると、「抜けにくくなるといわれてますけど…」と、首を傾げながら答えてくれた。

1回目の投与後、2週間ほどすると抜け毛が目立ち、2回目の投与時にはシーツに抜け毛がたくさん‼ 立ち去るときは心苦しかった。3回目の投与時には大部分が脱毛したので坊主頭にして行きました。ハゲ頭なのにやっぱりアイスキャップ使用。毛がないので冷たさが直接伝わってきて点滴よりもツラい。

私の場合、アイスキャップの恩恵は受けられなかったみたい。その後はカツラなし、帽子で過ごしましたが、ラストケモから3ヵ月後にはベリーショートで帽子もとれました。**【ふうすけ】**

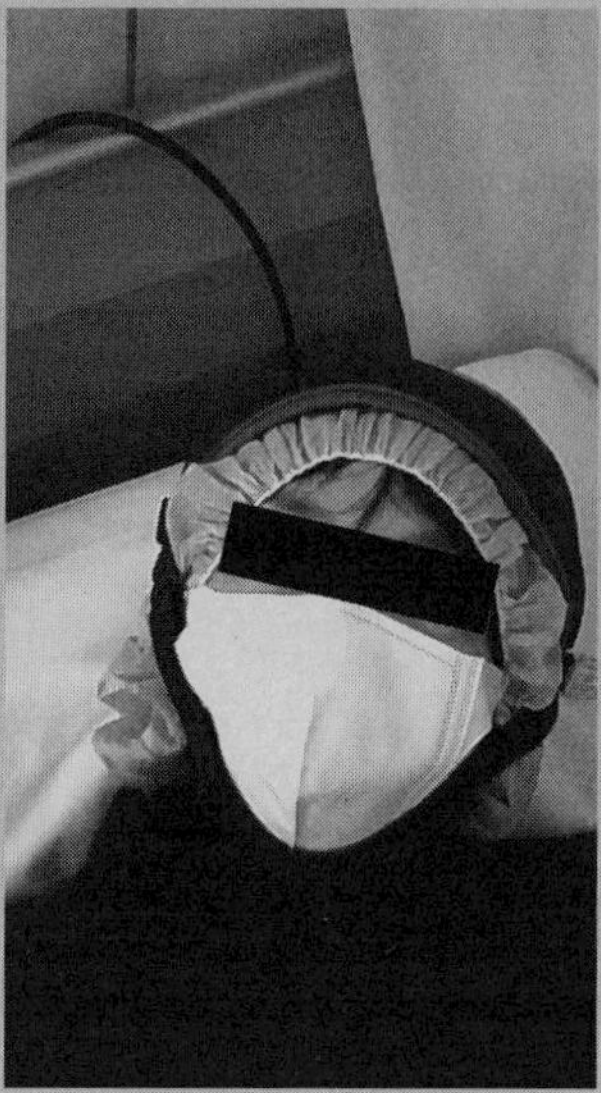

■ここで買いました

フルウィッグは、ヘアエピテーゼ協会というところに登録している美容院で購入。一軒家で1階が普通の美容院で2階がウィッグ専門となってるので、人目も気にせず対応してもらえました。とにかく脱毛前と同じ髪型で、まわりの人にわからないように…というのが一番だったので、自

ウィッグの費用について教えて!

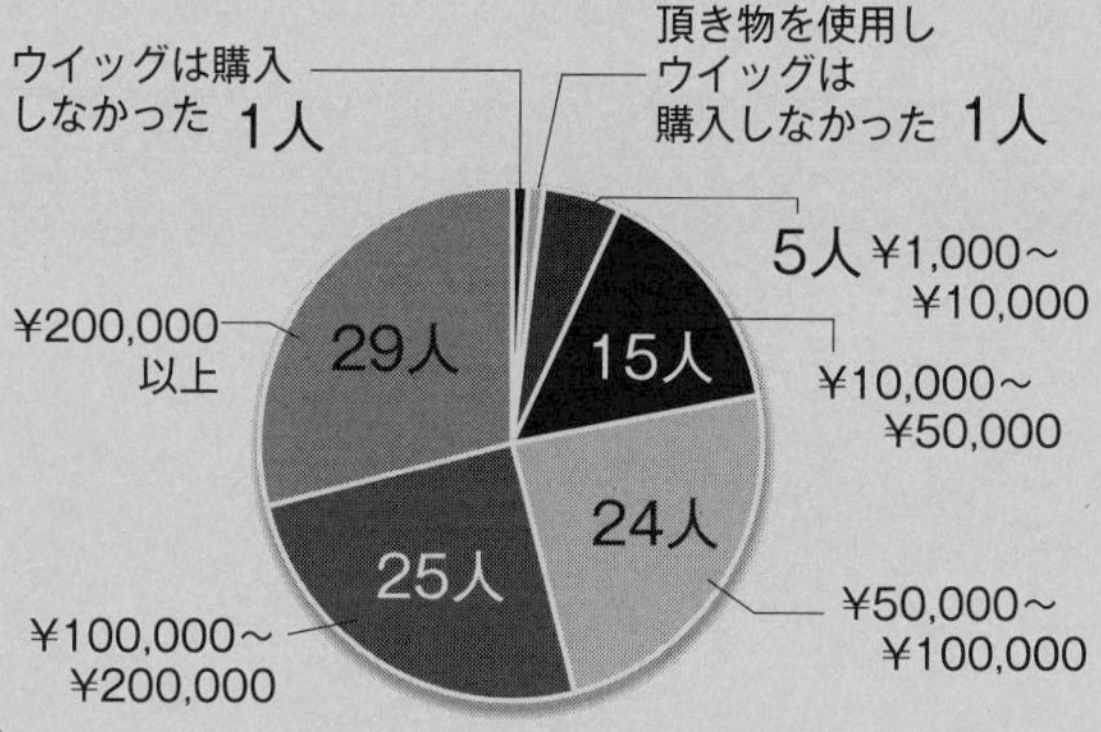

*抗がん剤治療を受けた方のみ

然な仕上がりで大満足でした。【Haru（うらら）】

ケモが冬だったため、つけ毛&帽子で事足りてました。フルウィッグは私の場合は購入ではなくリース（4ヵ月程度）でした。NPO法人キャンサーネットジャパンの医療用かつらデイリースフルウィッグ（初期費用15750円、1日263円［税込］×日数分。毎月引落）。短い期間ならリースもOKだと思います。【ちゃきゃろ】

スヴェンソンで25万円のものを購入。2回目の抗がん剤のときにフルウィッグで病院へ行くと、「まだ抜けてないの？」と主治医に聞かれ、「もうウィッグですよ」というと、「えっ、全然わからないねぇ。それどこの？ いくらしたの？」と聞かれた。ケモ室の看護師さんにも「ぜんぜんわからないわぁ」とビックリされ、毎日ウィッグの患者さんを見ている主治医や看護師さんにもわからないのかと、こっちがビックリ。【ひーちゃん(^^)】

ベリーアンドローズにて購入。ウィッグユーザーのかわいらしい店主さんがご自身で立ち上げたお店で、ウィッグ以外の小物も充実、使い勝手もよかったです。【kinoko】

アデランス医療用ウィッグ「フォンテーヌ」を30万円で購入。自社で行われる抗がん剤の勉強会などがあるらしく、ケモの話もよく通じるので安心できました。私の髪を数本とって、その髪質・色とほぼ同じものを作って頂けましたので、近所の方にもあまりウィッグとバレなかったようでした。【sunny】

ウィッグはいくつ買った？

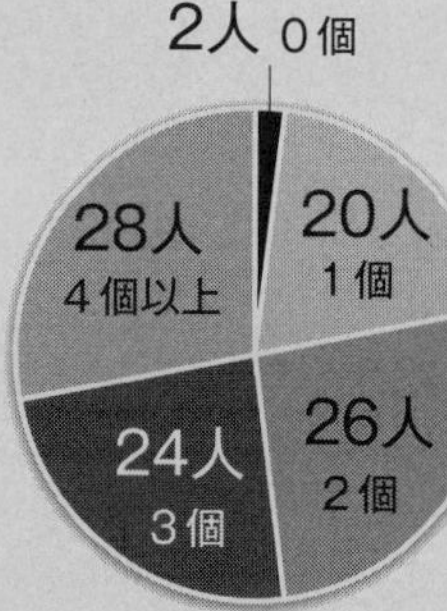

2人 0個
20人 1個
26人 2個
24人 3個
28人 4個以上

■買いませんでした

抗がん剤治療の3ヵ月間（TC）は、仕事も休むし、すぐはえてくるわねと思い、結局ウィッグは買いませんでした。初めは人の目が気になったけどだんだん慣れました。【まるを】

友だちが2～3年前に使ってた、おしゃれ用ウィッグをもらったので0円。【りん】

■楽しんでました

自分にはできない外巻カールの物を1万6千円ほどで購入。脱ヅラ初日、「ウィッグだったんだよ～」とカミングアウトしたら、「毎日外巻カールきちんとしてるなーと思ってた」だって。【ひかり】

地毛はクルクル天然パーマなので、憧れのサラサラストレートヘア（イメージはいきものがかりのヴォーカル）を楽しみました。【へ～こ】

「ショートも意外に似合うやん、アタシ（笑）」と新しい発見もあってよかったです。【みぽりん】

元々くせ毛なので、梅雨の時期や雨の日は大嫌いでした。が、ウィッグだとサラサラ！雨の日が好きになりました。(*´艸`)【Haru（うらら）】

帽子好きなのと、仕事をやめて通院と未就学児育児に専念していたので帽子を利用することが多かったです。今思えば医療用ウィッグなしでも乗り切れたかも。【kinoko】

ウィッグのエピソード

■やっちまった！

7万円のセミオーダーのものを購入。初回のみカット無料ですが、装着せずにカット。しかもカットが下手で、被ってないからまったく似合わない！芝居をやっているので、「70歳のおばあさんの役」のときに一度被ったきりで使っていません。【てんてんてまり】

せっかくウィッグをつける機会なのだから、いつもの自分とはかけ離れた髪型にしたくて、茶髪のロングを試着したら悪役プロレスラーみたいに…。

結局、脱毛前と同じような、おとなしめのもので落ちつ

きました（がっかり）。【naoyom】

治療していたドイツで購入時、マネキンが被っているとカッコいいボブスタイルなのに、私が試着するとショートカットに。ヨーロッパの人は顔が小さいといわれて、自分の顔がでかいと気づきみんなで大笑い。【まき】

真夏ケモの真っ最中、夕方ヅラを被り忘れて外出、ハゲ頭を世間に晒してしまった。すぐに気づき引き返すも時すでに遅し…。帰宅してマジ泣き…。【うにょ】

ネット付つけ毛は夏場によいかと購入したが、もみあげがないと超不自然。毛量も少なかったため被ってません。

【ゆきりん】

■ちょっと工夫

髪を切るようにいわれましたが、（地毛）ショートから（ウィッグ）ロングになるのは変なので切りませんでした。

【anan】

私は肌が弱かったので、髪質はもちろんですが、肌にあたるネット部分が柔らかいものでないと頭皮が痒くなり大変でした。中に被るネットの内側にガーゼを縫いつけるなど若干細工をしてました。【Sachi】

ウィッグのつむじ部分に地肌（肌色のネット）が付いているかいないかでかなり値段が違うのですが、仕事で帽子を被れなかったり、ウィッグ生活が真夏で暑くて帽子を被りたくない場合は、地肌ネットが付いているほうが自然でバレにくくてよいと思います。【ひーちゃん(^^)】

■ウィッグ、その後…

もう二度と使わないという決意のもと、脱ヅラ後すぐに夏目雅子さんの「ひまわり基金」に寄付しました。

【じぇにー】

無料メンテナンスの期間にお店に行ってクリーニングをしてもらい、しまってあります。二度とお世話にはなりたくないと思う反面、リンパ転移ありの中間リスクとしては手放せません。高かったしね(∇_∧)【へ～こ】

友だちの子供が仮装大会で女装するので貸してほしいといわれ、貸したまま返ってきてない…。【ひかり】

あまり傷んでいなかったので、東北の患者さんへ送る寄付に応じました。【reeco】

抗がん剤治療後に生えてきた髪は?

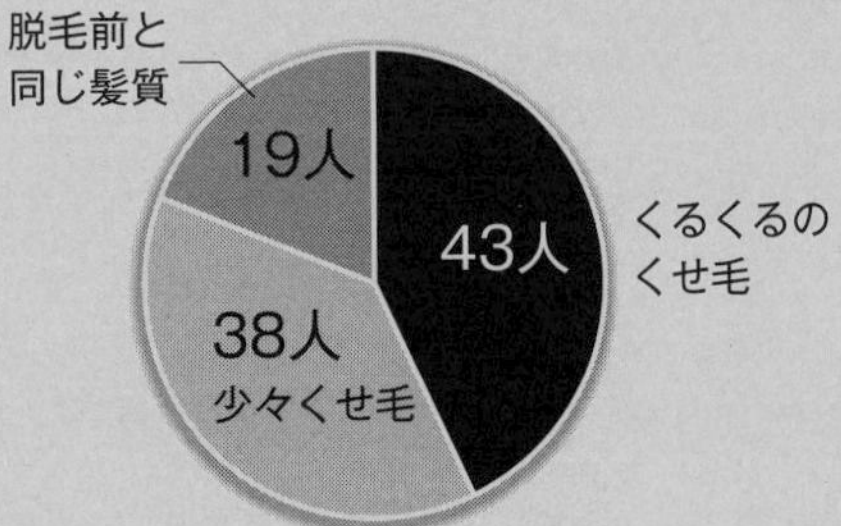

＊抗がん剤治療を受けた方のみ

■すんなり生えました

伸び始めはくせ毛がひどかったけど、今はふんわりパーマのようなくせ毛に落ちついてます。【アクア】

ラストケモから2ヵ月くらいで発毛。脱毛前は、「硬い、太い、多い、黒い」髪の毛だったのが、「柔らかい、細い、赤ちゃんのような」髪の毛に。でもカットするたびに、前の髪質に戻っていきました。【ゆうこりん】

ラストの抗がん剤が11月28日。年末前に頭に産毛が生えていましたが、年明けに鏡を見たら色がつき始めていました。せっかくだから筆でも作ろうかと思ってます（笑）。【belleys】

■ちょっと苦労しました

術前ケモ→手術→約2ヵ月お休み→術後ケモだったので2回脱毛しました。術前はともかく術後にせっかくはえてきた髪の毛が再び全部抜けたときはとても悔しかったし悲しかったです。

術後ケモが終わったのが2012年5月。ひと月くらいしてポヨポヨした産毛がはえ始めました。そのあとすぐにハーセプチンを18回投与しましたが、この薬剤による脱毛はありませんでした。

今は落ちつきましたが、しっかりした太い毛から柔らかい

毛に変わりました。くせもひどく、寝起きの頭を見て毎朝爆笑していました。【てんてんてまり】

もともと細目の柔らかめ。はえ始めは赤ちゃんの産毛みたいに弱々しい極細な髪がたくさん。そして白髪が大量発生。その姿はまるでメスのダチョウ…。【うにょ】

ラストケモから3～4ヵ月後？に発毛。くせが強くなったような気がしますし、量が減ったかな…。育毛剤へナをしてみましたが、効果は感じられません。【赤ちゃん】

特別なものは買っておらず、シャンプーするときに地肌をマッサージしてただけです。脱毛前と変わらずツヤツヤとした髪が生えてきて、みんなが「いい髪だね～」とほめてくれます。【belleys】

■発毛のために工夫したこと

ヘッドスパは気持ちがいいですし、髪質も改善されるのでお勧めです。おかげ様で自然とストレートに戻りました。ただし、ケモ直後は頭皮が弱っているのでマッサージはNG。8ヵ月くらい経ってからにしました。腫瘍内科の女医さんが、ケモ後半年以上経ったら染めても大丈夫といってくれたので、白髪染めも迷わずしています。【reeco】

スキンヘッドのときから、スヴェンソンで買った地肌用のシャンプーを使っていました。元々の自毛は割と茶髪でほぼ直毛（少しだけウェーブあり）でしたが、生えてきたのはグリングリンで真っ黒くろすけ…ビックリげっそりでした。ただ、だんだんと元の髪質に戻りつつあります。【ひーちゃん(^^)】

いつ脱ヅラしましたか?

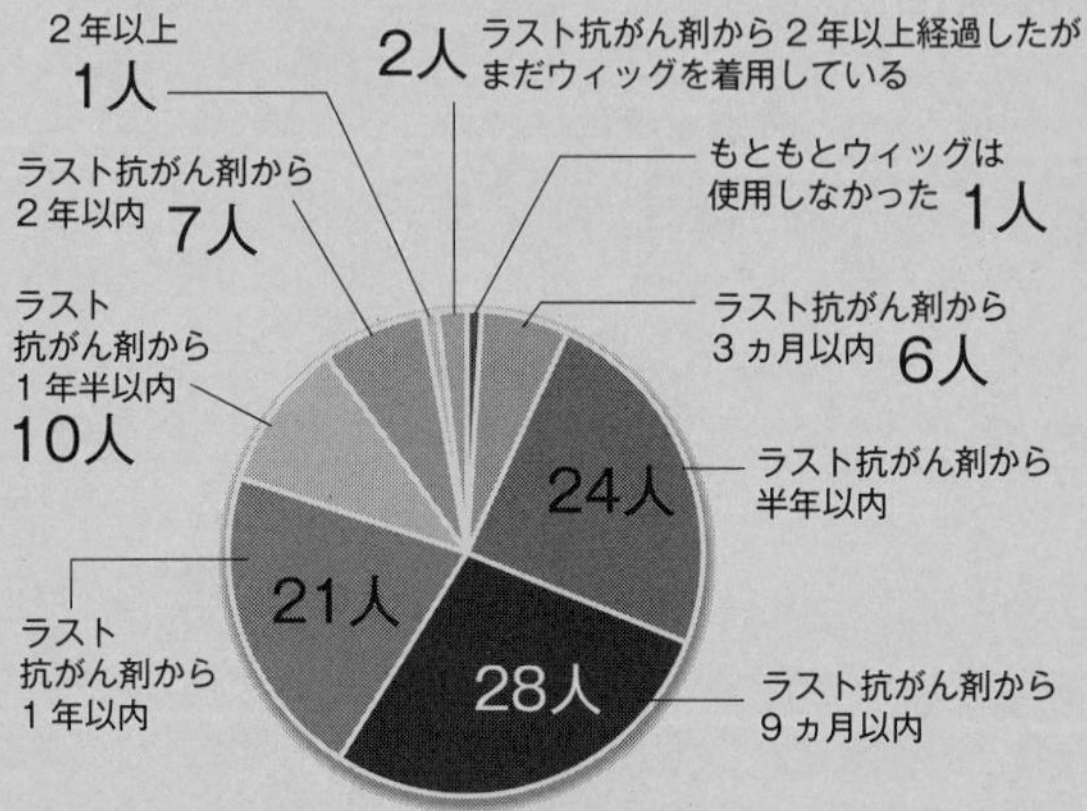

■このタイミングで…

最後のケモから半年後に脱ヅラ。そしてスーパーベリーショートで大好きな人の舞台を観に行きました！しかも最前列！！！もう何も怖くなくなりました（笑）。

【アクア】

ラストケモから9ヵ月、旦那の家族と旅行に行くことになってて、ヅラ被って行くつもりだった。だが…朝、鏡を見てヅラを被ったらものすごい違和感があり、突然「えいやっ!」と脱ヅラで旅行へ。自分でもビックリ。ちゃんと違和感を覚えるときが来るんだと思った。

【yoppi】

購入したウィッグを持っていつも行っている美容院でカットをしてもらったら、地毛のときより髪型をほめられることが多くなりました。それだけに、脱ヅラのタイミングが難しかった…。【Sachi】

■周囲の反応

職場の同僚は病気のことを知ってるので、ベリーショートがよく似合うとほめてくれました。【ゆうこりん】

触れないでいてくれた人、思い切り聞いてきた人、異常な若作り（笑）だと誤解して遠ざかっていった人、似合うといってくれた人などいろいろでした。【てんてんまり】

脱ヅラのあと、気持ちよくベリショを楽しんでたのに、たいして仲良くもない人から、「どうしたの？病気？脳の

病気?」とかいろいろいわれ、おまけに号泣されて私が気落ちし、しばらく上向いて歩けなかった。**【yoppi】**

「思い切ったねー!」といってくる同僚には、ウィッグとバレてなかったのだとほくそ笑み、逆にあえて髪型に触れない人がいると「病気がバレてたのかな?」と邪推してしまいました。**【reeco】**

ラストケモから1年2ヵ月で脱ヅラ。ヅラと同じヘアスタイルだったせいか、あんまり大きな反応はなし。「あ〜イメチェンしたんや〜」って、拍子抜けするほどにささやかでした。**【みぽりん】**

放射線治療のトラブルは?

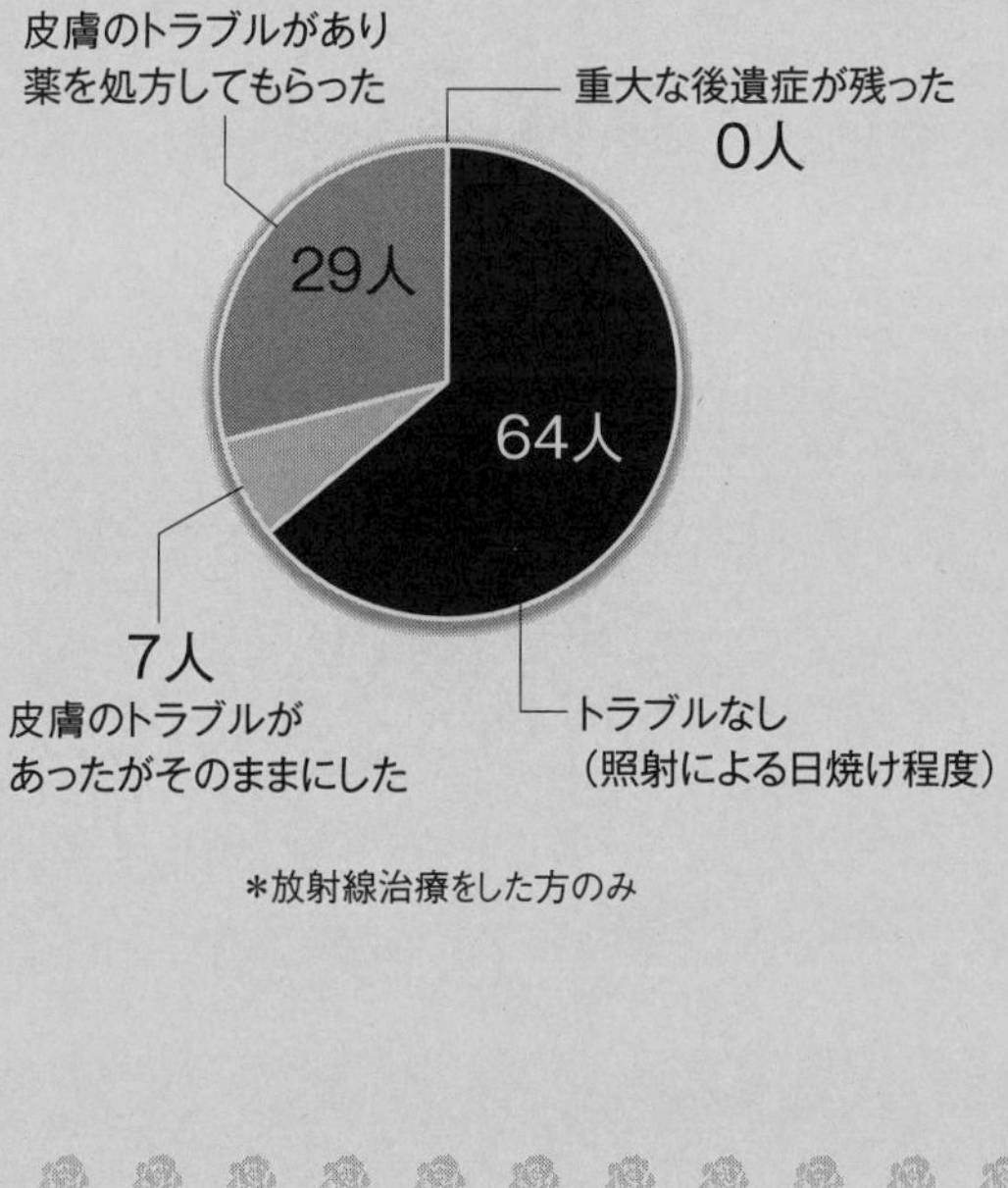

*放射線治療をした方のみ

■トラブルなし

トラブル一切なしです。痛くも痒くもなく、本当に照射されてるのかと不安でしたが、半分ぐらい終わった頃から、うっすーーーら赤くなり、痒みも少しあったのでやっと実感しました。でもその程度。8ヵ月経った今は見た目わからないです。**【anan】** *左乳房50グレイ25回回数を重ねていくと日焼けしたみたいに赤くなりました。痒みがあったのでリンデロン（軟膏）を処方してもらい毎日ヌリヌリ。治療終了後は黒っぽくなりギョッとしましたが、入浴中にこすってみたら垢のようにポロポロとれて綺麗になりました。特に後遺症はありませんでした。【へ〜こ】
＊左乳房＋鎖骨50グレイ25回

前と背中側が日焼け程度になりましたが、さほどトラブルはなし。4時からの予約だったので娘（4歳）を連れて毎日通いました。看護師さんや技師さんがDVDを見せてくれたり、折り紙を折ったり、毎日飽きさせないよう一生懸命してくれて本人は楽しかったようです。私自身も10分くらいで終わるので、なんの苦もなく楽しく（？）通えました。【おっくん】＊左乳房50グレイ25回

■軽いトラブル

照射中はやたらと眠く、ダルかったので、仕事中に居眠りばかりしていた。
【ひーちゃん(^^)】＊左乳房50グレイ25回

全摘でしたが、リンパ節転移の数が微妙で、主治医と相談の上かけることに。皮膚が弱いので皮膚炎を心配したが、放射線科の先生に「そういう人に限って大丈夫なんだよね（笑）」といわれ、まさにその通り、黒くはなりましたがそれだけでした（笑）。ただ開始1週間目だけ、車酔いのような症状が出ました。2日ほどですぐに回復、因果関係ははっきりしませんが、ほかに原因が思い当たりませんでした。

【ぴー子】＊左胸壁＋鎖骨50グレイ25回

だるく疲れやすい、ひたすら眠い、下痢など、振り返ればいろいろありましたが、梅雨時だったので、夏バテだと思っていました。同じ治療をされていた方たちが同じ症状だったので、あれは副作用だったのかな…。【naoyom】
＊右乳房60グレイ30回（全乳房照射25回、ブースト照射5回）

鎖骨上も照射したので放射線が食道をかすめるために、食べ物が飲み込みにくくなった。【みきちゃ】

■後遺症あり

汗腺がつぶれてしまっているので汗をかけません。照射した時期は真冬だったので気にならなかったのですが、暑い

季節になって体全体が汗でびっしょりになっても照射部分はサラサラのまま。汗をかくことによって熱を放出して体を冷やすわけですが、それができない照射部分は熱がこもって驚くほど熱くなります。【kumi】
＊左乳房25回（50グレイ）＋左乳房下方外側主病巣ブースト5回（10グレイ）＝合計30回60グレイ

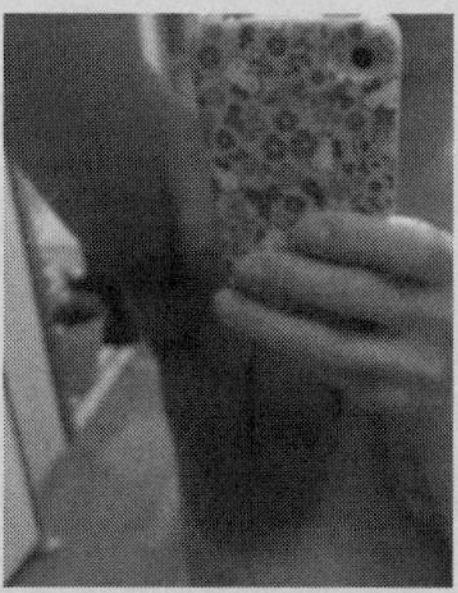
放射線治療により皮膚が赤黒く腫れた例

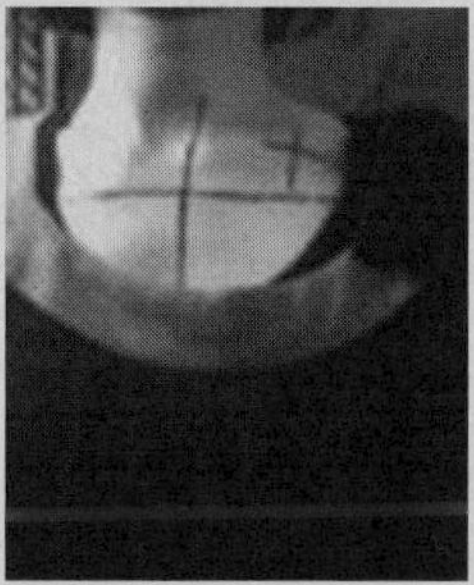
放射線治療中の位置決めのためのマーキングの例

手術→放射線治療→抗がん剤治療の順に実施。初回ケモ3日後から急に左胸の照射部位が真っ赤〜どす黒くなって腫れあがりました。
その後もどんどんひどくなり、水ぶくれと痛みで体を動かすことも大変でした。そのうちケモの副作用（吐き気、骨髄抑制による熱発）も始まり救急に駆け込むことに…。
放射線終了して4ヵ月以上経ちますが、乳腺のこわばりもきつくて圧痛もあります。【まあにゃ】＊左全乳房照射50グレイ25回

■小線源治療

私が受けた「小線源治療」は、局所放射線治療法の一種です（私の病院では約200例近く実施されています）。

手術の際、腫瘍を切除するのと同時に、直径1〜2㎜程度の細いストロー状の管（アプリケーター）を切除した部分に留置します（本数は乳房の大きさ、切除部分の大きさにより異なりますが通常3〜15本です）。

術後、この管の中へ小さな線源（放射線を出す物質）を機械で挿入し、腫瘍を切除した空洞の中から放射線を照射します。照射は1日2回（朝と夕。1回あたり10〜15分ほど）で、通常は計8回で照射が終了となります。

皮膚を経由せず、乳房内から直接乳腺組織へ放射線を当てることができるので、1回に当てる放射線の量を増

やすことができ、照射が8回という短期間で終わります（私の場合、手術による入院と同時に終了しました）。

なお、アプリケーターを挿入している間、痛くないのか気になりましたが、痛みはまったくありませんでした。アプリケーターは退院の日に抜き、抜いた跡は現在ほとんど目立ちません。

私の放射線の部分照射についての感想は、「楽」のひとことに尽きます。退院後、25〜30日間通院する必要もなく、全乳房照射に見られるような皮膚炎、感覚異常もまったくありません。

主治医も話していましたが、お仕事をされている方は時間がないので特にお勧めです。**【プリエ】**

ホルモン療法の副作用は?

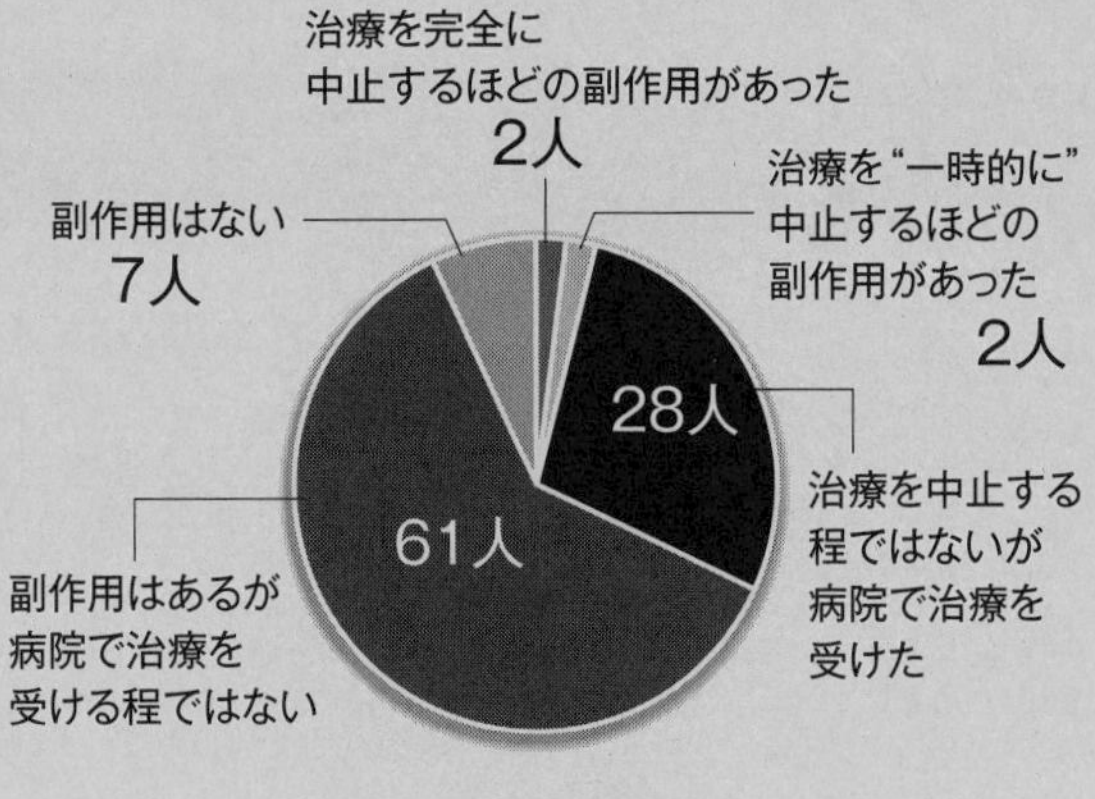

＊ホルモン療法を受けた方のみ

ホットフラッシュはありましたか?

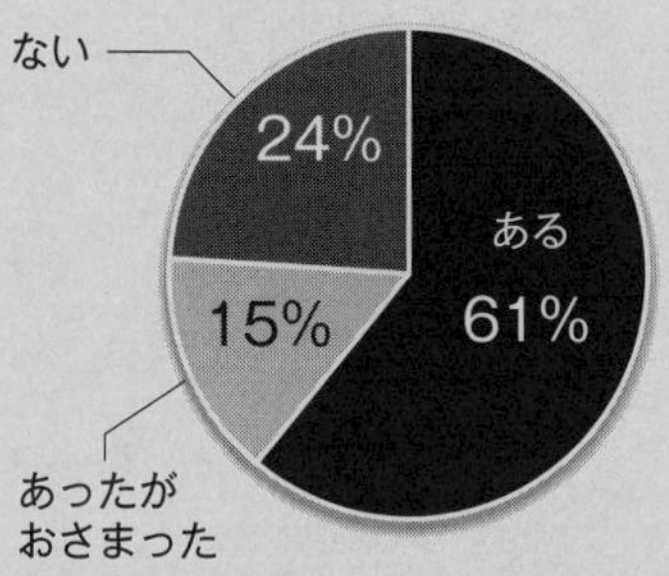

一番つらかった副作用は?

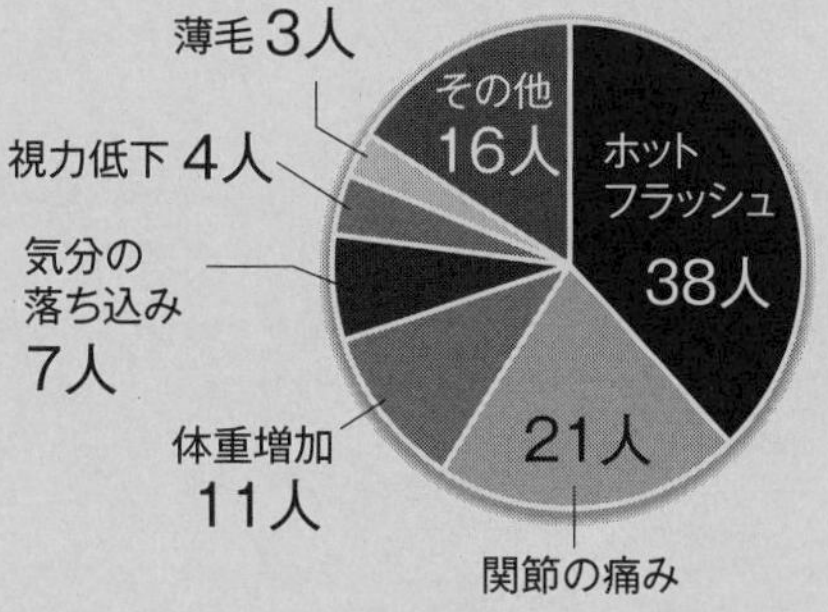

■ホットフラッシュ、あったけどおさまった

飲み始めて最初の1～2ヵ月は多少ありましたが自然消滅しました。**【赤ちゃん・reeco】**

開始後半年くらいで落ちつきました。**【yuko**】**

■ありません

今のところないです。**【ポコ】**

飲み始めて5ヵ月目に入りますが、よく聞くホットフラッシュはありません。**【のじまる】**

■あります（継続中）

開始直後は冬場でも半袖・短パンで真冬に扇風機を使ってました!! 今は仕事中は半袖。家ではロンTか半袖。2年目は、前の年の冬よりは寒さを感じるようにはなりましたが、結局副作用がひどく休薬しました。**【しまちゃん】**

頭の上に雨雲がいるよってくらいひどいホトフラです。先生に耐えられないと泣きついて、ホトフラ対策の漢方「ツムラ25」を始めました。**【みやこ】**

夏は日に三度くらい、秋はほとんどなくておさまったのかと思ったら、冬は日に一度ですが後頭部から貧血が起こるような感じになってフラフラ。【PON】

年齢的に治療前からも症状があったので、薬の副作用がどれだけのものか定かではないのですが、昨年の夏は、それはそれはひどかったです。

クーラーはホトフラが治まったあと冷えすぎるので使えず、夜中も2~3回起きてはウチワでパタパタ…毎日寝不足でした~（11月頃からやっと寒くなってマシになりました）。【すず】

閉経後5年でやっと更年期障害を脱したと思ったら、乳がん→抗がん剤→ホルモン剤で更年期が戻ってきた感じです…。【ケロヨン】

ホルモン療法後の体重の変化は?

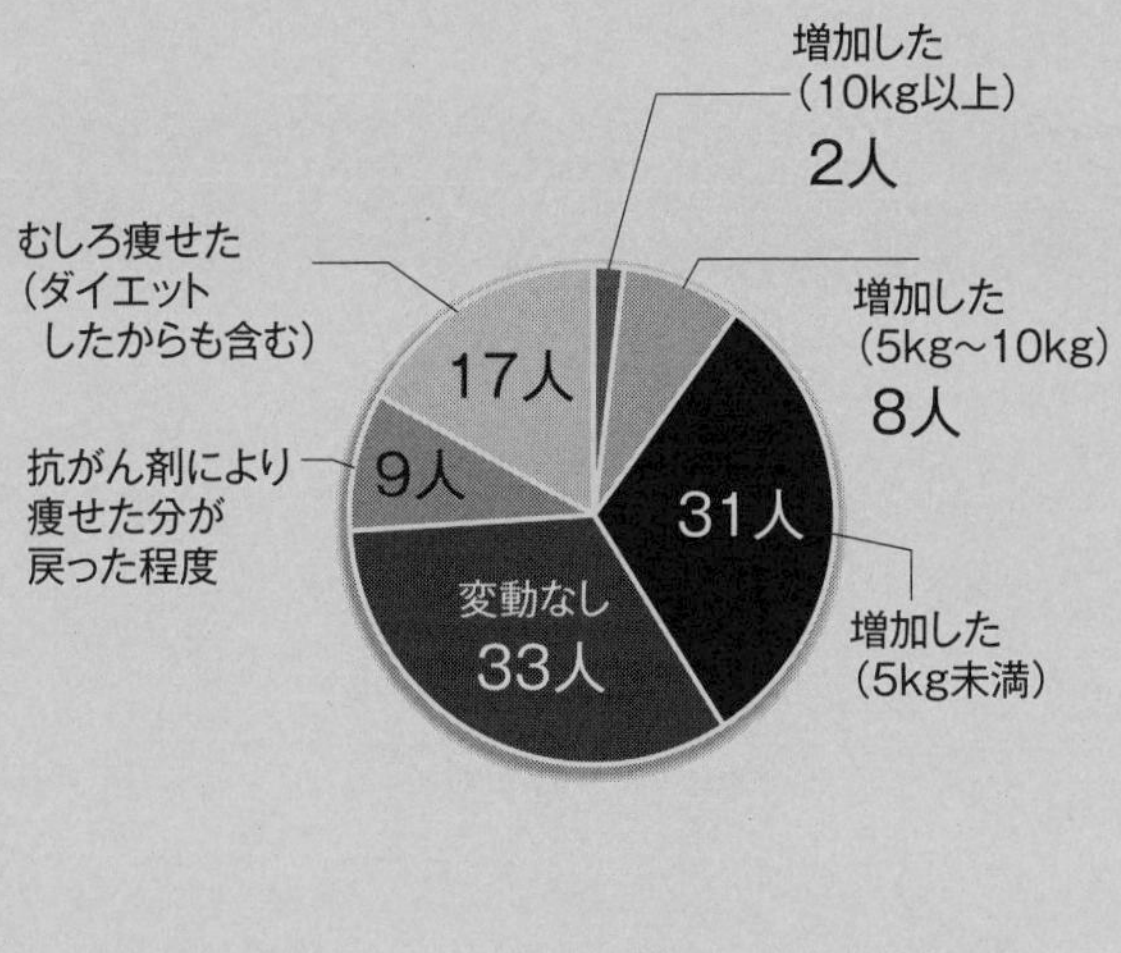

今日測ったら10キロ 増えてた(°_°)【ゆきりん】

体重が増加しないようにと注意していましたが、代謝が落ちたためか…血中の中性脂肪は術前の3倍増しになりました。空腹感・満腹感どちらも乏しく、味の濃いモノを食べ過ぎていたかも。運動不足もあると思います。【パオ】

主治医は、「この薬で体重が増えることはないから！　みんな薬のせいにするけど!!」といっています。【バッタちゃん】

関節の痛みやこわばりは?

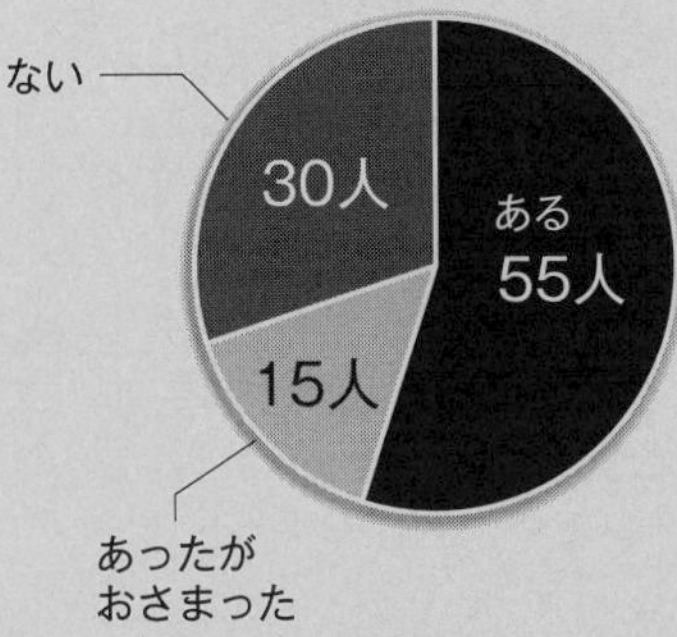

■**あります**

手指のこわばり、著しい握力の低下で物をよく落とす（これが一番不快な症状です）。なので、レジでお金を出すのに手こずります。【yuko**】

手をグーにできないくらい痛いです。あと膝も曲げにくい。筋肉痛もあります。この項目が一番深刻かな。【ゆきりん】

ケモの後遺症も残っているのではっきりとはいえませんが、朝は関節のこわばりもあります。動く前に屈伸しないと膝が痛いです。【まあにゃ】

■**おさまった**

治療を始めた当初はこれが一番ひどかったが今はほとんど感じない。【PON】

ホルモン療法による薄毛

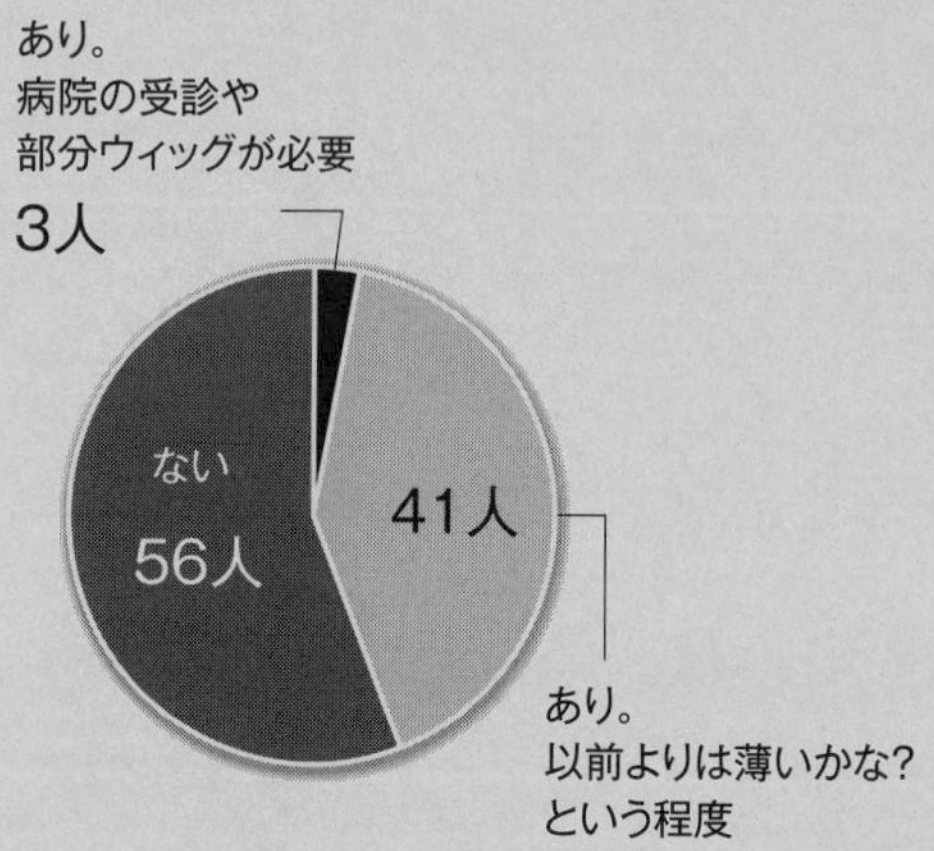

■あります

頭頂部から前髪の生え際までのエリアが薄い。ほかは脱毛前の毛質に戻ったが、上の髪の毛は細いね～っと美容師さんにいわれた。**【はな】**

■ありません

ないと思います。ただ、まつ毛が抜ける前の長さ・密集度までは復活していません。抜ける前は「マッチ棒何本のる?」という感じだったので。**【ポコ】**

抗がん剤が抜け切ったあたり（?）から、ヅラが浮くくらいモリモリ生えてきました。**【バッタちゃん】**

ありません。**【ゆうこりん・しまちゃん他】**

気分の落ち込み

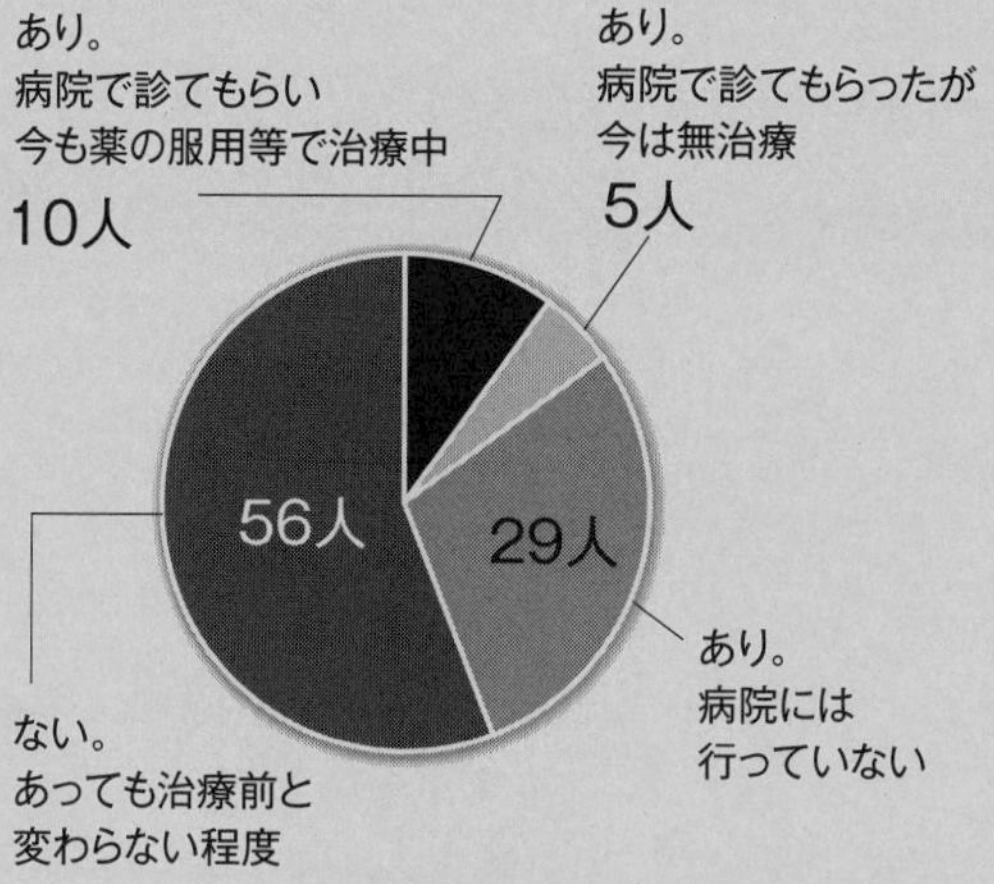

■あります

脳と手足や記憶がつながらない感じ、イライラ、ちょっとしたことで叫びたくなる、フタなどが閉められない…。私の場合はリスクのほうが高いと思い、ホルモン療法を中止しました。【ぽこぴょん】

自他ともに認める〝ポジ子〟な自分に、まさかメンタル面で副作用が出るとは思いもよらず、ハリだのアロマだのよさそうなものは片っ端から試してみましたが、ほとんど効果なし。処方してもらった軽い睡眠導入剤がお守りがわりになったのか、その後1ヵ月半くらいで薬に頼ることなく、症状はウソのようになくなりました。【すず】

■ありません

特になし。【ポコ・PON・はな・yuko**・jade 他】

その他の症状

■視力低下

視力が急激に低下し、本やTVを観ていると急に視野が狭まり見えなくなったり、すぐ回復したりしました。眼科に行き異常がないか診てもらって、視野の眼薬をしたりメガネを作ったりしました。昼は光に感じやすくなったため、度入りサングラスをつけて外出してます。結局、視力異常のため1ヵ月で服用中止になりました。【美保】

目を開けているのがつらい、目が開かないといった症状がありましたが、薬をやめたら回復しました。【ぽこぴょん】

■眠れない

寝つくのに2〜3時間かかったり、夜中に目が覚めて朝まで眠れなかったり。連日だと非常につらくなってきます。主治医に相談し、睡眠導入剤をいただくようになりました。それに連動してか、精神的に不安定になり、心療内科で更年期障害用の漢方薬もいただいています。一方、覚悟していたホットフラッシュと閉経はまったくなくて、肩透かしでした。【Jury】

■指の不調

ばね指・ドケルバン病になりました。これはホルモン剤を服用していると罹患率が高いそうです。手の整形外科で診てもらうことが肝心とのこと。【みきちゃ】

■乾燥

体のあちこちに潤いがなくなったことがつらいです。「体が痒い」「ひどいドライアイ」「唾液の減少による歯周病や口臭の悪化」「外陰部や膣乾燥→カンジダの悪化やデリケートゾーンの擦過傷」なんて、恥ずかしいマイナートラブルが悩みです。【匿名】

■冷え
ホトフラも少々あるのですが、それより私は冷え、頻尿がつらいです。夏の暑さは体感的に暑いと感じ、首から上は汗をかいているのですが、二の腕、腿、腰（脂肪が多いところ?）がいつも冷えてて、それにともなってか頻尿になりました。【たつ】

■痛み
背中や肩甲骨にたまに鈍痛があります。【ライトりん】

■頭の問題
何より困ったのが集中力の欠如、健忘（語彙力の低下など）。リュープリン注射から2～3日程度、偏頭痛・めまいで日常生活（仕事）に支障が出てしまい、治療を中断しました。【パオ】

■めまい
地面が弧を描くような大きな揺れ方をします。【kumi】

■眠くて眠くて…
排卵の頃と生理の頃は異常に眠い。ずーっと寝ていたいです。【のじまる】

術後検査について

■少なめです
マンモグラフィーのみです。術後再発の場合は、治療開始が早くても遅くても生存率に差がないので、症状が出るまでは検査＝治療はせずQOLを優先。健側に局所再発した場合のみ手術可能で完治が望めるため、マンモグラフィーを行うと説明がありました。【ゆきりん】

皆さんがいろいろやっているのを聞いて、「骨とかいいんですか～?」と聞いたら、「リンパ1個だし、いいんじゃない」と軽くいわれました。【みやこ】

後にも先にも骨シンチもPETも受けたことがなく、触診は気になる症状のあるときだけです。

最初は不安でしたが、気になることがあれば検査は必ずしてくれるので、今では納得しています。【yoppi】

■**しっかり検査してます**

1年ごとにマンモ、造影剤ありCT、骨シンチ、血液検査。再発転移リスクの高いタイプなので、やはり検査でお墨つきがもらえると安心できます。

その他3ヵ月ごとの通院時に主治医診察（触診）と放射線科診察（患部の肌の状態チェック）、血液検査、また婦人科（子宮がん）検診と乳房エコーを年一度、人間ドックで受けています。卵巣がんの検診も受けたいのですが、一般的にはされてないようなのでちょっと不安です。

【reeco】

大きな検査は半年ごと（術後半年→超音波エコー・マンモ・CT・血液検査。術後1年→超音波エコー・マンモ・CT・骨シンチ・血液検査）、血液検査は1ヵ月に1〜2回です。経口抗がん剤UFTの臨床試験に参加しているので普通より検査が多いかと思います。

なお、術後のマンモですが、患側が超痛いです。あの痛みを半年毎に受けるのはブルーです…。**【sunny】**

1年ごとに血液検査、骨シンチ、MRI、マンモ、エコー。1回の検査で3万円の費用がかかります。必要ないのならしたくないけど、それで自分が安心できるなら、安いのかなぁ…。**【みぽりん】**

腫瘍マーカー測定してますか?

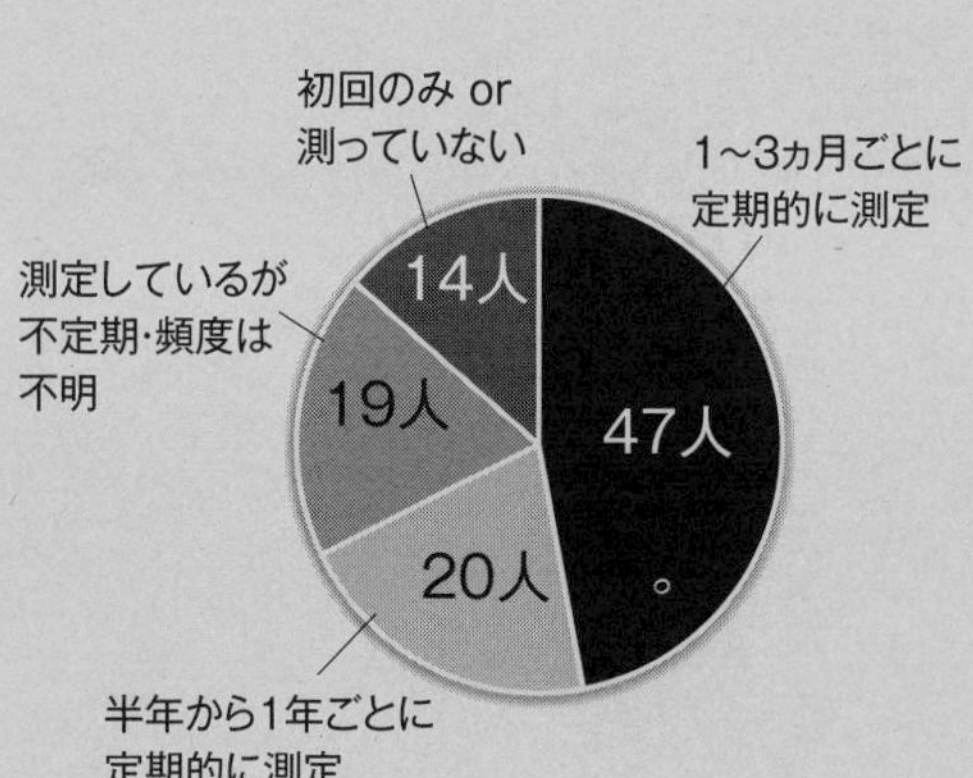

■**測ってません**

主治医に確認しましたが、私の病院では腫瘍マーカーは参考外のようです。3ヵ月に一度の通院時には採血さえ行いません。**【ゆきりん】**

測っていません。主治医は、遠隔再発は自覚症状があるまでは調べないという主義なので…。【jade・プリエ】

■測定してます
私の場合、非浸潤がんで、腫瘍マーカーには値として出にくいらしいけれど、いろいろな検査から総合的に判断するため腫瘍マーカーも検査しておいたほうがよいとのことで、1年に一度測定。【ゆみこねーさん】

別の肺の病気でKL6という数字をとっていますが、これも乳がんに関係しているらしい（この数字の異常な上昇により乳がん転移が見つかりました）。主治医によると、マーカー値はあくまでも参考だといいますが、患者にとってはがんの進行度がわかる大きな材料なので、「一喜一憂するな！」といわれても…ねぇ…。【ひかり】

■測定してますが術前も基準値以内。【サファイア】
3ヵ月に一度リュープリン注射のときに必ず採血し、そのときに腫瘍マーカーも測ってます。以前数値が上がったときに、「歯の治療をしたときも上がったりするから」と、主治医の先生にいわれました（上がったのはその1回のみ）。【Haru（うらら）】

測ってますが、特に主治医からはコメントもないです。【とんちゃん】

■ときどき測定してます
手術前に1回受けてからは測ってません。抗がん治療放射線治療が終わるまで必要なし、といわれました。【CATSTALKER】

乳がんが発覚したとき（一昨年）の値は、思いっ切り基準値「5」をぶっちぎっていたと、術後かなり経って主治医から聞きました。こっそり（？）測っているらしく、その都度結果は聞きませんが、「今は落ちついてるから気にしなくていい」そうです。【sunny】

術前と高額医療の月に、ついでに測定。術前でも基準内でした。術前でも基準内じゃないですか～と主治医に文句いったら、「再発するとすごく上がってくるから、よくわかるんだよぉ」といわれ、検査結果にビビリ始めました

（泣）。【みやこ】

かかりつけ医から、「NCC-ST-439はあまりあてにならない」といわれました。また、再発なくても半数くらいは基準値を超えているとおっしゃってました。【ささ】

■どっきりしました

毎月測定していますが、抗がん剤治療、放射線治療の期間中も上昇し続け、「次回計測時は完全に基準値超えだー」（泣き顔）と不安になりました。結局10ヵ月ほどで奇跡の上げ止まり。基準値ギリギリの4・8でストップし、その後下降していきました。

何が影響しているのかわかりませんが、上昇中は毎月マーカーの数値を確認するのが猛烈なストレスでした。【yuko**】

一度、骨（だったと思う）のマーカーが少し上がり心配しましたが、「ホルモン治療をしている人は一時的に上がることがある」といわれ、3ヵ月後に調べたらやはり下がってホッとしました。【けい☆】

CEAはずっと基準値内ですが、CA15-3は術前・術後変わらず基準値超えです。うちの基準値単位だと0～30のところ、私はだいたい40U／ml超えあたりです。でも何にもないです。【kumi】

■腫瘍マーカーからの再発転移の発見

私の通う病院では、診察日に行う血液検査で腫瘍マーカー（CEA、CA15-3）を調べます。抗がん剤投与が終わって数ヵ月は、CEA（基準値5・0ng／ml以下）の値が「6」や「7」でしたが、徐々に基準値内（4～5）になりました。それでもなぜか手術前（最初の受診）の値が一番低かったです。

しかし最近、CA15-3（基準値25U／ml以下）も高くなり、ある診察日の血液検査結果で、マーカーの値が基準値を超え（37・5U／ml）、念のため骨シンチグラフィとCT検査をしました。結果は異常なし。安心したのもつかの間、その約1ヵ月後の血液検査結果でもさらにマーカーが上昇し（56・6U／ml）、再度CTのみ行いました。

そして結果は、「椎体・肋骨・骨盤骨・胸骨に微小な粒状硬化性変化が出現し、明瞭化しています。→多発骨転移疑い」。術後から約2年での骨転移への再発との診断結果でした。

私は手術時のセンチネルリンパ生検でリンパへの転移はな

く、転移なしの人は再発しないと勝手に思っていたので、こういう結果はまったく考えていませんでした。初発のときよりショックが大きく、主治医の説明も半分うわの空…でも、この結果をちゃんと受け入れようとする自分がいました。その日から再発のことについていろいろと調べ始めました。

治療は、ホルモン受容体陽性のためホルモン治療を継続。それまで使っていたノルバデックスとリュープリンの併用は「効いていない」と判断され、2つめの選択としてアリミデックスとリュープリン（4週間ごと）に変更されました。骨転移のため、新たにランマーク（がんの骨転移に有効な分子標的薬）が加わり（4週間ごと）、それにともなう低カルシウム血症を防ぐためのデノタスを毎日服用することになりました（ランマークを使用するにあたり、歯の検査と骨密度検査も実施）。治療は始まったばかりなので、今後どうなるかはわかりませんが、今までどおりの生活が送れたら、と思います。ランマークによる副作用は今のところ出ていません。再発したことで治療はずっと続くことになりました。妊娠・出産はもう無理っぽい。一度は経験したかった。けれど、それだけが女の幸せではない。生かされていることに感謝しながら過ごしていこうと思います。**【まるを】**

抗がん剤治療中の「体重」

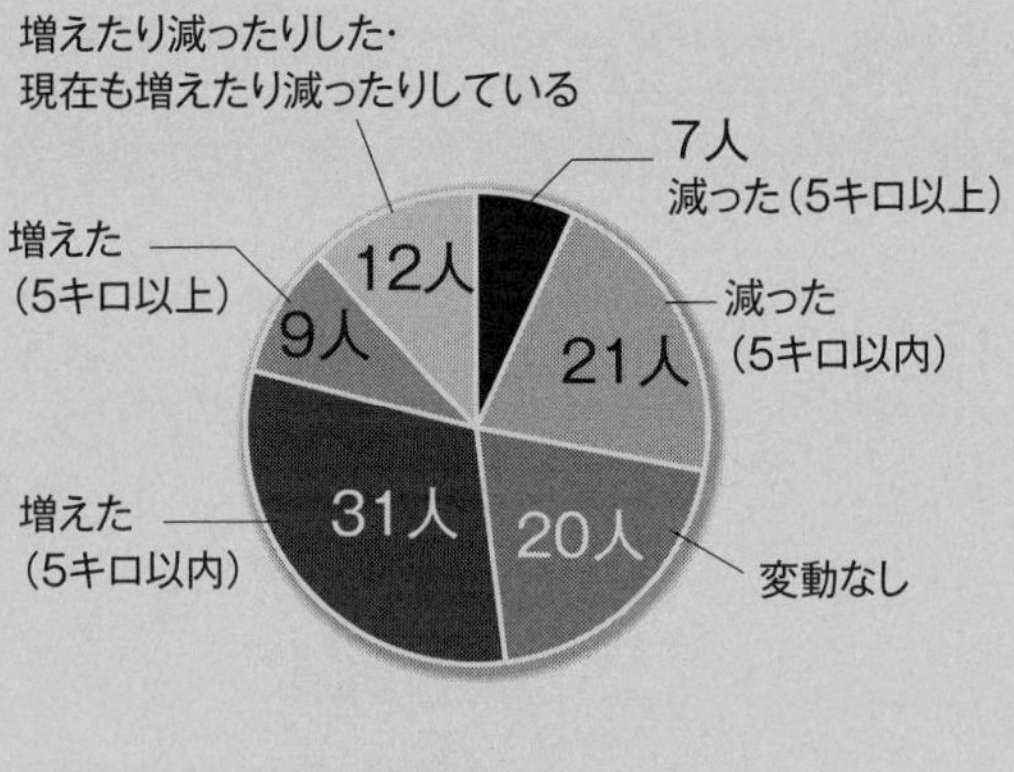

*抗がん剤治療をした方のみ

■痩せました

抗がん剤治療のときから痩せました。発覚時は55キロ（161㎝）ありましたが、抗がん剤・手術を終えて今は50キロ前後です。体力が消耗しているのか食べても太れません。今をキープしていければいいのですが、一時は48キロまで落ちて、食べてるのに体重が減るので心配になり

ました。【ゆきちん】

■痩せたり太ったり

病気発覚前は160㎝で58キロ。抗がん剤治療の初回の副作用が一番つらくて3キロ落ちましたが、副作用が落ちついてきて、食事ができるようになったら戻りました。タキソテールのときにはむくみもありさらに増加（62キロ）。その後58キロまで戻りましたが、現在ホルモン療法中のせいなのか61キロあたりをうろついています。【テン】

■太りました

タキソールのときに食欲は落ちたのに体重は全然減らなくて…。どんどん体調が悪くなり衰弱していったのに、なぜか体重は減らず、それどころか3キロほど増えて主治医も不思議がっていました。たぶん動かなくなったのとむくみが原因です。その後放射線治療に入り、肝臓や骨に照射したときは本当に吐き気がひどくてほとんど食べられず、お昼ごはんは食べてたけど夕飯はほとんど食べない日々を過ごしました。でも、これまた体重は1キロくらいしか減らず、吐き気が収まり普通に食べ始めたら一気に4キロ増えました。トータルでは7キロも増えてしまいました。（∨_∧）今はまだ日常生活だけでもフラフラで、なかなか運動ができなくて痩せる気配はなしです。【アクア】

元々42キロくらいだった体重が、初発治療のホルモン療法のとき46キロに。ホルモンをやめて44キロくらいをキープしていたときにがん再発。現在抗がん剤はしてないけど、ハーセプチンの点滴とノルバデックスの服用、肺疾患の治療のためのステロイド服用でブクブク太りだし（仕事を辞めてゴロゴロしているのもあるかも）、現在MAX52キロ。【ひかり】

抗がん剤で、というより、抗がん剤中甘いものを一切食べず、朝はニンジンジュースという生活をしていたら、自然に9キロぐらい減りました。しかし、ホルモン治療を始めたらまた8キロほど戻ってしまい…。しかも抗がん剤前より体脂肪が5％くらい増えたので脂肪肝になってしまい、正直焦っています。【おっくん】

■痩せましたが元通りに

抗がん剤治療中は膨満感や味覚障害でほとんど食べられず4〜5キロの変動。40キロを切りそうになったこともありましたが、食べれるようになったら元通り。【まるを】

手術前は52キロ（163㎝）。20年間変わらずでしたが、抗がん剤で45キロに…。主治医が慌てて抗がん剤中止でした。

ホルモン治療になってからはドンドン太り、55キロまでは体重計に乗ったけど、先生の「それぐらいがちょうどええで！」の一声で体重計も出さなくなりました。**【えっちん】**

■その他

お酒を飲むときはおつまみをすごく食べるタイプだし、〆に屋台でラーメンなんて普通のことでしたが、高校生のときから体重がほとんど変わらず（42～43キロ）、成人してからもダイエットとか気にしたことはありませんでした。

ところが、がんを告知される1年ほど前から体重が増え始め、ついに50キロを超え、どうしたことかと思っていると、何もしないのに今度はどんどん痩せていきました。悪い病気じゃないだろうかとすごく気になりました。そして予感的中、がん告知です。

問診票に、「ここ数ヵ月で体重がすごく増えた（または減った）」というような項目があったと思いますが、体重が劇的に変化する場合、何かしらの病気と関係があるのかもしれません。

術前・術後の抗がん剤治療中の体重はほとんど変わらず、それから現在まで、44～45キロの間で安定しています。

【てんてんてまり】

リンパ浮腫

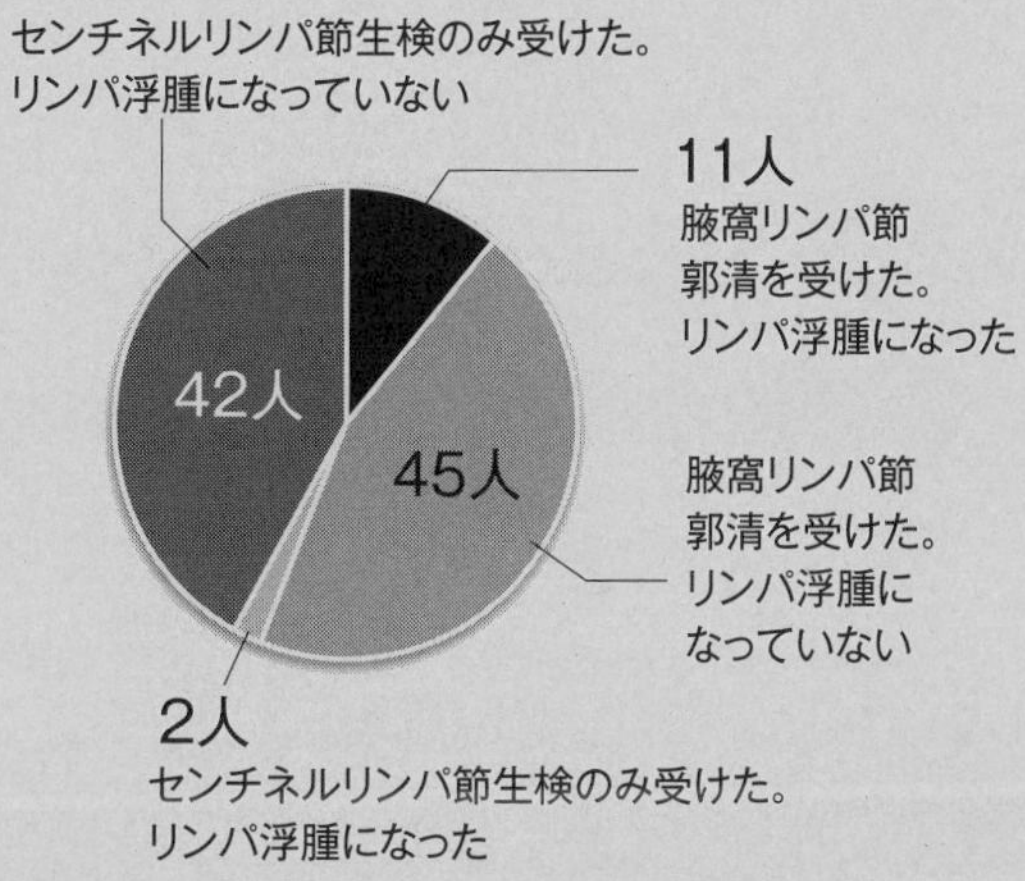

＊術後半年以上の方

患者コラム「リンパ浮腫」①

何年も前から、時折左胸が痛かったのになかなか病院に行かなかったために、手術や抗がん剤になってしまったと後悔していました。なので、せめて自分で身体を守れることは頑張ってしようと思い、リンパ浮腫予防はすごく頑張っていました。なのに、抗がん剤が終わってちょうど1ヵ月後の朝、腕がふくらんでいました。そのときの動揺は大きかったです。

そのまま放射線が始まり、より一層ひどくなり、左右の違いが大きいところでは3cmもありました。主治医は、落ち込むことがわかっているので決定的なことはいわないタイプで、抗がん剤によるむくみかもしれない、1年くらいで治った人もいるといい続けてくれました。その後、調子のいいときには左右の差が1cmに。腕も柔らかくなってきて、うれしくてうれしくて。やっぱりリンパ浮腫でなくむくみだったんだと。

しかし、8月の終わり頃から腕が硬くなってきました。全身から汗、そして左腕に湿疹が。最初は3個、それが全腕に広がり、これはもう蜂窩織炎に違いないと…。土曜日だったので救命センターの若い先生に診てもらうと「違う」と処置なし。月曜日に主治医に診てもらうと、一目診るなり蜂窩織炎との診断。虫に刺されたとか、ケガをしたとかはありません。疲れたりすると自分の体内の菌にも反応するらしいです。

1週間経って元に戻りましたが、強い抗生剤をお守りのように持つようになりました。

今は術側の腕はお姫様生活していますから、そのうち健側がストライキ起こすんじゃないかと心配してます。

【みやこ】

患者コラム「リンパ浮腫」②

《発症時期》　術後2年後に発症。GW、術側にショルダーバックをかけ（圧迫）、観光で歩きまくり（疲労）、飛行機（気圧）で帰宅後、ひじから肩にかけてパンパンにふくらんでいるのがわかりビックリ。腋窩リンパ郭清15、放射線も受けている身としては油断禁物のはずでした。

《症状》　発症から10日後にクリニックで採寸したときには左右差2㎝。私の場合はひじから上だけの浮腫でした。

《治療内容》　通院中の病院にリンパ浮腫外来があるものの、看護師によるリンパマッサージやバンテージ（弾性包帯）の指導はすぐに受けられても、実際の外来受診は3ヵ月待ちといわれる。そんなに待てないのでリンパドレナージュ協会のHPでリンパ浮腫専門の治療院を探して受診。計3回通院によるリンパドレナージュと圧迫運動、毎日のセルフマッサージ、弾性スリーブ&グローブを着用。私の受けた治療は保険がきかないため、エステの痩身マッサージ並みの費用がかかりましたが、主治医からの紹介状をもらって医療マッサージと認められ、確定申告による医療費控除の対象になりました。

《現在の症状》　1ヵ月くらいで元通りになりましたが、疲れたりするとむくみ感が増すので、セルフマッサージは続けています。【reeco】

リンパ浮腫の予防

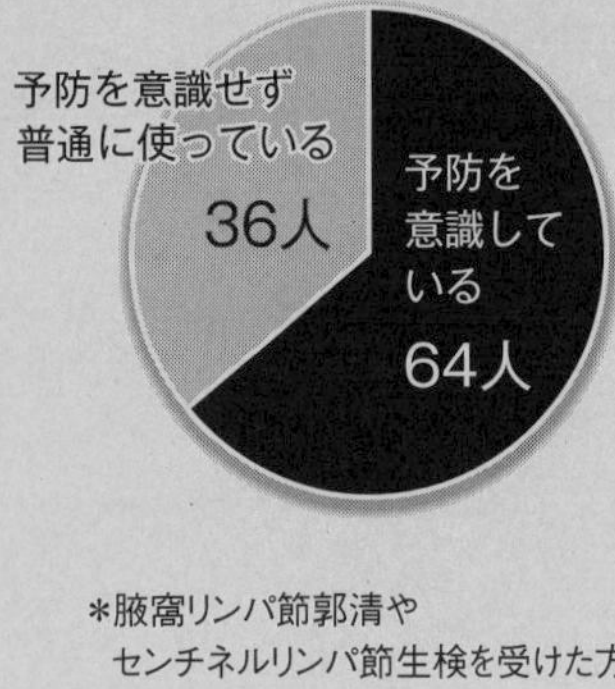

*腋窩リンパ節郭清やセンチネルリンパ節生検を受けた方

■早く専門医に

すでにリンパ浮腫になっています。腫れてきた当初、放射線治療中の病院で抗がん剤の副作用が出ているのかな～というだけで、整形外科でレントゲンを撮って湿布をもらっておしまい。その後、自分でリンパ浮腫外来のあるクリニックを探し、リンパ浮腫と診断がつきました。こちらの先生曰く、「きちんと血管のエコーをとらないとダメ」とのこと。

リンパ浮腫についてはフォローが不完全な病院が多いので、皆さん、術側の腕がむくんだり、だるくなったりしたら、すぐに専門のお医者様にかかって下さい。早い時期なら細くなります！【みきちゃ】

■こんな工夫を

仕事で重いものを持つことが続いたときは、上司に訴えて中止していただきました。【belleys】

リュック愛用派だったのに、術後はやめて、なるべく術側のほうには掛けないようにしています。

【ひーちゃん(^^)】

病院でもらった『リンパ浮腫予防のマッサージ方法』という紙を見ながら時々マッサージ。術側のほうのリンパは数本取られてしまったので流れが悪いとのこと。マッサージしながら、健康なほうの腕のリンパへ流すのがポイントだそうです。【sunny】

◎なるべく重いものは持たない。

お買い物の帰りはショッピングカートで駐車場から家まで持っていきます。

◎術側は左ですが、指輪をしません。

◎お風呂で体を洗うときは、左腕を真っすぐ上げて、手首から腋までさすって洗ってます。

◎お風呂を出て汗がひいたらクリームかオイルで保湿してます。

◎家事をするときは手袋してます。

◎寝るときはクッションを使ってます。

◎日焼け止めを塗って、車に乗るときはアームカバー。

◎できるだけ日傘を使うようにしてます。【こまち】

患者コラム「標準治療をはなれて」

左胸に痛みを感じてしこりを発見しました。告知のときに転移が見つかり、いきなりステージ4といわれて絶望するしかできませんでした。まだ子供が小学生と保育園児だったので、子供の未来を悲観してばかりいました。

大学病院で最初に提示された治療は、術前抗がん剤半年（タキソール+ハーセプチン12クールとFEC4クール）→手術→放射線治療→ハーセプチン1年でした。この治療で画像上のがんはすべて消えましたが、タキソール+ハーセプチン12クールの時点で副作用に耐え切れず治療を中断しました。

抗がん剤で弱りきった状態で体にメスを入れることへの不安、転移があるのに胸だけ切ることへの疑問から、インターネットで見つけた放射線治療のセカンドオピニオンを受けました。この治療をもってしても転移がんの完治は難しいといわれました。しかし、体に大きな負担をかけることなく延命できるといわれましたので（私の場合、手術も完治を目指すものではなく延命治療でした）、標準治療から外れて鹿児島に向かう決意を固めました。

私の受けた治療は、メスや麻酔を一切使わずに、最高精度の放射線で治す「究極の乳房温存療法」です。切り取ることも、くり抜くことも、熱で焼くこともありません。完全に外科手術なしで、一人ひとりの病状に合わせて、最適な照射法を構築しながら治療してもらえます。標準治療では抗がん剤でしか治療のできない内臓もピンポイントで治療ができます。

治療後数ヵ月で、放射線による皮膚の炎症は落ちつき、胸を失うことなく無治療で日々を過ごすことができています。私はHER2なので標準治療ではハーセプチンを受けるのですが、転移があったので次に再発や転移をしたときに耐性ができないよう、ハーセプチン治療は受けませんでした。

費用は自由診療になるので、私の場合は「左胸・リンパ・鎖骨・首・骨・肝臓」の治療で210万円。ここに交通費と滞在費が別で必要になります。転移のない乳がんの場合180万円前後が多いそうです。

治療期間は、私は3週間受けたあと1ヵ月休んでさらに5週間受けました。この治療期間は人によって違います。

家族と離れて知らない土地での治療ですから不安はありましたが、治療自体はベッドに数十分じっと横になっているだけというものでした。体調のいい日は鹿児島観光をしたり温泉につかって免疫をあげたりして過ごしていました。

標準治療から離れる不安はありましたが、私はこの治療を選んでよかったと思っています。**【アクア】**

ブログ：アクアのステージ4若年性乳ガンと闘う日々
http://yaplog.jp/aoaqua-k/

患者コラム「海外での治療① ドイツ」

夫の海外駐在で住んでいたドイツで、何気なく触れた胸にゴルフボールくらいのしこりを発見。日本人通訳がいる産婦人科に行きました。

私を診察したドクターは、まだわからないと私を慰めつつ、まず「保険はどこ?」と聞き、保険名を答えると大きな病院の一番偉い教授のドクターの予約を取ってくれました（保険がいいと主治医も麻酔医も病室もすべて一番上の治療が受けられるのです）。そして急患だからとマンモと細胞検査を翌日に予約（通常だと2週間後の予約）。海外ではなんでも時間がかかるのに、すぐに動いてくれて、「あぁ私は乳がんなんだ」と思いました。

細胞検査の結果は予想通り乳がん。もろもろの検査が終わり、腫瘍が大きい（3・6㎝、1・8㎝と1㎝の娘結節）からと術前化学治療となり、1週間後にポートを埋め込みました（抗がん剤をする人は基本みんなポートを埋めるそうです。なお「3年間埋めっぱなし」を推奨されましたが帰国後取りました）。

術前抗がん剤はTAC療法の抗がん剤を、3週間に一度を8サイクル。抗がん剤の翌日にはNeulasta（ニューラスタ）という白血球を増やす注射を自分でしました（この注射が1本1700ユーロくらいしたので、打つときには落とさないよう細心の注意を払いました）。

8回目の抗がん剤から6週間後にオペ。抗がん剤で半分くらいになった複数の腫瘍をひと固まりと考えて温存に決定。

当日はオペ室に向かうまではベッドで移動でしたが、すれ違うドクターやナースなどがウインクしてくれたりガッツポーズで励ましてくれたりするのでちょっと緊張がとけました。

手術は無事終了したものの翌日再手術が決定。再手術の理由は腫瘍の断片にがんがあったからではなく、取った腫瘍のまわりの上部の取りシロ（?）が足りないからとか。なお、私の主治医は取りシロは2㎜のようです。再手術も温存でした。

その後6週間後から放射線を7週間、35回のうち5回はブースト（合計66・4グレイ）。現在ホルモン薬を約7ヵ月飲んでいます。

海外での治療で苦労したところは、やはり言葉が不自由だったので聞きたいことも聞けず、微妙なニュアンスも伝わらないこと。ドイツ語も英語も苦手な私は、片言の単語とジェスチャー、英語のみ話せる夫に同行してもらうことも。どうしても無理なときは、話せる人に電話をかけて訳してもらったり1時間につき40ユーロ払って医療通訳さんに来てもらったり。あと日本人の患者は私だけだったので孤独でした。

逆によかった点は、日本と同じかそれ以上進んだ治療で検査代、医療費、オペ代、入院費などがすべて無料（しかも保険会社に請求がいくので会計などで待たずにすぐ帰宅できる）。私は夫の会社がいい保険に入っていたおかげでちゃんとした治療が受けられ、個人では何も支払わずに済んだことだけはラッキーかなと思っています。【まき】

患者コラム「海外での治療② アメリカ」

アメリカで治療を受けました。よかった点は、まず普通にセカンドオピニオンが受けられることです。乳がんはもちろん、普段のちょっとした病気でもセカンドオピニオンを受ける人が多く、私も最初の医者からは術前化学療法（TC6回）と温存手術を勧められたものの、全摘希望だったため、「全摘後必要に応じて治療法を決めよう」というセカンドオピニオンのドクターの方針を採りました（この医師からは決断に迷いがあればサードオピニオンを勧められました）。

治療は手術後、抗がん剤投与（TC4回）、放射線照射35回となりました。エストロゲン陽性なので、今後ホルモン薬を10年間続ける予定です。

なお、日本と違い保険加入は任意なので、入っていなかったら基本は自己負担です。私の場合、手術や検査を含めると乳がんにかかった費用は1千万円超。加入している保険会社やプランによってカバーされる治療・薬、負担の割合が違いますが、私の加入していた保険では、抗がん剤4回分、放射線治療期間合計で自己負担は抗がん剤が約2万円、放射線は約7500円で済みました（病院の割引制度や援助団体のサポート制度を使うなどの道はあるが、時間も選択肢も制限が出てくるので大変だと思います）。

抗がん剤は腫瘍内科医クリニックで点滴。保険会社に高額請求しているからか、部屋はエステサロンのような内装で、WiFiも完備。家族や友だちも入室でき、投薬中おしゃべりしたり、友だち数人とランチを食べながら投薬もOK。

また、ちょっとしたことでもクリニックに電話をすると、たいていその日のうちにナースかドクターが電話をくれます。ドクターやナースが電話の向こうにいる、というのはとても心強かったです。全摘手術後24時間以内に退院でしたが、何かあったら24時間いつでも電話できて必ず連絡を取れる環境があるから可能なのだと思いました。アメリカでの治療でよかった点の2点目は、こうした医療関係者との距離の近さです。

また、がん患者が多いためか、乳がんといっても悲壮感がなく、多くの人が乳がん経験者を知っていました。「大丈夫なの…？」ではなく「大丈夫よ！」と励まされたのには救われました。乳がんサポート団体も多く、たとえばAmerican Cancer Association は、（乳がんに限らず）抗がん剤中・後のお化粧教室を開催したり、診察や治療に行くのに車がない人には、地域のボランティアを手配するというようなシステムがあります。一方、苦労した点は在米8年で英語の日常会話には不自由はなかったものの、医療用語や医療・保険制度の知識が浅いため、医者・医療機関や保険会社との細かいやりとりが大変だったことです。「日本だったらこんな苦労しなくてよかったのに…」と涙したことが何度もありましたが、検査レポートなど大事なものは、医療（特にがん）に強い同僚が要点をわかりやすい言葉で説明してくれるなど、まわりの人たちに支えられて乗り越えることができました。

【orange】

治療費のこと

高額医療申請のおかげで、生命保険に入ってなくても、年収200万円以下でも、無事に手術・治療が受けられました！【匿名】

会社の健康保険で月に2万以上の医療費を支払った場合、それ以上は戻ってきました。最初は何のお金かかりませんでしたが、ありがたかったです。**【belleys】**

ハーセプチン	放射線治療	ホルモン療法	再建	副作用等による通院	退院後検査等	1年検査	費用合計
			468,787		7,750		627,706
			【保険適用なしインプラント】インプラント85,500円、インプラント入れ替え手術（保険なし・実費）353,577円、乳頭作成手術（保険あり）22,560円、乳頭タトゥー4,150円				
	132,000	6,300		1,500	49,500	13,000	339,300
	1回約4,500円×25回 初回と最終回は高かった	内服薬のみ 3ヵ月分の薬価		更年期症状	1回約5,500円×3ヵ月に一度	血液検査・CT・マンモ・エコー	
	160,000	26,000		24,000	21,000	0	401,000
	1回約4,300円×25回 +ブースト 1回約2,900円×5回 位置決めCT2回 週1の診察、塗り薬処方含む	内服薬3ヵ月分の薬価（21,000円）骨粗しょう症検査（初回のみ）5,000円		フェマーラ服用による副作用を懸念して（特に卵巣）2回婦人科検診受診	血液検査代約2,800円×5回 胸部エコー3,500円×2回	今後も3ヵ月ごとにホルモン療法代加算	
		208,600	159,516		0	23,310	521,386
			【保険適用自家組織】手術前検査15,000円（診察、造影CT、術前検査）・手術、入院費用　入院日数：（19日間1週間個室利用）一部負担金95,016円（高額療養費制度利用）食事代11,700円 個室代37,800円		ホルモン療法の金額に含めて計算	腹部エコー、マンモ、肺レントゲン、骨密度	

これだけかかりました!

お名前(HN)	タイプ			治療内容	治療期間	術前検査	入院	抗がん剤治療
	ステージ	サブタイプ	核グレード					
ゆみこねーさん	0	不明		全摘手術 同時再建	現在は 無治療	54,020	97,149	
							2週間 月またがず	
Jury	1	Luminal A	Ⅱ	温存手術 放射線治療 ホルモン療法	2012年4月 ～ 2013年9月	55,000	82,000	
					今後も3ヵ月ごとにホルモン療法代加算		6日間 （大部屋） 月またがず	
kumi	1	Luminal B	Ⅲ	温存手術 放射線治療 ホルモン療法	2012年10月～ 2013年9月	60,000	110,000	
					今後も3ヵ月ごとにホルモン療法代加算		12日間 （大部屋） 月をまたぐ	
サファイア	2	Luminal A	Ⅱ	全摘手術 ホルモン療法 二期再建		45,960	84,000	
							7日間 4人部屋	

ハーセプチン	放射線治療	ホルモン療法	再建	副作用等による通院	退院後検査等	1年検査	費用合計
	60,000	2,000		20,000		12,510	422,123
抗がん剤2回の月は高額医療になるよう薬と検査を追加。放射線が多数該当扱いに（でなければ120,000円）		内服薬のみ1ヵ月分の薬価		漢方（むくみ予防と更年期緩和の2種）、リンパ浮腫の利尿剤（3ヵ月分）			
	169,030	0		27,600	49,650	0	801,888
5,790円 X25回 照射前のCTや位置確定24,280円込		タスオミン治験会社が負担		抗がん剤治療中の副作用対策	リンパ浮腫による通院　1時間マッサージ9,450円X3回、弾性グローブ&スリーブ7,500円X2セット他	血液検査·CT·マンモ·骨シンチ治験会社が負担	
	117,577	12,760	724,815			9,480	1,315,018
2グレイ（1回）× 25回 =50グレイ、毎週1回診察料、処方料（軟膏）込		内服薬のみ、120日分の薬価	【保険適用なし】エキスパンダー代105,000円、退院後検診代10,815円、インプラント入替手術609,000円			エコー、血液検査、MMG	
619,140	102,010	0				0	1,036,150
初回投与時（2日入院）82,580円（部屋代込み）、2回目（以降外来投与）48,160円、3~17回目44,400円×11 =488,400円（3回目からは多数該当扱いになり、月に2回投与があっても月44,400円）		今後開始予定			ハーセプチン治療中なので多数該当の44,400円に収まっていて金額はわかりません。		

これだけかかりました！

お名前（HN）	タイプ			治療内容	治療期間	術前検査	入院	抗がん剤治療
	ステージ	サブタイプ	核グレード					
みやこ	2b	Luminal B	Ⅱ	温存手術 抗がん剤治療 放射線治療 ホルモン療法		66,740	141,615	119,258
						生検でがんが出ず、バコラ生検（30,000円）も含む	13日間（大部屋） 月をまたぐ	TC4回 1回目は入院と同じ月、3回目と4回目も同月で高額医療費の対象となった
reeco	2b	Luminal B	Ⅲ	全摘手術 抗がん剤治療 放射線治療 ホルモン療法		44,230	511,378	0
						MRI=10,040円、細胞診=16,830円、骨シンチ=17,360円	10日入院 うち個室料 420,000円	AC4回、 Wパクリ 12回治験に参加したため治験会社が負担
うにょ	3	Luminal B	Ⅱ	全摘手術 抗がん剤治療 放射線治療 二期再建 ホルモン療法	2012年1月 ～ 2013年9月	61,660	181,586	207,140
					今後も120日ごとにホルモン療法代加算	針生検・エコー・CT・X線・心電図・血液検査・尿検査・MRI	入院日数（個室） 9日 （うち差額ベッド代63,000円）	ワンタキソテール（ドセタキセル）×4クール117,430円、FEC×4クール89,710円、皮膚科（副作用）の処方料込
ウィッキー		トリプルポジティブ	Ⅰ	温存手術 放射線治療 抗がん剤 ハーセプチン ホルモン療法 （予定）		65,000	106,000	144,000
							5日入院 （大部屋） 月をまたぐ	TC 4回

治療費のこと（続き）

■治　験

主治医がたまたま、術後補助療法における治験（ランマーク による骨転移予防）の枠を持っていて募集していた時期で、参加諸条件にマッチしていたので治験者となりました。抗がん剤、ホルモン薬、1年検査は全額製薬会社が負担してくれています。さらに、交通費として治療月に7千円が支給されます。というと「お得」と思われるかもしれませんが、治験薬の投与（注射）と血液検査などを5年間受け続けなくてはならないのと、認可前の薬なので今後重篤な後遺症が出る可能性も秘めていますので、一概にお勧めするわけではございませんが…。【reeco】

病院主体のとある薬の治験対象に該当したため、その薬を医師から勧められました。とはいえ、治験といっても病院主体なので全額自己負担です。【ポコ】

■リンパ浮腫

リンパ浮腫で週2回のリンパマッサージと指圧を受けました。2つとも時間は20分程（保険診療なのでいつも710円）。弾性スリーブは1万5千円くらいしますが保険で7割返ってくる。一度に買えるのは2枚まで。【PON】

■自由診療

セカンドオピニオン3万円、検査費用7万円。左胸・リンパ・鎖骨・首・骨・肝臓への放射線治療210万円。入院費（50日）で25万円（数日間の個室料金込み）。交通費や滞在費10万円。自由診療にかかった費用はざっと270万円ほど。これとは別に大学病院での術前検査や抗がん剤（タキソール・ハーセプチン12回）5ヵ月の治療費で40万円ほどかかっています。【アクア】

■アメリカでの治療

手術や検査を含めると乳がん治療にかかった費用は1千万円超（抗がん剤＋骨髄抑制剤の投薬費用＝165万円×4回＝約660万円。放射線35回分＝約120万円）。個人で保険に入っていなかったら全額自己負担（保険に加入しており自己負担は抗がん剤が約2万円、放射線は約7500円）。【orange】

がん保険、あなたは?

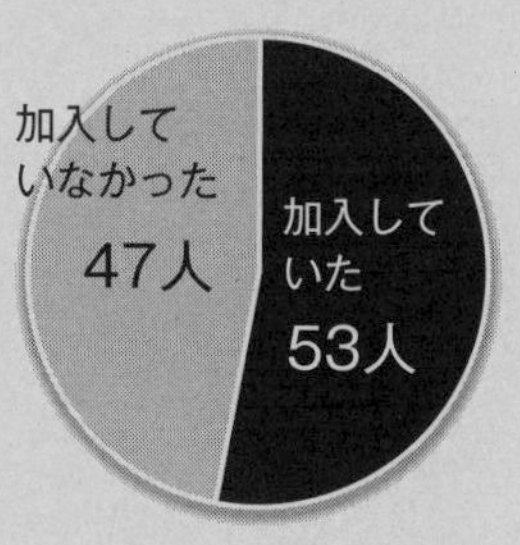
加入していた
53人
加入していなかった
47人

■勝ち組

身内に41歳で胆管がんで亡くなった女性がいて、夫が「がん保険に入ってくれ」というので、〝私ががんになんかなるわけねーよ〟と思いつつ、女性向けのがん保険に入りました。そうしたらその2年後、まさかの乳がん発覚！

この保険で助かったのは、ウィッグ代・乳房再建外科費用が出ること（温存だったので、再建費用は不要でしたが）。その他、入退院時のタクシー代、入院時に子供を保育所に預けた場合の保育所代、入院時に家政婦さんを雇った場合の賃金などなど（実際には実母が応援にきてくれたのであまり保険のお世話にはなりませんでしたが）、女性の〝そこ助かる！〟ってとこがおさえてあって助かりました。そして――

「ウィッグ代金が実費で支払われる」特約をつけていたので30万円のウィッグを迷わず購入！【sunny】

■負け組

がん家系じゃないことや、1ヵ月の掛け金が高かったため、自ら見直して保障金額を下げたところ、半年後に乳がん発覚！友人には、入院費は1日目から出るもの、放射線治療費、抗がん剤治療費、退院後の通院費、できれば再発時も一時金が支払われるものを勧めてます。**【ウィッキー】**

がん保険には入っておらず普通の入院日額1万円の保険のみでした（通院保障なし）。私の通ってた病院は、抗がん剤は通院のみでしたのでまったく出ませんでした。(>_<)**【アクア】**

郵便局の大昔の簡易保険にしか入ってなかったので、屁の突っ張りにもなりませんでした。入院費は5日目から、手術代は少額出たけど、放射線治療に至っては一銭も…

(涙)。【kumi】

ガッツリと三大疾病の保険に入っていたのでたくさん保険がおりましたが、三大疾病と診断されたら以後の保険料が無料になるという特約には入っていなかったばかりに、今でも2万円近い保険料を払っています。【ひーちゃん(^^)】

まさか23歳でがんになるとは夢にも思わず入っていません。お金ばっかりかかって社会人1年目でせっかくためていた微々たる貯金が0に近づいています…。【スカイウォーカー】

■注意!

加入後90日の保障待機期間直後に病気が発覚。「助かった!」と思ったら、「タイミングがよすぎる」と保険会社の人が病室まで調査に!【yuko**】

放射線治療も50グレイ以上だと手術とみなされ手術給付金の対象になる、ということを聞いて保険会社にTELしてみたところ、しっかりと5万円の給付が受けられることになりました! ちょうど1年前の治療だったのですが、思いがけずお年玉がもらえた感じです。【reeco】

私の加入当時(25年前)は、離婚などはまだそんなになかったので、夫婦は同じ1つの保険で十分だと思っていました。でも最近は結構離婚もあり、扶養者の妻が離婚により保険がなくなってしまうことがあるので、現在は夫婦でもそれぞれに別々に入るほうがベストのようです。私は自分が病気になって保険のありがたみがわかり、信頼のおける保険の方と相談、20歳の息子も早いけど保険に入りました。【とんちゃん】

子育てのこと「こうやって乗り切りました!」

■未就学児・小学生

入院中は小学生と1歳児を一緒に面倒見るのは難しいとの判断で、それぞれの実家へひとりずつ預けました。ケモ中(FEC4クールの期間)、長男と夫は引き続き夫の実家で生活。自宅に実母を呼び、泊まり込んでもらい次男の面倒や家事を頼みました(次男が2歳になるタイミングで、特例措置で保育園へ入園させてもらった)。昼間はほとんど寝て過ごしましたが、実母は車の運転ができないので送迎だけは頑張って自力で運転しました(長男関連の送迎はすべて義母にお願い)。

兄弟をバラバラにしたことが一番の気がかりでしたが、毎日いっぱいいっぱいの母親といるより、それぞれが手厚くケアしてもらえていたため幸せそうだったのが救いでした。
【yuko**】＊長男（小2）次男（1歳）

手術で入院中は双子のお迎えや世話（風呂も）は、二世帯同居の義母＋長女で乗り切りました（食事の支度や片づけは全部義母）。術後はホルモン療法のみなので退院後半月もするとすっかり体力も元通りになり、それにともない小さなお母さん（長女）のモチベーションも下がり、今ではすっかりやってくれなくなりました（とほほ）。

【オモイ】＊長女（小4）長男・次男（双子、年中）

■中高生
母は祖母の介護中。義母に来てもらうのも気をつかうので、子供たちの自立のチャンスと思い、3人で頑張ってもらうことに。

次男はゴミ捨てや風呂そうじ。長男は犬の餌やり…と分担を決めていたけど、お弁当作り、夕食の支度などダンナがものすごくがんばってくれたようで、それはそれでよかったけど、自立につながったかは微妙…。

【ももちゃん】＊長男（高1）次男（中1）

病理検査で抗がん剤はやらずにホルモン治療のみで治療することになり、退院後も3週間で職場復帰できるほど回復が早かったので、すぐに普段の生活に戻ることができました。


入院中一番心配したのは長男の塾や次男の剣道の送り迎えでしたが、旦那やママ友が連れて行ってくれました。ホルモン治療中は最初の1ヵ月が更年期障害の症状が本当につらくて寝込むこともあったけど、子供の送り迎えだけは頑張ってやりました。家事は大変なときは同居の義母がいろいろとやってくれたのでとても助かりました。

【mocha】＊長男（中1）次男（小5）

子供とのエピソード

ケモでつらかったとき「病気が治る魔法」をかけてくれました。【kafeore】＊長女（小2）次女（幼稚園年長）

退院したら息子（年長）が重い荷物を持ってくれるようになりました。【かおるる】

なけなしのお小づかいで買った「四葉のクローバーのガラス

細工（お守りのつもり）」とラブレターを長女（小4）からお見舞いでもらった。【オモイ】

3歳の次男は結構あっけらかんとしていて、入院中私の術後のドレーンを見て、赤いアクセサリーと思ったみたいで「これ、かわいい！ ちょうだい！」っていいながらドレーンを引っ張ってました。【そら】

病気発覚時、一人娘は3歳でまだオムツをしてました。「お母さんもがんばるから、オムツじゃなくて、ちゃんとトイレでおしっことウンチできるようにならなあかん。一緒にがんばろ」と約束。入院中、娘は一度もお見舞いに来ませんでしたが、退院するとオムツを見事に卒業してました！【sunny】

■中高生

入院2週間ののち、実家にちょっと帰っていたので1ヵ月ほどの期間、兄弟で家事を頑張っていました。

長男は受験前の夏休みだったのですが、晩ご飯は子供たち（長男［高3］長女［高1］次男［中1］）が交代で作っていました。

揚げ物、チャーハン、焼きそばなどが多かったみたいで、煮物・野菜は不足。最後のほうはみんな「揚げ物もういらん！」といっていて、いつもはあんまり好きでない煮物を帰ってから作ってあげたら、家族みんなむさぼり食ってました（笑）。【ゆみこねーさん】

当時受験生の息子（19歳）には、「ママが生きているうちに頑張ってね」と、軽めに病気の告知。翌年大学受験して志望校に合格し、現在大学1年生。そのときは淡々と話を聞いていましたが、でもそれで大学受験とか頑張ろうと思ったかもしれないです。【ぽこぴょん】

患者コラム「周囲に助けてもらった子育て」

た。

病気になり、ひとりでは生きられないことを学びました。

病気がわかり毎日泣いていると、長女（当時8歳）が心配して、「お年玉を全部あげるから、ショッピングしておいで」とか、急に暗くなる私に腹を立ててふくれたり…。「娘に心配させてる、学校で娘の様子が変わるといけない」と思い、先生には「母親が病気で、娘が不敏で申し訳ない、忘れ物があったらすいません…」と相談。そしたらなんと、先生も14年前に乳がんだったと‼ しかも、6年生の担任でまだ若く（発病当時34歳）、恥ずかしくてなかなか病院に行けなかったと聞き、腰を抜かしそうになった私。でも同時に、生きる希望にさせてもらいました。

字がまだ上手でなかった長女は、毎日お直しのノートを持って帰ってきましたが、相談した次の日からは、先生は花まるばかり付けてくれました。字の直しより、長女の気持ちを重視してくれているとすぐわかりました。案の定、長女は「花まるもらった～」と喜んで私にいってました（ありがとう…先生）。

家族に申し訳ないと先生にいったら、こういわれました。

「子供はわかってますよ。親のためにすることは不敏なんて思ってなく、親の力になりたいもんですよ…」と（先生の言葉に素直になる私でした）。

長男の幼稚園の園長先生は先生方を集めて、長男がすくすく安心して成長できるようにみんなで知恵を出しましょうといってくれました。

ある先生は、担任でなくても抱っこして安心してもらいます…とか、バスの添乗員さんは、お母さんがお迎えに出てなかったら家まで行きますとか、本当に心強かったです。その日はパパクッキングで残ったお料理を持たしてくれました。ケモでしんどかったのでありがたかった（涙）。

私がニンジンジュースを飲んでるといったら、ある日自宅ポストにニンジンがたっぷり入ってたり（役員がクジで当たり、代わってもらったママ友でした）、別の近所の方は毎朝東の空に向かって「治りますように…」と手を合わせてくれたり。「入院中は家族の人も大変でしょ…」と、子供たちに夕飯を食べさせてくれて、お風呂にも入れてくれたママ友、私にタオル帽子を作ってくれたママ友、毎日励ましメールをくれた幼なじみ、入院中長男のお弁当を作ってくれた先生…などなど。

夏祭りでは、お世話になった先生方やママ友、子供たち、地域の方とゴスペルをしました〜。病気前の私なら、ここまで思いきったことはしなかったかも…。何も考えず、楽しく生きようと思ったのでした。

まだ子供は幼く不安でしたが、みなさんのおかげで、術前ケモ、オペ、放射線治療、ホルモン治療と進めています。今は体を一番にして子育て楽しんでいます。

【HANAアロハ】

患者コラム「障害のある子供と私の治療生活」

2005年、自閉症で重度の知的障害のある娘が小学校5年生のとき、人間ドックで私の右胸に腫瘍の疑いがかかりマンモトーム生検を受けました。そのときの生検の結果は良性だったのですが、もしもに備えて情報収集を始めました。

娘にはコミュニケーション面で一般的な理解と娘の思いにギャップがあり、娘から見て予想外の状況――一般の人にとっては些細なことであってもパニックを起こすことがあるからで、何かあったときにいきなり預かってもらうのが難しいのです。

重度の知的障害のあるお子さんを持つ先輩お母さんから話を聞いたり、施設見学に行ったり、地域支援センターに相談したりして、今後に備えて預け先を確保しておこうと思いましたが、なかなか思うような施設には出会えませんでした。

その後、2009年に左胸にも見つかった腫瘍がだんだん大きくなったため、2011年、娘が高校3年生のときに自分からお願いして手術をしてもらうことにしました。

娘の宿泊に関しては、以前からお世話になっているグループホーム等を運営している施設に都合をつけてもらうことができました。ただし、この宿泊は福祉サービス制度から外れるためすべて自腹で費用が多くかかりました。

1週間の入院後の病理結果はやはりがんで、再度入院と手術が必要となりました。今度も娘の預け先はすんなりと決まりません。そのため再度相談機関を通じて新たな事業所を探してもらいました。

退院2週間後の病理結果はグレードⅢで、放射線治療が必要となりました。私は放射線治療を受ける施設で娘について相談をしました。

1ヵ月強続けての通院の間、何があるかわからず、どうしたものかと思い悩んでいたのですが、娘の障害について理解していただくことができ、不安点をある程度解消してもらうことができたため心が軽くなりました。

放射線治療中、娘の入浴介助のときにはマジックで線を書かれた体を見られないように注意して服を着たまま私がお風呂にいれました。

グレードⅢということで、放射線治療後は抗がん剤治療を行うことになりましたが、このときも脱毛などで私が普段と違う様子になると娘が真似して自分の髪を切らないか心配でしたので、娘の目に触れないよう家でも帽子やバンダナをずっとつけていました。

抗がん剤治療中は、娘の見送りを夫にまかせたり、遠方から実母に来てもらったりしました。娘の世話は無理でも家事のフォローをしてもらえるので助かりました。

ただ、うちの場合、普段していないことが急にできるようにはなりませんでした。やはり日頃からコツコツと取り組むことが大切だと実感しました。

また、家族だけではどうにもならないこともあり、やはり周囲の理解や協力も必要だと感じました。

とはいえ、今回それまでの娘との経験が役に立ったことも伝えておきたいのです。


思い描いていた将来像が崩れていく、そんな状況を受け入れて折り合いをつけていくことや、自己コントロールを意識して気持ちを整理したり、優先順位をつけたりということができたこと。また、娘を介して出会った様々なつながりにも助けられた部分が大きく、病気や障害があってもそれだけがすべてではない、いろいろな角度から見るとまた違った面があるのだと教えてもらった気がします。

誰もが必要なときに安心して治療が受けられる社会になることを願い、私の経験を書かせていただきました。同じ悩みを抱える方の励みになることを願って….。


【nanaha】

仕事はどうしましたか?

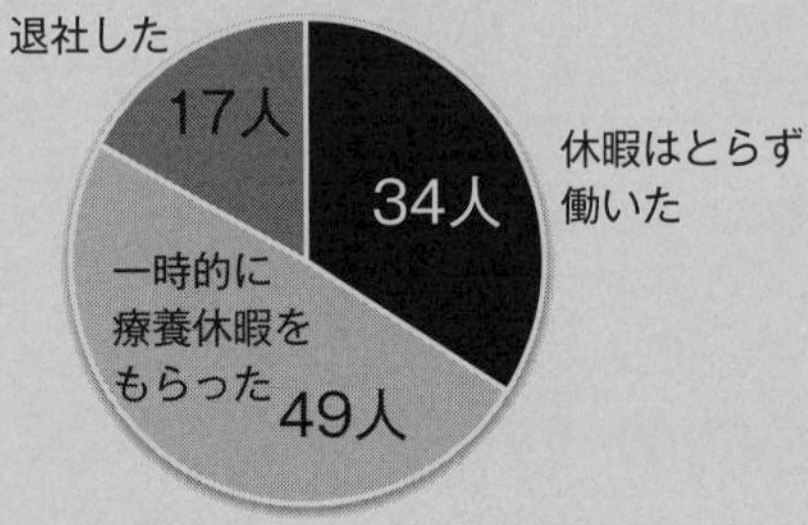

＊乳がん発覚時に就労していた方のみ

■続けました

両親も他界している独身お一人様としては、仕事を辞める勇気はありませんでした。初めての抗がん剤のとき、自分の体調がどうなってしまうのかよくわからず、とりあえず金曜日に点滴、週末と月曜日を休み、火曜日から出社してみましたが、お昼頃具合が悪くなってしまい早退。そのとき、上司にケモ後の1週間は休むように諭され、残り3回のACは、「ケモ＋1週間休み→2週間出勤」のパターンをとりました。**【reeco】**（事務）

マンションのローンもあり、辞めるという選択はなかった。**【かめ】**（管理職）

自分でもかなり無理してたなぁ～と思うところは多々あります。介護職なんで肉体労働だし。でも、働くことによってずいぶん気も紛れたので今の私があるのかも。**【ゆうこりん】**（介護）

自宅でできる仕事でしたので、投薬後1～2日代役を立てることで継続できましたが、通勤する仕事だったら厳しかったのでは…と今は思います。急な検査や治療の変更で、スケジュール管理が大変でした。**【ぴー子】**（教育）

辞めるのはいつでもできます！ 治療にはお金がかかります！ まず、ご自分の雇用形態の確認、勤務先の利用可能な制度、就業規則、公的制度など、利用できるものは利用しましょう～。**【belleys】**（事務）

告知前の検査の時点で、すでに主治医に「絶対に仕事は辞めちゃダメ。家にこもるとよくないことばかり考えてしまうし、今は仕事しながら治療できるから」といわれ、ひとりもんだし仕事を辞めると生活できないのでずっと仕事は続けています。【ひーちゃん(^^)】

抗がん剤治療はしなかったのですが、手術前後で15日、有給消化の形でお休みした以外は治療前のお仕事をあまり変わることなく続けてます。放射線治療中はお昼休みを長めにいただく形でスルっとこなしています。【kino】(営業)

「がん患者にさせる仕事はない」、「検診なんて受けなかったら（中途半端に休職しなくて）よかったのに」という差別的な態度の上長がいるグループからの配置変更を志願して仕事を続けました。【パオ】(事務)

■休みました

病気がわかって1年間休職→1年後復職。復職後、体調不良で以前と同じようにはいかず、何度も上司や産業医の人に相談しながら勤務しています。今も体調がよくないので、6時間勤務にしてもらってます。治療と仕事の両立は本当に職場の理解がなければ難しいと実感しています。【ウィッキー】(製造)

発覚したとき、かろうじて働けていましたが、泣いたり不安で仕事どころではなくなってしまい、術前抗がん剤をすると決めてからは即お休みをもらいました。【スカイウォーカー】(販売)

どれくらい休みを取りましたか?

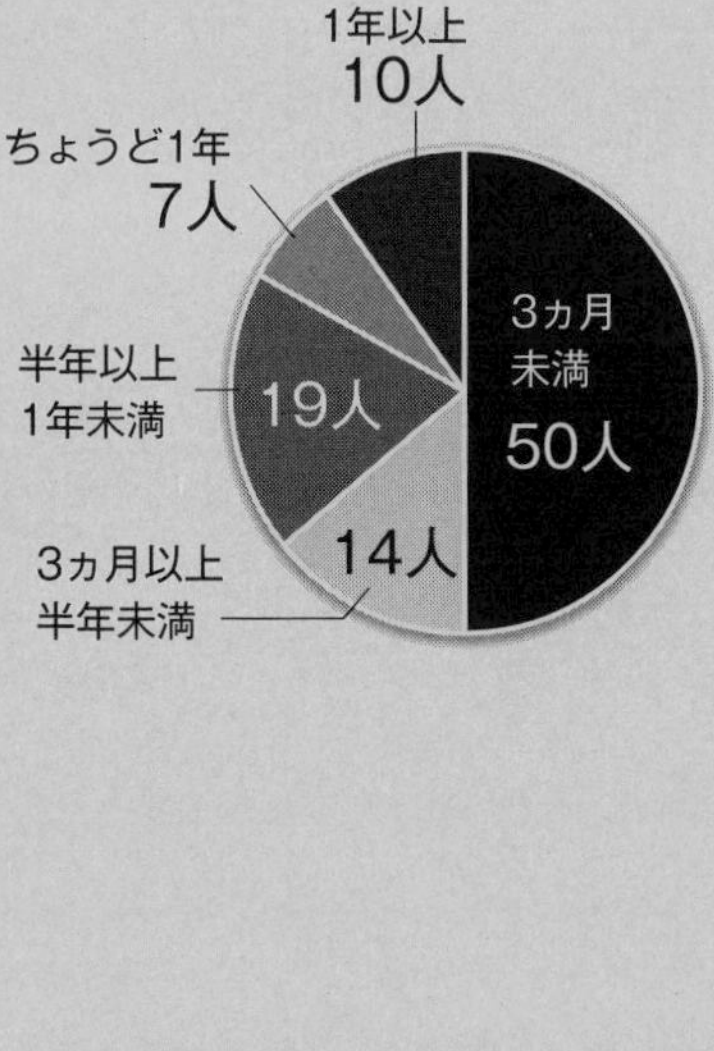

■一旦辞めました

10年前の初発時38歳。月15日の銀行パートをしていました。乳がん手術、転移ありで抗がん治療（その頃術前治療はなかった）が決まったら、派遣会社の人が病室に来て、その場で退職届を書かされました。抗がん剤治療がひととおり終わってからもう一度履歴書を送って採用され ホルモン治療をしながら働き、治療が終わり半年に一度の検査のみになった頃フルタイムパートに移りました。

そしてそれから4年後、再発転移で体調の悪化により退職し今は療養中です。**【ひかり】**（事務）

事情を話してお休みを頂いていましたが、一旦退社しました。元気になったら戻れるハズが…ダメでした。

【ビアンカ】（事務）

今後、仕事はどうする？ どうした？

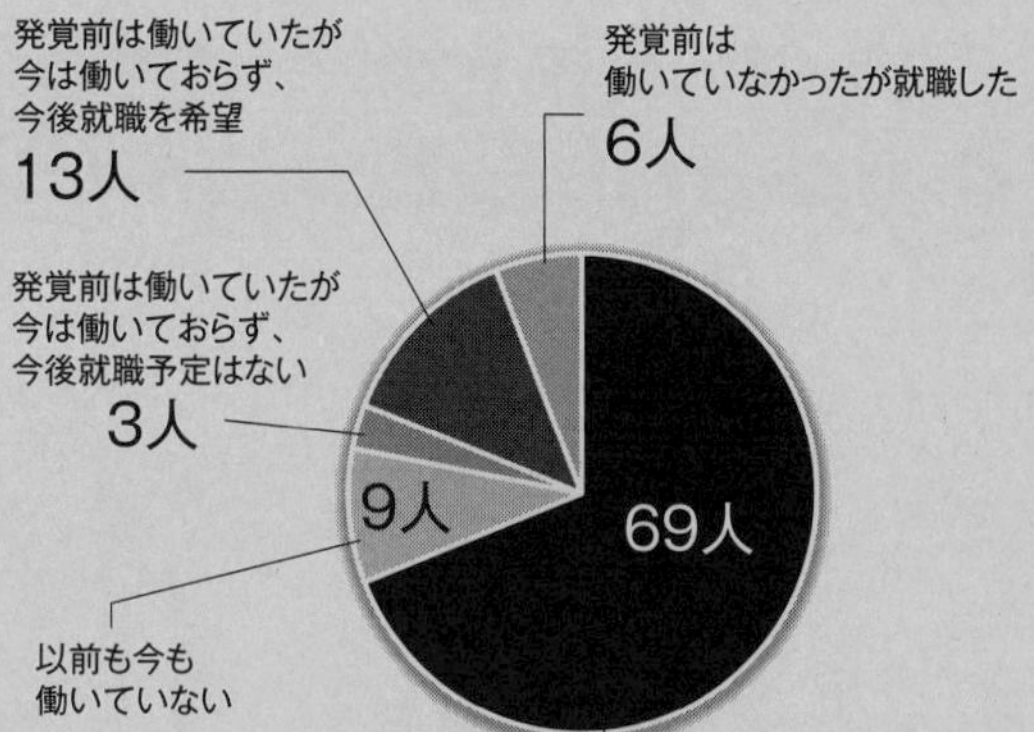

■働き始めました！

子供の野球の役員も終わり、そろそろ仕事を探そうと履歴書送りまくり…のときの告知でした。仕事どころではなくなったのですが、抗がん剤でヘロヘロになり気持ちも落ちてしまってるときは、まわりがみんな活き活き働いてて、ひとり取り残されたような気分になって涙がポロポロ…。少し元気になってきたとき、あの取り残された感が忘れられず、「元気になったら絶対働く!」と決めてました。術後1年、ラストケモ半年で仕事が始められました。【yoppi】（事務）

治療前は専業主婦でしたが、家に一人でこもっていたら悪いほうにばかり考えが向きそうで、よいことはないと思いました。手術後半年で就職活動をし、運送会社の事務職に就職することができました。【sunny】（事務）

乳がんになった一番の原因って何だと思う?

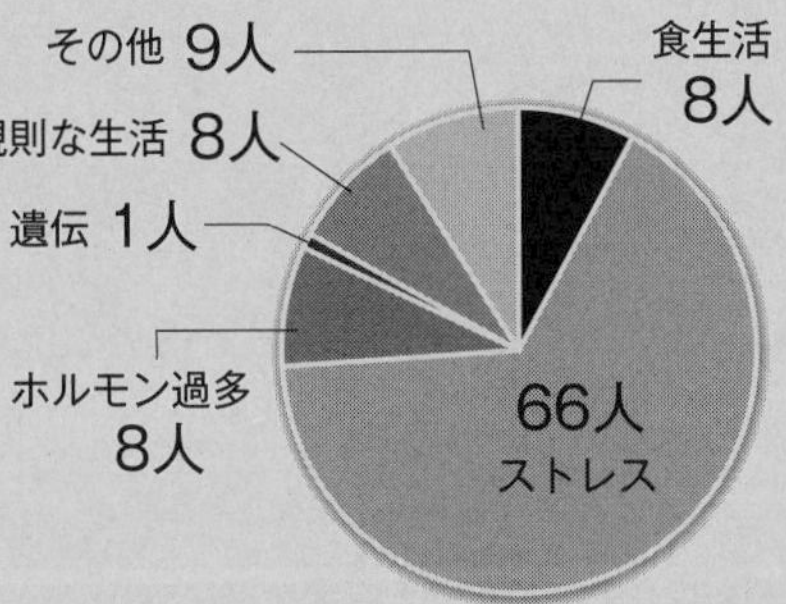

■ストレス

抗がん剤治療で点滴室の部屋のニオイがかなり気になり、そのうち点滴中に吐くようになり、看護師から「ストレスに弱い体質」といわれた。おそらく自分はストレスに弱く、それが乳がんの原因だったのかもしれない。ただし、自分ではストレスを受けているとの自覚症状はない。【マサユミ】

夫の人類愛溢れる女性関係。長年の姑との同居&終末までの自宅介護。自営業で一日中仕事や家事に追われ休めなかった。経営での多額の借金返済。４人の子供の子育て、いじめや不登校 引きこもり。【エリー】

■ストレス・食生活

いちばんの原因と思うものはストレスで、特に友人との人間関係の悩みを何年も抱えていました。食生活は高カロリーメニュー満載の食生活で、運動はせず一時期20キロ近く太ってしまいました。【ビアンカ】

■ストレス・遺伝

遺伝の疑い50%、仕事のストレス50%。祖母、母が乳がんになっているので、いつか自分もと覚悟はしていました。

遺伝性乳がんのカウンセリングも受けたのですが、特に遺伝性であっても治療方針は変わらない、遺伝子を残す子供もいないし…。あれよあれよと手術、ケモに突入したので、実際に遺伝子検査は受けませんでした。【reeco】

■ストレス・ホルモンバランス

28歳くらいから不妊治療を始め、結局子宮内ポリープが原因だったのに異常のなかったホルモンを薬や注射で多量に取っていたこと。生理が来るたび落ち込んだり…。流産も本当に落ち込みました。あと、とにかく甘いもの（特にチョコ）とパンが好きなことも原因かなと思います。それから寝不足。自分の時間を家族が寝たあとに取っていたので、ホルモンバランスが崩れたんだと思います。

【おっくん】

ホルモンバランスとストレスだと思っています。7年前に子供を6ヵ月半で死産し、1年後妊娠5ヵ月前でだめになり、赤ちゃんはいないのに2回ともオッパイが出るわで痛く、とめるのに大変でした。その後常にオッパイが炎症（?）、痛い状態が続いてたので、毎年検診に行き今に至ります。【美保】

■食生活

一番心当たりがあるのは食生活です。三度の飯より甘いものが好きで、一時期尋常じゃない量を食べていました。特に生クリーム!! ロールケーキ1本ペロリとか…。ストレスについてはなかったわけではありませんが、これぐらいなら誰でもあるよね…ぐらいのレベルだったと思います。

【こりん】

あなたも気になる?「飲酒」

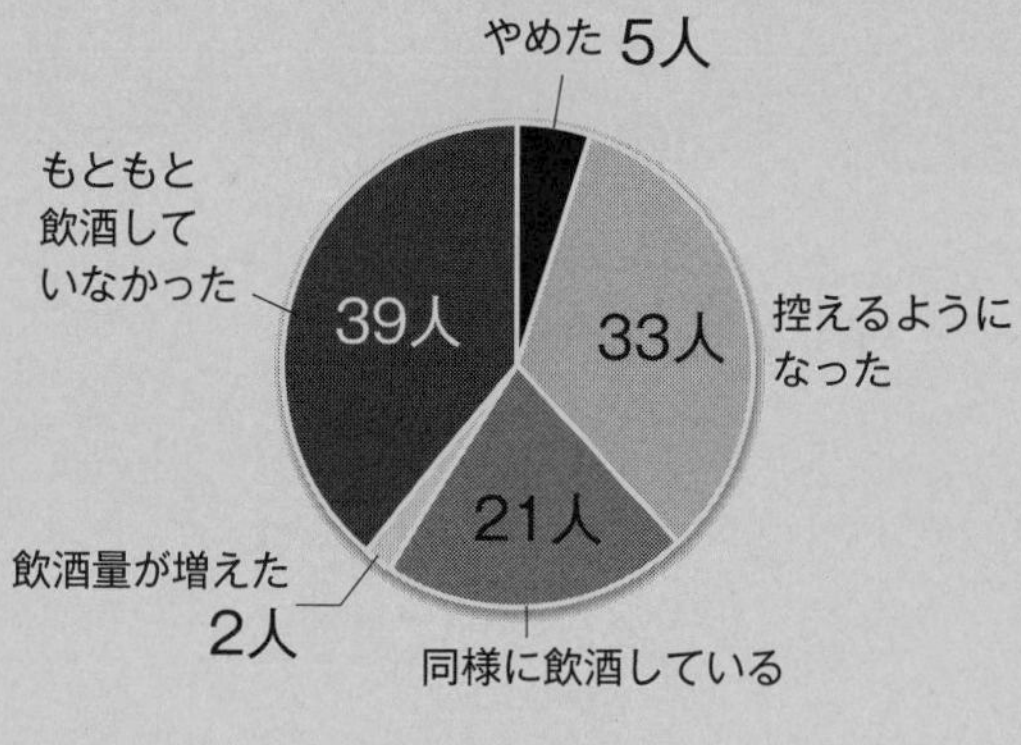

■飲酒は問題なし？

ビール2本程度は毎日飲んでいましたが、女性が飲む程度のアルコール量ならまったく関係ないと主治医にいわれました。主治医からはストレスと乳がんの関係はわからないといわれましたが、昼夜逆転に近い慢性的な睡眠不足&週3日は完全徹夜になるという生活を4年ほど続けていて、それは関係あるかもといわれました。【ひーちゃん(^^)】

ビールの国（ドイツで治療）のせいか飲み過ぎはだめだけど普通には問題ないと…。オペ前日も「深夜の3時から飲食禁止」といわれ、「いや寝てるし…」と思いました。【まき】

■その他

乳がんになる以前からの病気で免疫抑制剤やステロイドなど、いろいろな薬を10年近く服用、また発覚の2年くらい前から長期治験薬も服用。製薬会社からは「因果関係がないとはいえない」との理由で治療費全額を返してもらえました。【yoppi】

あなたも気になる？「喫煙」

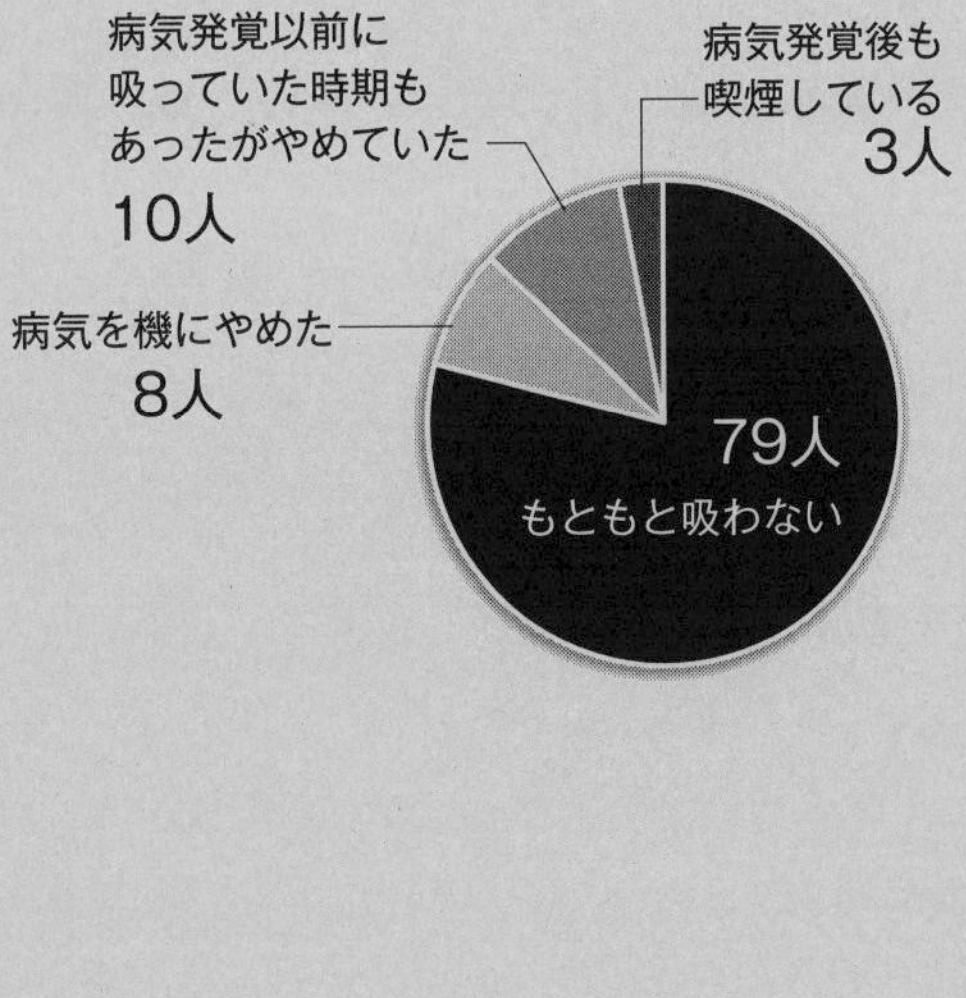

私は元々吸いませんが、乳がん発覚後、夫が禁煙外来に行きピタッとやめました。夫を見直しました。【みきちゃ】

夫が煙草を吸っていて、私も同居のストレスから吸うようになったので、煙草と同居が原因かなと思っています。煙草は病院に行った日にやめましたが、同居は解消する

ことができないので、今もそのままでストレスがいっぱいです。【babypooh】

2箱は吸ってました。病気がわかり手術してからキッパリやめました。やめられた自分にビックリしています。【美保】

食生活は変わりましたか?

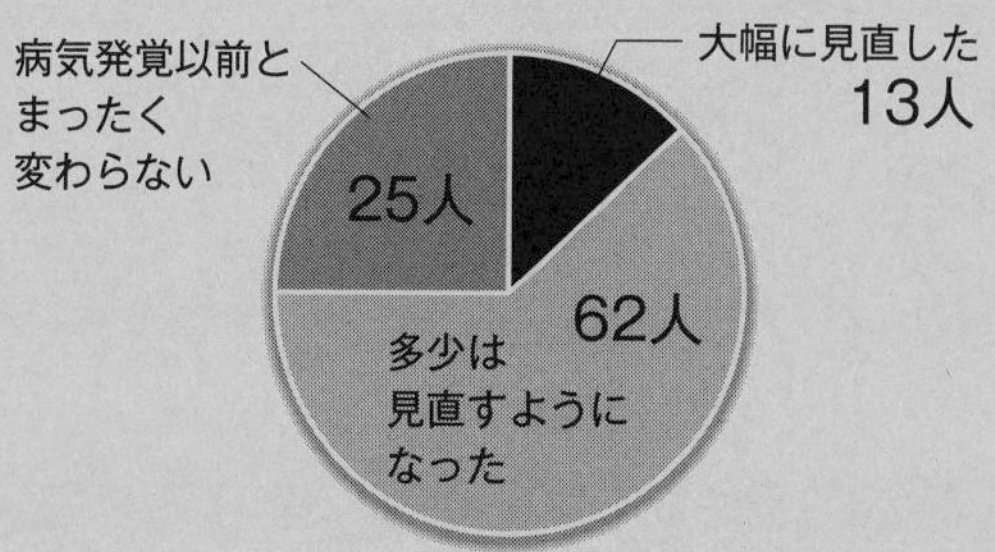

■変わってません

以前、白米を玄米に変えたことがあったけれど、子供たちにものすごく評判悪かったのですぐやめました。【じぇにー】

「もう、がんになったんだから…」と、かえっておおらかになりました。【パオ】

告知された直後は、「玄米菜食やるしかない!」と思い、セミナー行ったり、にんじんジュース作ったりしてました。「末期といわれましたが玄米菜食で10年生きています!でも最初の5年間はちりめんじゃこ1匹さえも食べませんでした!」といってるのを聞き、正直「そんな人生イヤだ…」と思いました。【けい☆】

■少し変わりました

厳密な食事療法はやっていませんが、栄養士相談会で食事内容を見直してもらったりしています。【うにょ】

料理は得意ではないけど、病気がわかってからは、調理するとき計量スプーンや計量カップなど、以前は適当に目分量だったのをやめて調理することが増えました(塩分、

糖分をとり過ぎにならないようにするため)。【ウィッキー】

大学時代は食品栄養学を専攻し、栄養士、調理師の資格あり。ＯＬ時代は食品製造の会社に勤めていました。食品関係についてとても興味があるのでいろいろ調べては実践し、今は自分にできる範囲で頑張ればよいと思えるように。具体的には、
①冷たいものは避け、体を温める食材を使う。
②レストランではコーヒーより紅茶を選び、高脂肪の乳製品はとらない。
③一時期パン作りにはまっていたが、病気発覚後パン類よりご飯を食べるように。
④家での飲酒は一切なし（飲みたくなくなった。たまに飲むと肝臓の数値が上がる）。
⑤揚げ物、炒め物は極力減らし、食べるときは揚げたてを少しだけ。
⑥人参ジュースを毎日飲む。
⑦酵素玄米を主食にする。
⑧魚は白身、肉は牛豚を避け鶏肉をおもに。【yuko**】

術後、意識して運動してますか?

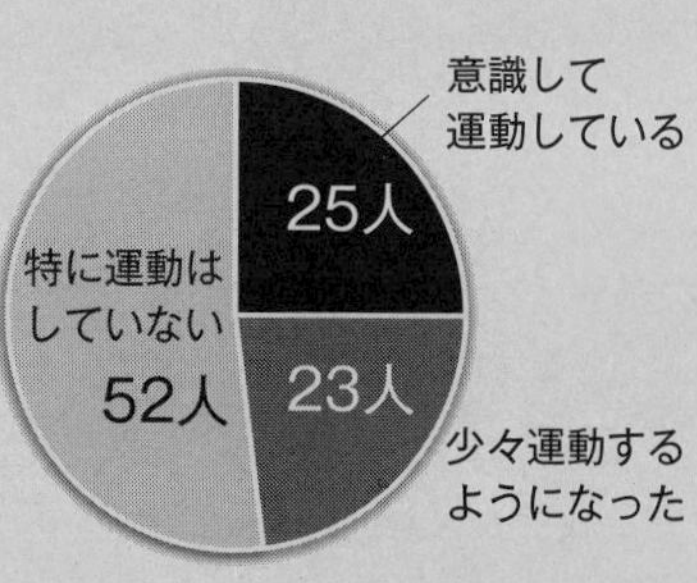

■運動始めました!

プールで水中ウォーキングを始めました。暑い時期はすっきりするし、心地よく疲れてよく寝られるので続けたいです!【みやこ】

術前からウォーキング（1日40分～1時間）を始め、退院してからもできる日はほぼ毎日やっていました。そして今ではジョギング（1日30分くらい）へと進化。マラソンにも参加しました!【まるまる】

まだ足がしびれているし、関節痛があるのであまり素早く動けませんが、タヒチアンダンスは裸足で踊るので楽です。【ゆきりん】

■以前からやってました

「ヨガをやっている」といったら褒められましたが、リンパ郭清をしているので加圧トレーニングは避けたほうがよいともいわれました。【reeco】

ケモ中はさすがに動けませんでしたが、脱ヅラ1ヵ月後にベリーショートでバレエ復帰。病気発覚前と変わりなく頑張ってます（巻きスカートが似合わなかったけど！）。往復も地下鉄代を惜しんで歩きで通ってます。【ちゃきゃろ】

病気発覚時の約8年前より、体力の衰えを防ぐ目的で大人のバレエ教室に入り、週2回のペースでレッスンがありました。そのため、体調はすこぶるよく、がん告知は「ウソでしょう！」のひとことです。手術した翌月から、またバレエ教室に通っています。【プリエ】

■日常生活の中で体を動かしてます

病院の先生からの指導もあり、抗がん剤でしんどいときにも、とにかく歩くようにといわれ、近所の買物にも自転車をやめ、歩くようにしました。今も自転車はほとんど使わず、1日1万歩を目標に歩いています。【ももちゃん】

がん友・患者会について

■病院では

大部屋でしたが、皆さんカーテン締め切りでビックリしました。【ビアンカ】

同じ日に手術した方は、反対側の部屋でほとんど顔を合わせなかった。どうやら病院側の配慮!?らしい。病状とか気になるからかなぁ…。今も同じ病院で「がん友」と呼べる人はいません。【へ～こ】

3週間近い入院で個室は嫌だったので（入院中にお友達も作りたかったので）4人部屋にしました。ただ、4人中3人は子宮の病気で、仲良くはなったものの退院してからの付き合いはないです。

入院中にがん友が1人できて（歳が1つ違い）、メールをし

たり今でも交流があります。**【なったん】**

うちの病院はほぼ乳がん患者。しかも人数が全員揃っても11名なので、ご飯時なんかはみんなで学校給食みたいに食堂で食べてました。

ケモ（FEC）初回の入院で一緒だった方とは今も交流があります。**【ちゃきゃろ】**

■病院外では

乳がん本に載っていたNPO法人の患者会に参加。不安な気持ちを同病の人としゃべることで、かなり解消できました。

また薬の副作用などを事前に知ることができ、「この症状は何だろう!」とパニックにならずに済みました。**【jade】**

何かあったら相談できると思うと気持ちが楽です。

一方で、亡くなった方や再発された方のことを知ったときは心底悔しくて無念です。自分もいつか…という動揺と恐怖心があることも事実です。**【てんてんてまり】**

インターネットで知った患者会とそこで知った別の患者会に参加しています。病院の患者会には参加していません。

内容がよくわからなかったことと地元の知り合いがいるような気がして恐かったためです。**【Jury】**

某患者会に参加するも、おしゃべり会の雰囲気が終始重く、同じ人ばかりが自分の話をし続ける。

2回目の電話相談時に、抗がん剤未経験の先輩（年配）患者からウィッグなんて不要だと完全否定&ハゲ生活を強要説得され、電話も切らせてもらえず大泣き。二度と関わるまいと誓う。

他の2つの患者会は楽しく参加。**【うにょ】**

病気のことを誰にまで伝えましたか？

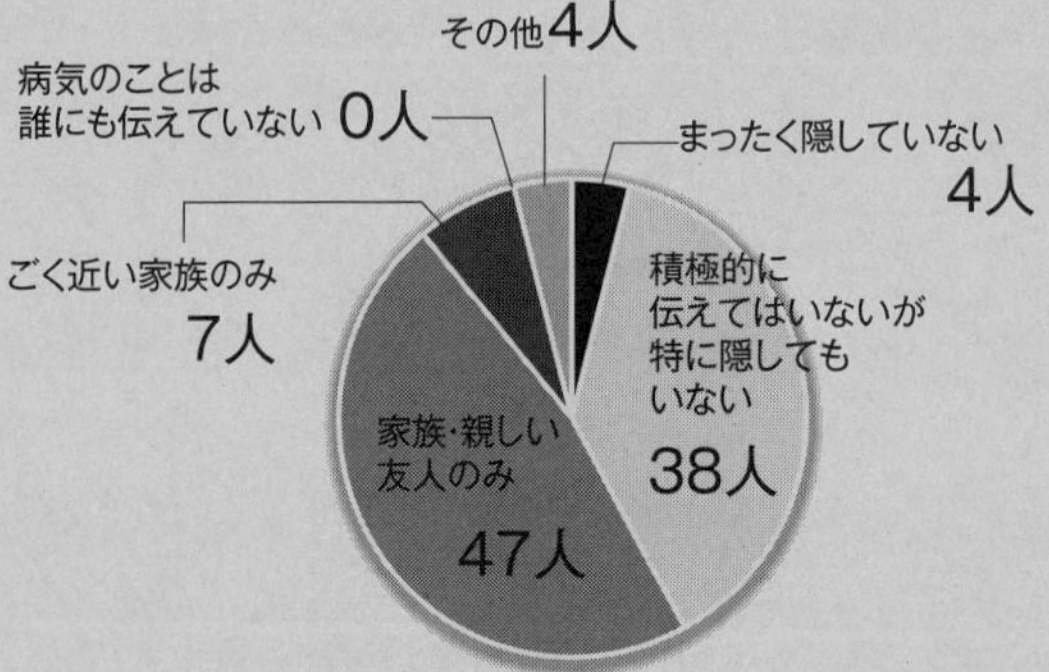

■ちょっと失敗したかも…

実家の母と姉、職場の仲間には報告。それ以外の人には知られたくなかったため、いわないようにと念を押した。が、すぐに母が近所の伯父に知らせたのがわかりショックだった。母も父を肝がんで亡くし、精神的に頼る人が伯父しかいなかったのだろうと思ったが、なぜか口の軽さに腹が立った。【友里】

話してもない人から「病気大変やね」と、そんなことを何人にもいわれ、誰が誰にどれだけ話してるんだろうか？とゾッとしたことはありました。【アクア】

■告知・子供編「伝えてません」

治療開始前、母親が乳がんになったお話の絵本を購入。息子（幼稚園年少）に読んで説明しようと決めていました。でも結局絵本は見せませんでした。

胸は左全摘なので、見ると怖がるかとも思いましたが、テーピングから徐々に肌そのままを見せても何もいいませんでした。４歳になった頃だったし、男の子だからか、まったく普通に特にツッコミもされずに毎日過ごしていました。【とも】

長男（小6）はわかってるはずなのに、「説明しようか？」といったけど聞きたくないみたいで…。この先も聞かれるまではあえて話しません。【Haru（うらら）】

子供（当時4歳）はキャンディーズのスーちゃんの死で、乳がんは死ぬ病気と覚えてしまったので話せてません。

【おっくん】

■告知・子供編「伝えました」

告知されてからの私は、まったく落ち込むことなく普段通りの生活で、プラス病院通いになっただけくらいにしか思ってませんでしたが、当時年長の息子は、私の通院に何か思っていたのでしょう…。

息子には告知していなかったのに、幼稚園の先生には「お母さん手術するねん」と話していたみたいでびっくりしました。余計に不安を感じさせているのかもしれないと思い、安心させるつもりで告知しましたが、次の日から登園拒否。保育園でも幼稚園でも一目散に走って行くような子だったのに意外でした。

この日から息子との戦いの日々です。連れて行こうとすると大泣きして隠れたり暴れたりで、食欲旺盛な子なのに全然食べてくれなくなりました。

その後小学校に入学。入学式も無事終わって、抗がん剤治療のため入院し、退院して帰ってくるとやっぱり登校拒否…。「学校辞める！」「お母さんの病院について行く！」が口癖で、私ひとりでは無理で、先生が2人来てくれて無理矢理にでも連れて行かされる日々が続きました。

体調が悪い日でも息子と2人っきりの時間を作る努力をし、今は「○時に家にいて鍵開けてね～」と約束すると自分で行けるように進歩しました。

一方、2歳の娘は人見知りもなく誰にでも懐くので、預かってもらうときも助かりました。**【りん】**

■告知編・近親

親、妹には伝えていません…というか、伝えられなかった。東京で離れて暮しているし、旅行や趣味を元気に満喫している両親に、健康だけがとりえの私の病気ことはいえませんでした。伝えたら心配はかけるだろうし、プラスになることはないだろうとも…。

手術直前、主人と帰省し、伝えるつもりでいましたが、相談してやめました。

妹には治療が落ちついたら伝えます。本人にもリスクがあることを、同性として、近親者として、伝えないといけないと思ってます。**【kino】**

職場で病気のことを公表しましたか?

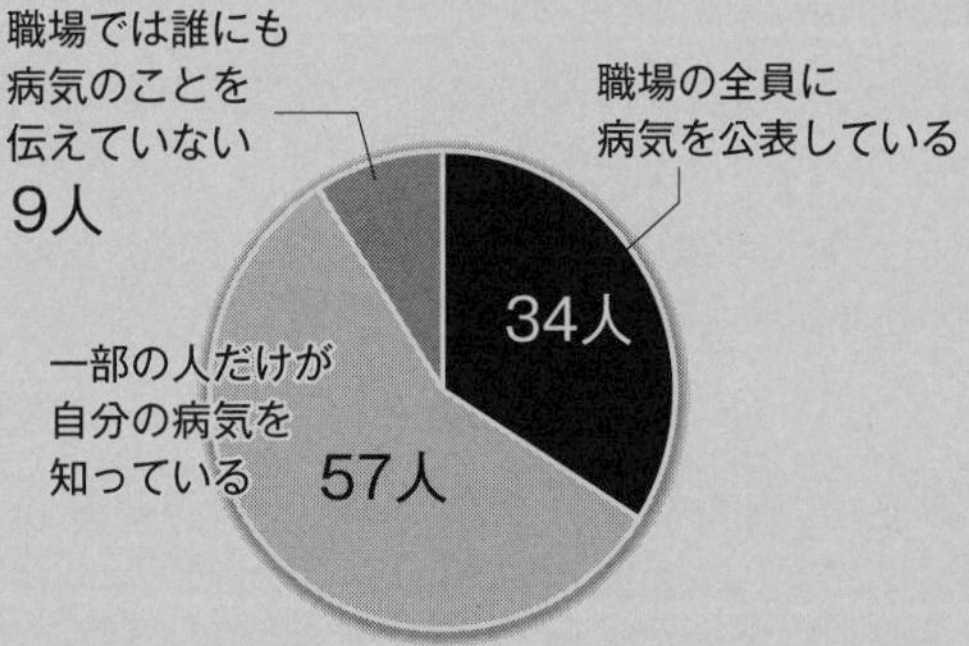

■伝えてません

ラスト抗がん剤から7ヵ月後就職活動開始！ ハローワークの相談員に、「自分の病気（乳がん）を公表するべきでしょうか?」と相談したところ、「就職に不利になることはいわないほうがいいです」といわれたので、内緒にしたまま面接を受け、そのまま採用されちゃいました。**【sunny】**

ママ友などに病気のことを話していなかったので、しんどいときも平然を装っていました。今考えたら、もうちょっと助けてもらったりしてもよかったかなあと思います。**【とも】**

■伝えました

検査のために何回か休んだりしたときは、上司と相談して義母の具合が悪いということにしていました。その後休みに入った日に所長から、実は介護ではないと発表してもらいました。**【ゆうこりん】**

何の因果か私が告知された日に、会社で隣の部署の女性が乳がんで亡くなりました。彼女は上司にのみ伝えていて、死に方はいろいろだけど、誰にもいわずに死ぬってどうなんだろう…って考えさせられました。病気発覚から脱ヅラまでは立て続けの治療で、話したのは家族・友人・同僚まででしたが、脱ヅラ後は髪について聞かれたら正直に答えてます。**【belleys】**

高校生のときからの親友には会って話すと泣いてしまいそうだったのでメールで伝えました（その後会って話したときは2人して泣いてしまいましたが…）。

子供もまだ1歳でいろいろ大変だったのにお守りを買ってきてくれたり、手術中は母親と待っていてくれたり、入院中は毎日来てくれたりと本当にありがたかったです。会社の人には、仕事の引き継ぎもあるので結果を聞いてすぐに話に行きました。迷惑をかけましたが、協力的な会社でよかったと思いました。【テン】

発覚当時、大人気で抽選に当たった人しか行くことができない幼児教室に親子で通っていました。悩んだあげく、その幼児教室に参加しているお母さん方には病気を告白しました。そして、これ以上乳がんで苦しむ女性を増やしたくないと、あらかじめ準備しておいた市の乳がん検診のチラシも配りました。

後日この教室で一緒だったお母さんから、「がん保険に入り、乳がん検診も初めて行きました」との真摯なメールが。この幼児教室では告白して本当によかったです。【sunny】

6歳の長男は学校でイライラしてケンカしてしまうことが多くなり、担任の先生から家に連絡がくることが増えました。「このままじゃあかん!」と思い、担任の先生に私の病気のことや息子の性格を打ち明け、息子の逃げ場になってほしいとお願いしました。その後、先生の協力もあって長男の気持ちは安定しました。【そら】

かけられて〝悲しかった〟言葉

乳がんなんて取っちゃえばそれで終わりだから全然たいしたことないじゃん。【Jury・えっちん・ノンノ】

抗がん剤中に誰もやってくれない野球のイベントの準備や運営をやって、クタクタになって、すべてが終わったときに、何もしてくれなかった人(それも看護婦)に、「自分の体のこと考えや!」っていわれたこと。【yoppi】

たいして親しくない知人と、なんとなく「乳がんになりやすい人の特徴」という話題に。会話の流れで私が乳がん治療中であることを伝えたとき、「よかった。私は当てはまらないし健康だから」とサラッといわれた。女性だったら誰でもかかる可能性はあるのに…。【マダム・ジャネット】

「本人よりもまわりのほうがつらいんやから」といわれたこと。母を看取った経験から、まわりのつらさ大変さはわかるつもりでしたが…。それにしてもこれを患者本人にいうってどうなの? と思いました。【みきちゃ】

「つらいよねぇ」という言葉。それより今日1日を乗り切るために何をして楽しく過ごすかを一緒に考えて！　といっていました。まわりには私以上に悲しまれたくありません。【スカイウォーカー】

乳がんになって…いわれて悲しくも嬉しくもあるのが「頑張って」という言葉。私自身の受け取り方によって、喜んだり、悲しんだり…。【パオ】

実母からは乳がんや芸能人の闘病記、病気や体外受精に関連した本や新聞記事がバンバン送られてくる。そして、「元気になって、早く赤ちゃん産まなくちゃ」とせっつかれる。なるべく絡まないことに決定。【うにょ】

入院中に病理結果の内容に落ち込んでいた私に看護師さんが励ましのつもりでいった言葉。

「あなただけじゃないのよ、そんなに落ち込んでたらよくなるものもよくならない、がんばらなきゃ！」

そのときは、私の器があまりにも小さくて受けとめられず余計に泣けました。【yuko**】

宗教の勧誘。しかも「入らないと娘も不幸になる」といわれたときは大爆発。「神様はその人が耐えられる苦行しか与えないんだよ。だから大丈夫」といわれたことも。わけわからんわ、私には乳がんに耐えられる器？（そんなのある人いねぇよ）なんてないわーーーー！【sunny】

かけられて〝うれしかった〟言葉

乳がんを患った先輩が、「乳がんって頑張り屋さんがなるんだってよー」っていってくれた。【エリー】

嬉しい「言葉」はないけど、親友が何も変わらない対応で、病気の心配もしないし、ふつうに接してくれたこと。

仕事がらみで打ち明けた方は、何事もなかったかのごとく物凄い量の仕事を押しつける。嬉しいことです。【美月】

ママ友が「○○ちゃん（息子）のことで何かあったらいつでもいってね。できること何でもするよ。でも○○ちゃんの前では、笑顔でいようね」といってくれました。息子のことが一番気がかりだったので、すごく嬉しかったです。【けい☆】

乳がんになったことを伝えたとき、実はね…と自分の闘病について話してくれる人が何人もいました。【まあにゃ】

「あんたはいざっていうとき強いから大丈夫やで」これから病気と闘っていく勇気が湧いた言葉でした。【inyop】

普段は無口な旦那が、「一生病気と付き合っていく覚悟はできてるから、お前も頑張れ！」っていってくれたこと。【ゆきちん】

友人のお子さん（5歳の女の子）から励ましのお手紙を何通ももらいました。

「がんばってがんをやっつけてね」

「なおったらあそぼうね」

「しまないでね」

おばちゃんはしまへんよ！！！と笑えました。

【みきちゃ】


職場の人に「体調は本人しかわからないので、つらいときは遠慮せずにいってね」といわれ、それ以外はいつもとまったく変わらず接してくれたこと。【Sachi】

大丈夫！笑える日が必ず来るから一緒に頑張ろう！と、末っ子のママ友にゆうてもらいました。同じステージ3です。【えっちん】

いわれて嬉しかった言葉って思い浮かばないんだけど、〝泣きたいとき、愚痴りたいとき〟に、私に対して何をいうわけでもなく、ただ泣かせて愚痴らせてくれた人達には、言葉では表現できないくらい感謝しています。【じぇにー】

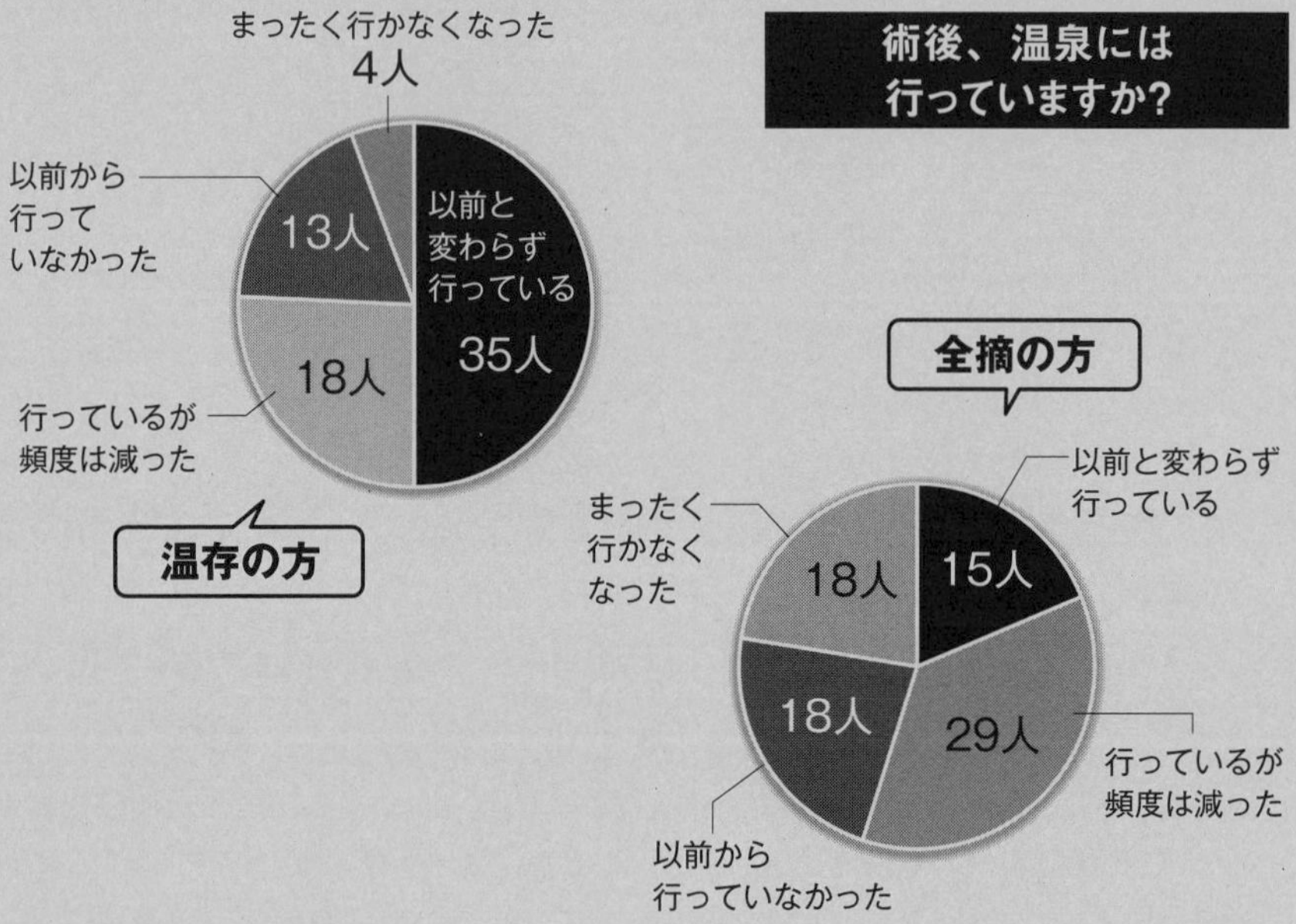

■自分へのご褒美！

パパンに、「よー頑張った」とヴィトンのカバン買ってもらいました〜。「俺もよー頑張った」と財布買ってはりましたが。【えっちん】

闘病途中にNEWSの握手会に行けるというミラクルなことがあり、大好きな小山くんに、「大丈夫？　頑張ってね！」っていってもらえました。大好きな芸能人に握手しながら激励されるなんて最高でした！　**【アクア】**

抗がん剤を打つたびに、「次はどこに行こうか」と遠出することを考え、白血球が毎回上がる頃には、必ずといっていいほど他県へドライブ!!　**【スカイウォーカー】**

マッサージチェア購入♪　**【PON】**

手術が終わって1年後の夏、髪も伸びたので沖縄に行きました。シーウォーク（頭にヘルメットみたいなのをかぶって潜るやつ）に参加したら、参加者は私ひとり。真っ黒に日焼けしたインストラクターのお兄さんと、マンツーマンで潜りました。「こんなこと珍しいんですよ〜」といわれ、「これは絶対、神様からのご褒美だ！」と思いました。

特にどこかに行ったとかはないですが、家族との時間です。【けい☆】

病気になる前は、同居の義両親に気を使って、友達と会うのもそんなに頻繁にならないようにしていました。そういうことはやめて、やりたいことをやるようにしたいと思っています。【kafeore】

投薬後の免疫力が復活する頃に、ひとりでお弁当を持ってドライブ&ピクニック。治療のために仕事を減らしたので、時間を自由に使うのが自分へのご褒美でした。【babypooh】

入院時に個室でプチヴァカンス。いつか行ってみようと思っていた憧れのリゾートへの旅行（ウトコ、直島…etc）。その他、いろいろな折につけ、ご褒美と言い訳してお買い物をしたり、美味しいものを食べたり…。どれだけご褒美もらえば済むのでしょうか（笑）。でもホルモン治療が継続中なので、まだしばらくはご褒美下さい！【マダム・ジャネット】

【reeco】

手術	治療法				乳房再建		
全摘or温存	抗がん剤の有無と時期	放射線有無と回数	ホルモン療法の有無	ハーセプチンの有無	再建の有無	再建方法	情報掲載ページ
全摘	○（術前）	術後に決まる	○（術後に予定）	○	×		227、328、335、348、350
全摘	○	○（25回）	○	×	×		220、229、234、249、250、271、294、345
全摘	○（術後）	×	×	×	×		
全摘	○（術後）	×	○	○	×		260、330、347
全摘	○（術後）	×	○	×	×		233、251、305、306
温存	○（術後）	○（30回）	○	×	×		224、227、313、347
温存	○（術前）	○（25回）	○	○	×		222、226、338
手術なし	○	ピンポイントで左胸、鎖骨、リンパ節、骨、肝臓		○	×		228、290、296、298、313、319、326、327、344、350
温存	○（術前）	○（予定）	○	○			280
温存	○（術後）	○（30回）	○	×	×		220、223、286、303、305、307、311、328、329、341、348
温存	○（術後）	○（25回）	○				294、312、313
皮下全摘	○（術前）	○（25回）	○（予定）	×	×		225、287、291、313、349
全摘	○（術前）	×	○（予定）	○	予定	インプラント	286、329
全摘	○（術後）	×	○	×	×		250、294、295、310、313、336
全摘	○（術後）	○（25回）	○	×	×		250、257、281、343
全摘	○（術前）	×	○	×	×		239、249、272、308
全摘	○（術前）	○（25回）	○		×		289
温存	○（術前）	○（25回）	○		×		247、289、297、303
全摘	○（術後）	×	○	×	×		226、230、238、306、307
温存	○（術前）	○（25回）	○	×			144、250、300、313、338、345
温存	○（術後）	○（33回）	○		×		220、293、294、310、344
全摘	○（術前）	×	○	○	○	インプラント	250
皮下全摘	○（術後）	○（25回）	○	×	○	エキスパンダー同時再建→インプラント	218、229、232、239、246、277、295、297、325、340、343、348
全摘	○（術後）	○（25回）	○	×	○	自家組織	244、341
全摘	○（術前）	○（25回）	○	○	×		226、238、256、332
温存	○（術前）	○（25回）	○	×	×		219、236、239、252、263、281、290、293、309、310、317、327、330、337、346、347、348
全摘	○（術後）	×	○	×	×		
全摘	○（術前）	○（25回）	○	×	×		239、248、293、294
全摘	×	×	○	×	×		232、257、307、338、340
温存	○（術後）	○（25回）	○		×		289、333
全摘	○（術後）	×	○	×	×		344、346
全摘	○（術後）	×	○	×			
温存	×	○（30回）	○		×		236、238、258、308
全摘	○（術後）		○		○	自家組織（お腹）	218、229、239、258、329、351
温存	×	○（25回）	○	×	×		230、273、303、308
全摘	×	×	○	×	×		249、329
温存	○（術前）	○（30回）	○	×			234、278、287、303、306、307、326
温存	×	○（25回）	○	×	×		221、222、255、305、308、335、340、348

私たちのプロフィール！

		しこり			がんの内容			
名前（HN）	年齢（初発時）	大きさ（単位mm）	場所		がんの種類	サブタイプ区分	ステージ	グレード
スカイウォーカー	23	25以上	左	上から全体	硬がん	トリプルポジティブ	3	Ⅲ
りん	28	60×50	左	乳輪付近	浸潤性乳管がん	Luminal B	3	Ⅱ
:)ケロヨンの娘	28	37	右	上部外側	充実性乳管がん	トリプルネガティブ	2a	Ⅲ
そら	29	60	右	右	浸潤性乳管がん	トリプルポジティブ	3a	Ⅲ
バッタちゃん	32	複数	右	乳首横	浸潤性硬がん	不明	不明	Ⅲ
テン	33	20	右	上部	浸潤性乳管がん	不明	2	Ⅲ
こりん	33	30	左	外側	浸潤性乳管がん	トリプルポジティブ Luminal B	2	Ⅲ
アクア	34	20	左			HER2	4	Ⅲ
alice	35	40×30	右	上部外側	不明	トリプルポジティブ	2b	不明
yuko**	36	22	左	上部外側	硬がん	Luminal B	2b	Ⅱ
まるを	36	23	右	下部外側	浸潤性乳管がん（硬がん）	不明	1or2	Ⅲ
ゆきちん	37	30	右	下部内側	硬がん	Luminal A	3	Ⅱ
かおるる	37	20	左	上部内側		トリプルポジティブ	1	Ⅰ
ひかり	38	25	左	上部内側	不明	トリプルポジティブ HER2+++	4	不明
なったん	38	60、4の2つ	左		硬がん	不明	4	Ⅰ
ライトりん	38	50以上 （左右とも）	両	右=上部、左 =外側	右:浸潤性乳管がん 左:非浸潤性乳管がん	Luminal B	2b	Ⅲ
Keiko	39	60	右	乳首右横あた り	硬がん	トリプルポジティブ	3	Ⅲ
赤ちゃん	39	32	左	上部	浸潤がん	不明	不明	Ⅱ
はな	39	しこりになる 前に発見	左	下部外側	浸潤性乳管がん	Luminal B	1	Ⅲ
おっくん	39	20程度が2つ	右	乳頭の下近く から上部に広 がる	硬がん	Luminal A	2a	不明
Haru（うらら）	40	6×5。小さい 点が他に5つ ほど	左	内側上方	浸潤性乳管がん	Luminal B	1	Ⅲ
junco	40	75	左	上部	硬がん	トリプルポジティブ	3	Ⅱ
うにょ	40	25	左	下部外側	硬がん	Luminal B	3	Ⅱ
まるまる	40	13	右	腋側	浸潤性小葉がん	不明	2a	Ⅰ
HANAアロハ	40	38	左	横	浸潤性硬がん	トリプルポジティブ	3b	Ⅱ
sunny	40	27	右	上	浸潤性乳管がん	Luminal B	3a	Ⅰ
bambi*	40	20	左	外側下部	浸潤性乳管がん	Luminal B	2b	Ⅱ
kinoko	40	26ほか複数	左	上部	硬がん	Luminal B	3	Ⅱ
美保	40	20	左	乳輪下	浸潤性乳管がん（硬がん）	Luminal A	1	Ⅰ
nanaha	40	28×35	左	乳頭の近く	乳頭腺管がん	Luminal B	2a	Ⅲ
とも	40	10	左	上部	浸潤がん	Luminal B	不明	不明
みーつん	40	25	左		乳頭腺管がん	Luminal B	2b	Ⅱ
たつ	41	15×13	右	上部、腋に 近い方	乳頭線管がん	Luminal B	1	Ⅱ
kafeore	41	13	左	外側上方	浸潤性乳管がん	Luminal A	2a	Ⅰ
のじまる	41	7	右	上部	浸潤性小葉がん	Luminal A	1	Ⅰ
mocha	41	14、11	右	外側に1つ、 上外側に1つ	管状癌	Luminal A	1	Ⅰ
ボコ	41	30	左	やや左下	浸潤性乳管がん（硬がん）	Luminal B	3a	Ⅰ
パオ	41	18×13	右	下部	浸潤性乳管がん （小葉がん混在）	Luminal A	2a	0-Ⅰ

手術	治療法				乳房再建		
全摘or温存	抗がん剤の有無と時期	放射線有無と回数	ホルモン療法の有無	ハーセプチンの有無	再建の有無	再建方法	情報掲載ページ
温存	○(術後)	○(25回)	×	×	×		219、226、310
温存⇒全摘	○(術後)	×	○	×	○	インプラント	106、230、232、246、295、340、349
手術なし	○(手術なし)	○(背骨10回)	○	○	×		220
手術前	○(術前)		×	×	×		
全摘	×	×	○		×		248、249、329、330
全摘	○	○(25回)	○		○	自家組織	233、314、347、349、350
全摘	○(術後)		○		×		232、238、293、342、343
温存	×	○	○	×			
全摘	○(術後)	×	○		×		359
全摘	○(術後)	×	○	○	○	自家組織	220、223、264、288、303、306
全摘	○(術後)	○(25回)	○				225、227、233
手術なし	○(術前)						228
全摘	○(術後)	×	○		×		
温存	○(術後)	○(30回)	○	×	×		262、304、305、307、326、350
温存	×	○(25回)	未定	×	×		219、235、241、335、345
温存	○(術後)	○(25回)	○	×	×		296、298、306、334、346
温存	○(術後)	○(25回)	○	×	×		252、294、295、300、342
全摘	○(術後)	×	○(予定)	×	予定	自家組織での再建予定	
温存	○(術後)	○(25回)	○				235
温存	○(術後)	○(25回)	○				229、254、285、301、305、349
温存	○(術後)	○(未定)	○(予定)				347
全摘	×	×	○	×	○	広背筋による自家組織で同時再建	219、227、274
温存	○(術後)	○(25回)					239、337
温存	○(術後)	○(25回)	○	○(17回)	×		236、285、325、327、335、341
温存	○(術前)	○	○	×	×		224、235、241、251、290、294、299、309
全摘	×	×	○	×	×		223、261
全摘	○(術後)	○	○		×		348
温存	○(術後)	○(25回)	○	×	×		240、250、340、351
温存	○(術後)	○(30回)	○		×		226、235、248、249、252、290、296、297、317、321、334、346
温存	○	○(35回)	○				235、290、295、320、339
全摘	○(術前)	○(25回)	○		×		279、289
温存	○(術後)	○(25回)	○	×	○		224、227、230、231、249、255、293、295、297、300、317、328、335、339
皮下全摘	×	×	○	×	×		233、262、349
全摘	×	×	×	×	○	インプラント、同時再建	233、246、253、310、323、330
全摘	○(術後)	○(予定)	○(予定)	×	×		
全摘	○(術後)	○(25回)	○	×	×		229、238、248、287、296、297、299、303、309、316、325、326、328、334、338、342、351
温存	○(術後)	○(30回)	○		×		222、224、238、288、295、300
全摘	○	○(25回)	×	○	×		300、334
温存	×	○(30回)	○				222、307、330

私たちのプロフィール！

		しこり			がんの内容			
名前(HN)	年齢(初発時)	大きさ(単位mm)	場所		がんの種類	サブタイプ区分	ステージ	グレード
CATSTALKER	41	21	右	下部	浸潤がん	トリプルネガティブ	2a	Ⅲ
じぇにー	42	30	右	上部	浸潤性小葉がん	Luminal A	2a	不明
悠	42	50	左	上部	浸潤性乳管がん	トリプルポジティブ	4	不明
マユマヨ	42	30	右	房脇	浸潤性乳管がん	不明	2	不明
オモイ	42	76×44	右	13時の方向	粘液がん	トリプルポジティブ	1	Ⅰ
えっちん	42	40、30の2つ	左		硬がん	トリプルポジティブ	3	不明
ちゃきゃろ	42	40	左	外側	硬がん	不明	不明	不明
うさぎ	42	22ほか2つ	右	上部	不明	不明	不明	Ⅱ
mimi	43	15×24	左	乳房右上	硬がん	Luminal A	2a	Ⅱ
しまちゃん	43	14	左	上部右側	硬がん	トリプルポジティブ	2	Ⅲ
のびた	43	24	左	上部外側	硬がん	Luminal B	2b	Ⅰ
ベルデブラン	43	70×60	右	上部外側	浸潤性乳管がん	トリプルポジティブ	4	Ⅲ
ようこ	43	16	左	乳首下	硬がん	Luminal B	2a	Ⅱ
PON	43	21×18	右	上部外側	硬がん	Luminal A	2b	Ⅱ
kino	43	20	右	内側真ん中あたり	乳頭腺管がん 浸潤がん	Luminal A	1	Ⅱ
ゆうこりん	43	30×23	右	乳頭上	浸潤性乳管がん	不明	2a	Ⅲ
へ～こ	44	40×24	左		充実腺管がん	不明	2b	Ⅰ
ざんぎ	44	20	左	乳頭直下	硬がん	Luminal A	2	Ⅱ
みよみよ	44		右	下部内側	硬がん	不明	2	Ⅰ
まあにゃ	44	15	左	上部内側	浸潤性乳管がん	不明	1	Ⅲ
ノンノ	44	14	右		充実腺管がん	トリプルネガティブ	1	Ⅲ
七海	44	14×14	左	下部外側	粘液がん	Luminal A	1	Ⅰ
マサユミ	44	10×7	左	下部中心側	充実腺管がん	トリプルネガティブ	1	Ⅲ
ウィッキー	44	19	左	上部	充実腺管がん	トリプルポジティブ Luminal B	不明	Ⅰ
みぽりん	44	50	左	乳頭外側	不明	Luminal A	3	Ⅱ
はちこ	44	13	右	上部	乳管がん	Luminal A	1	Ⅰ
美月	44	32mm	右		充実性乳管がん	Luminal B	2b	Ⅱ
babypooh	45	15	右	上部内側	硬がん	Luminal A	1	不明
belleys	45	15、2以下	右	外側	浸潤性硬がん	不明	2b	Ⅱ
まき	45	36、18、10と小さい数個。すべて同じ場所に	左		浸潤性乳管がん	不明	2a	Ⅱ
☆けいこ☆	45	17	右	下部	浸潤がん	不明	2a	Ⅰ
ひーちゃん(^^)	45	18	左	下部外側	充実腺管がん	ルミナールAorB	2a	Ⅲ
inyop	45	12	右	下部	乳頭腺管癌	Luminal B	1	Ⅱ
ゆみこねーさん	45	28×70	右	乳輪斜め上部	非浸潤性乳管がん	不明	0	0
はっさん	45	23	右		硬がん	Luminal B	3	Ⅲ
reeco	46	44	左	外側、腋の下近く	浸潤性乳管がん	Luminal B	2b	Ⅲ
naoyom	46	22	右	上部	硬がん	不明	2	Ⅱ
ぴー子	46	30～40	左	下部外側	浸潤性乳管がん (硬がん)	HER2	不明	不明
ぽこぴょん	46	18	左	腋近く	浸潤性乳管がん	不明	不明	Ⅱ

bambi* 組リスト

手術	治療法				乳房再建		
全摘or温存	抗がん剤の有無と時期	放射線有無と回数	ホルモン療法の有無	ハーセプチンの有無	再建の有無	再建方法	情報掲載ページ
温存	○(術後)	×	×	×	×		221、224、237、248、291、337、348
温存	○(術後)	○(25回)	×	×	×		218、229、249、329、342
温存	○(術前)	○(25回)	○		○	後背筋で同時再建	225、229、238、243、283、311、340、348、350
温存	○(術前)	○(25回)	×	○	×		219、284、295、299
全摘	×	×	○	×	×		
温存	○(術前)	○(25回)	○	×	×		336、337、342
全摘	×	○	○	×	○	自家組織	
温存	×	○(?)	○	×	×		226、302、310、342
全摘	○(術後)	×	○		×		233、295、298、349
全摘	×		○		○	自家組織 全摘1年後	243、310、323
温存	○(術後)	○(25回)	○				234
全摘	○(術後)	×	○	○	×		220、226、287、317
温存	未定	○(25回予定)	○(予定)				
温存	○(術後)	○(25回)	×	×	×		251、286、287、298、299、308、337、339、347
全摘	○(術前)	○(25回)		○	×		347、351
全摘	○(術後)	×	○	×	○	自家組織による同時再建	223、243、250、279、295、304、305、308、309、342
温存	○(術後)	○(25回)	○		×		222、236、238、249、259、303、308、311、316、325、341
温存	×		○				
温存	×	○(25回)	○	×			
皮下全摘	○(術後)		○		×		229、284
全摘	×	×	○	×	×		223、238、311
温存	×	○(25回)	○	×	×		
温存	○(術後)	○(25回)	○(予定)	×	×		282
温存	×	○(25回)	○				219、224、225、248、251、254、307、323、343、347
全摘	○(術前)	×	○	×	×		242、310、328
温存	×	○(30回)	○	×	×		219、260、301、308、311、323、328
温存	○(術後)	○(25回)	○	×	×		300、307、317、339、347、349
全摘	○(術後)	○(25回)	○		×		234、334
温存	○(術後)	○(28回)	×	×			
温存	×	○(片側25回×2)			×		288、304、307
温存	×	○(25回)	○	×	×		307、310、343
全摘	○(術後)			○			226、234、239、250、264、284、344
全摘	○(術後)	×	○	○	×		271
全摘	○(術前・術後)	×	×	○	×		223、284、289、294、297、298、314、343
温存	○(術後)	×	○	×	×		229、275、304

＊空欄は回答がなかった項目です。

私たちのプロフィール！

		しこり			がんの内容			
名前（HN）	年齢（初発時）	大きさ（単位mm）	場所		がんの種類	サブタイプ区分	ステージ	グレード
エリー	46	25×30	右	外側	浸潤性硬がん	Luminal B	2b	Ⅲ
ももちゃん	46	24	右		浸潤性乳がん	トリプルネガティブ	2	Ⅲ
けい☆	46		左	下部	硬がん	Luminal A	2a	Ⅰ
anan	46	30	左	上部内側	浸潤性乳管がん	HER2	2b	Ⅲ
セリーヌ	46	15、13	右		硬がん	Luminal A	1	Ⅰ
ビアンカ	46	22×18×18	右	右上部	乳頭腺管がん	Luminal A	1	Ⅰ
ビヨ	46	13	左	上と下部外側の2つ	硬がん	Luminal A	2	不明
ブリエ	47	20	右		浸潤性乳管がん	Luminal A	1	Ⅱ
Sachi	47	10	右	上部	硬がん	Luminal A	2	Ⅱ
サファイア	47	28	左	下部内側 乳頭にかかる位置	浸潤性乳管がん	Luminal A	2a	Ⅱ
もっち	47	12	左	上側	浸潤性乳管がん	Luminal B	1	Ⅱ
こまち	47	25	左	外側	不明	トリプルポジティブ Luminal B	2b	Ⅲ
キラリン	47	8	左	下部	不明	不明	1	不明
yoppi	47	24	左	上部内側	浸潤性乳管がん	トリプルネガティブ	2a	Ⅲ
マダム・ジャネット	47	40×90	右	下部	炎症性乳がん	HER2	3	Ⅲ
ゆきりん	48	40、10、7の3つ	右	上部外側がメイン	浸潤性充実腺管がん	Luminal B	2bor3c	Ⅱ
みやこ	48	22×20	左	Cゾーン	硬がん	Luminal B	2b	Ⅱ
エミマロ	48	7	右	乳輪真上	硬がん	Luminal A	1	不明
まる	48	9	右	横	浸潤性乳管がん	不明	1	Ⅱ
クウ	48	23	左	下部内側	硬がん	トリプルポジティブ	不明	Ⅲ
ささ	48	18	右	中心	浸潤性乳管がん	Luminal A	2	不明
チッタ	48	12mm	左	外側	管状がん	Luminal B	1	Ⅰ
MINO	48	12mm	左	乳輪左上辺り	浸潤性乳管がん	Luminal B	2	Ⅰ
Jury	49	8	左	上部外側	浸潤性乳管がん	Luminal A	1	Ⅱ
とんちゃん	49	50	右	乳頭の近く	硬がん	Luminal A	3a	Ⅱ
kumi	50	8	左	下部外側	硬がん（浸潤あり）	Luminal B	1	Ⅲ
みきちゃ	50	13×8	左	上部外側	浸潤性乳管がん（硬がん）	Luminal A	2a	Ⅱ
かめ	51	16ミリほか細かく点在。自分でも医師でも触れず	右	外側下部（D）から上部（C）にかけて	硬がん	Luminal B	2a	Ⅲ
yatti	51	8	右	内側乳房	診療所→髄様がん？ 大学病院→違うと言われた	トリプルネガティブ	1	不明
すず	51	左右に各13	両側	どちらも上側のほぼセンター	右:浸潤性小葉がん 左:管状がん	Luminal A	1	Ⅰ
jade	52	13	左	下部	浸潤性乳管がん	Luminal A	1	Ⅰ
友里	52	16	左	乳頭直下	浸潤性乳管がん	HER2	1	Ⅲ
pochiまま	53	25	左	下部外側	浸潤性乳管がん	トリプルポジティブ	2	Ⅲ
てんてんてまり	54	かなり大きい	右	乳首のすぐ上から腋に向かって横に広がっていた	浸潤性乳管がん	HER2	3a	Ⅱ
ケロヨン	54	28	左	上部外側	浸潤がん	Luminal B	2b	Ⅲ

患者コラム

治療後に…10年来の夢をかなえるべく留学！

ラストケモから1年後、私は子供2人（小5、小2）の手を引いてアメリカ東部の空港に降り立っていました。懐かしい町の景色を眺めながら、「夢ってあきらめなければ叶うんだな」と涙が出そうになりました。

＊

構想10年の私の夢は、留学して勉強し直すこと。取得したい語学系の資格があったのです。

かつて滞米経験があったとはいえ、2人の子供を持つ主婦。簡単に海外へ行けるわけはなく、夫はなかなかよい返事をくれませんでした。子供たちはまだ小さく（連れて行って）世話をする私の負担も大きいので、彼の心配は当然です。でも私はどうしても行きたかった……。

説得すること3年、なんとか夫の同意を得ることができ、私は子供たちとともに翌2012年の夏に渡米することに決めたのです。長年願っていたことだったので、そのときは本当に嬉しかった。

ところがその年の春、渡米数ヵ月前に病気が発覚しました。私にとっては最悪のタイミングで、もちろん留学計画は中止になりました。やっと掴んだと思った大切な物が手のひらからこぼれ落ちて行く……胸も髪も、そして夢までも失って、私は人生に絶望しました。何がいけなかったんだろうと後ろばかり向いていました。

化学療法が終了して体力が徐々に回復してくると、私は今後どのように生きるべきかを考えるようになりました。体が元気なうちにやりたいことに挑戦し、悔いのない毎日を送りたい。そうすれば万が一再発してもきっと静かに受けとめられる――私はアメリカ行きに再チャレンジすることにしたのです。体力に自信はなかったけれど、悔いのない人生を送るためには避けては通れない道だと思いました。

＊

そして今――。海を渡って2ヵ月が過ぎました。まだまだ生活が落ちつかず、次々と起こる問題に悪戦苦闘していますが、毎日が刺激的で、〝自分は生きているんだ〟ってことを実感しています。子供たちにも見せたい場所や教えたいことがたくさんあります。急ぎ足で町を歩きながら、ふとビルの間に見える狭い空を見上げてみました。1年前の夏、化学療法の副作用に苦しんで人生のどん底にいた私が、今はこんな遠い土地で暮らしている。つらいことも多いけど、人生って素晴らしい。生きてるといいことがあるんだな……と、ここにたどり着くまでの道のりを思い出していたら、大好きな町の狭い空がにじんで見えなくなりました。【mimi】

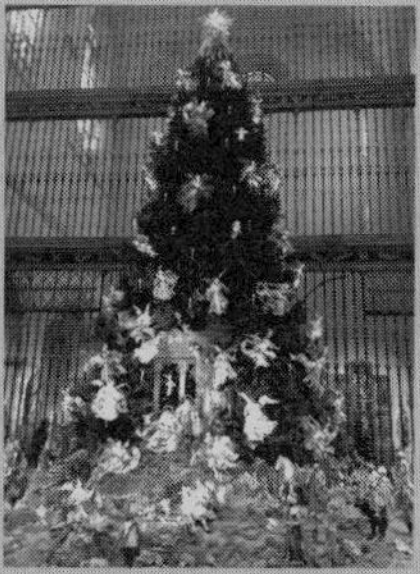

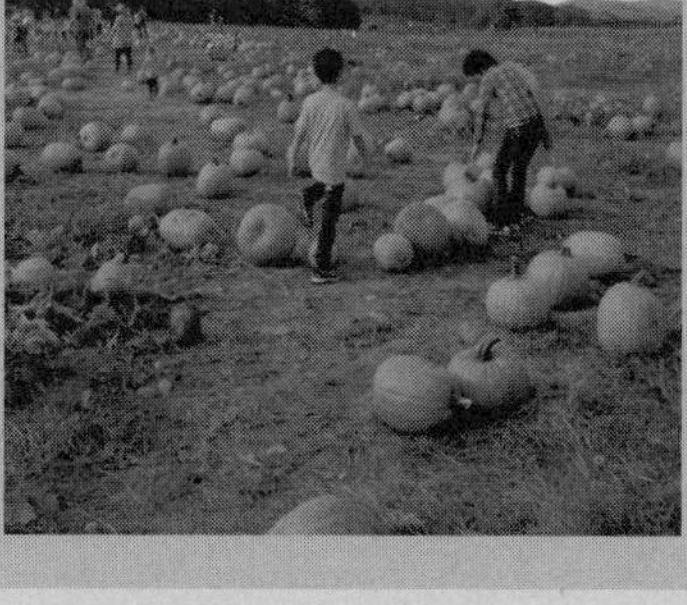

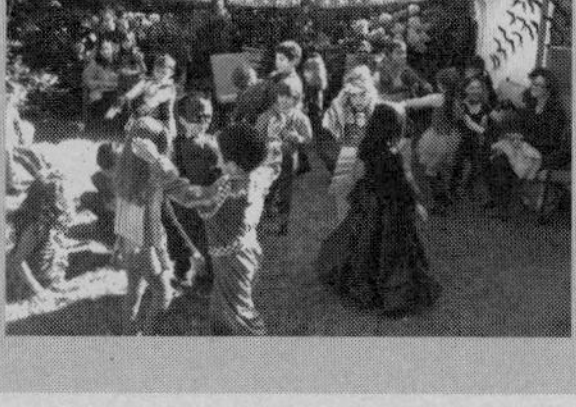

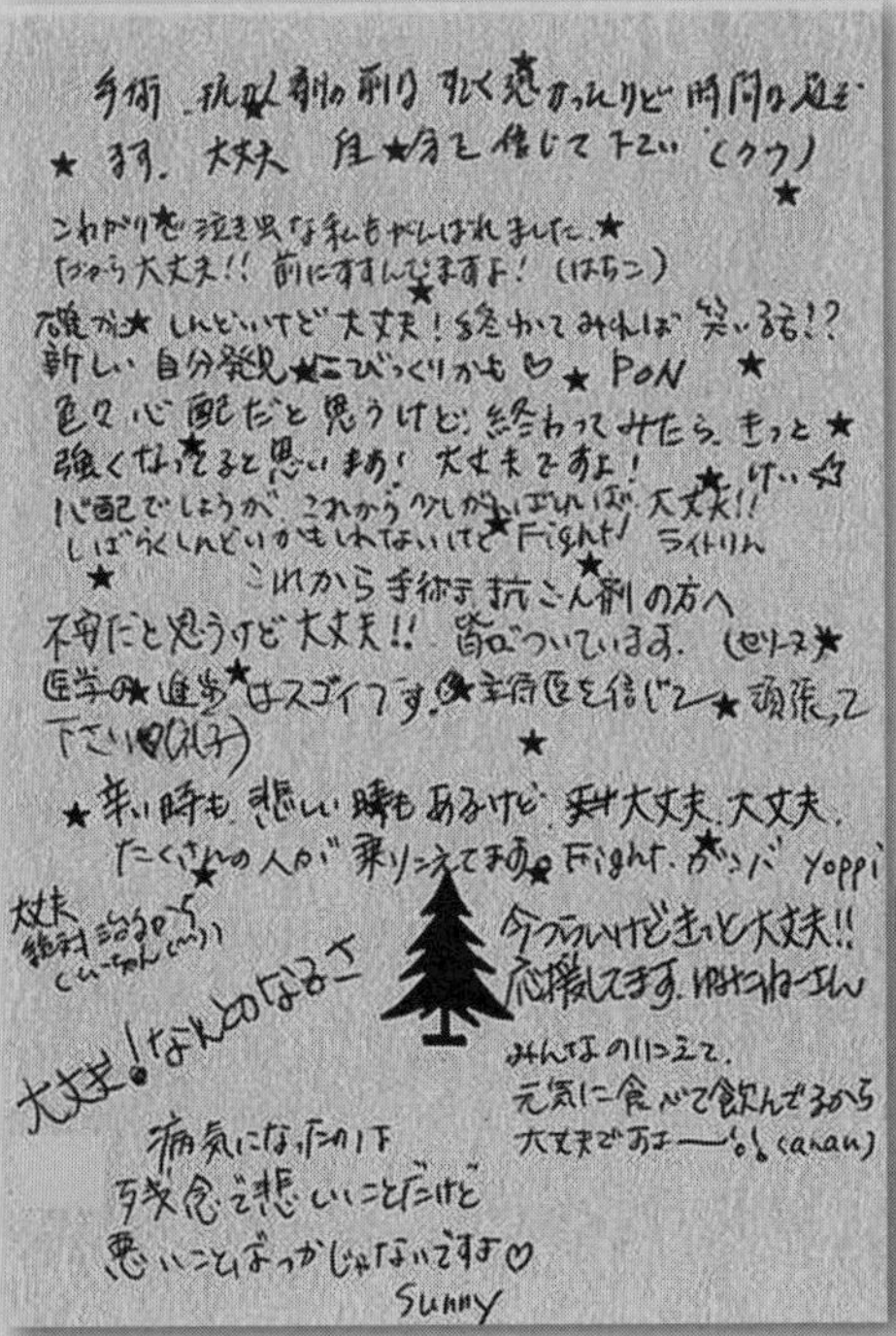

これから手術・抗がん剤治療の方へ

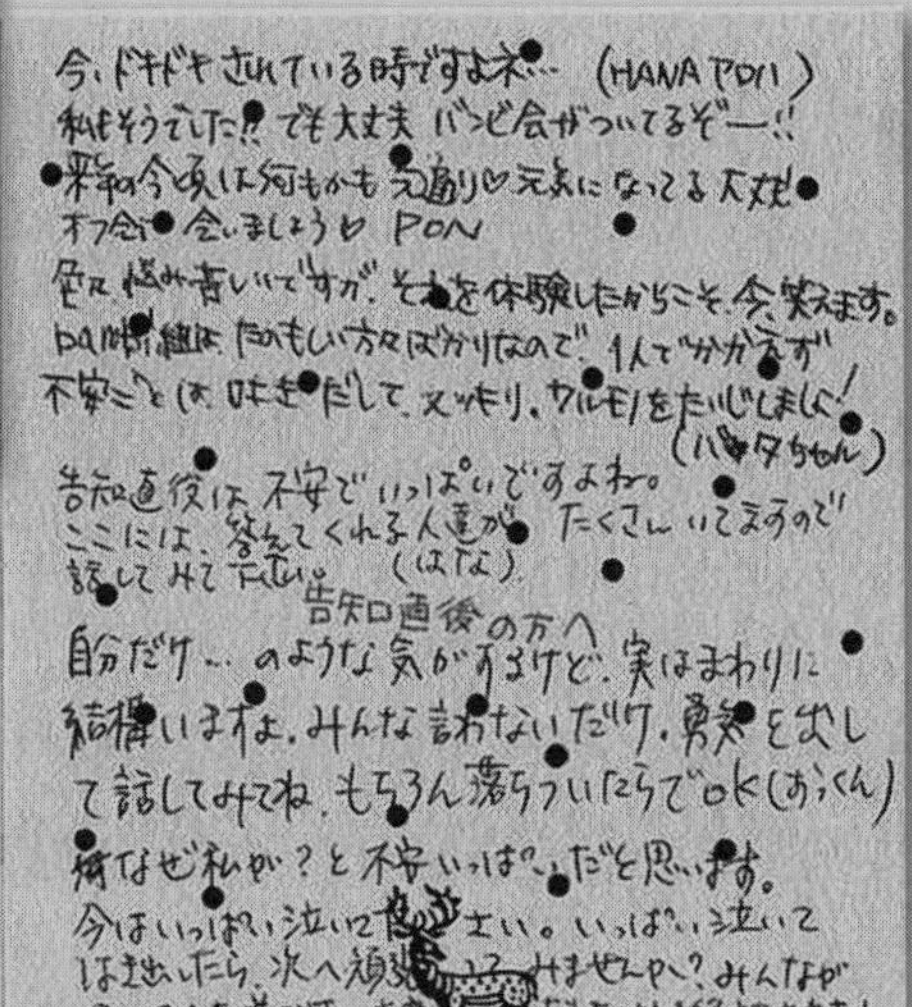

告知直後の方へ

あとがき

病気がわかったとき、何もわからず暗闇に突き落とされた気持ちになった私も、気が付けば「乳がん3年生」です。

振り返ればいろいろ笑ったり泣いたりのできごとがありました。たとえば、無事3年生進級が決まった「術後2年検査」のとき。

検査の結果が出た日、番号を呼ばれ先生の診察室に入ると、先生から告げられたのはこんな言葉。

「まず（ホルモン）注射してきてください。検査結果はあとから説明しますから」

私の病院では、化学療法室で看護師さんに注射をしてもらうシステムなのです。私はそのまま診察室をあとにしました。

正直ちょっと、いや、だいぶ動揺しました。なんで今検査結果いえないの？って。もしかしたら厳しい結果だったのかな？と。

運悪くその日夫はアメリカ出張。もしなんかあったらどうしよう。実両親も亡くなってるし、家には小学生の子供たち……。なんて思いながら化学療法室でブルーな気持ちで注射を受けました。

でもいろいろ考える中、こういう思いも出てきました。

〝もし厳しい結果だったら、まずは（がん友の）Mちゃんたちに電話して、その後高速かっ飛ばしてYちゃんとお勧めの喫茶店行って、夜はaさんと飲んだくれに行こう！（もちろんおごってもらおう［笑］）〟と。

するとあら不思議。不安な気持ちは少し和らぎました。〝もしなんかあっても私は一人じゃないんだ！〟そんな安心感からでした。

で、ちょっと身構えながらも再度結果を聞きに行くと「問題なし」。

なんやねん！　それやったらさっきゆうてや!!

と思ったものですが、この経験を通じてあらためて「仲間がいること」の心強さを感じることができました。

この病気もそうですが、人間今までと違う何かが起こったとき、恐ろしいのは〝孤独〟ではないかと思います。

「なぜ自分だけがこんな目に」

「何も悪いことしてないのに」

「いや、自分が悪いからこうなったのかも……」

そんなふうに考えるとつらさも倍増します。

でも仲間がいるとマイナス思考も和らぎます。

「自分だけじゃないんだ」

「悪いことしたから病気になったわけじゃないんだ」

「みんな元気そうだし自分も頑張ってみようかな」なんて。

だけど、誰もがみな仲間に恵まれるわけではありません。病院の他の患者さんと歳がかけ離れていたり、人口の少ないところに住んでいたり、病状が思わしくなかったり、リアルな場で病気のことを話すのははばかられたり……いろいろな理由があるかと思います。

そんな方たちをはじめ、「乳がんについて患者目線のリアルな情報を知りたい」と思う方たちに何かお役にたてればとの思いから本著の出版に至りました。

出版に至るまでは本当に多くの方々に支えていただきました。監修の高尾先生、脇田先生、両先生をご紹介くださった乳がん患者会「大阪ＱＯＬの会」医療世話人の先生はじめ、専門家の皆様、ブログでのアンケートに協力してくださった方々、そしてbambi*組の仲間。ご協力いただきました皆様にはどれだけ感謝の気持ちを伝えても言葉が足りません。「何を信じたらよいかわかりにくくなった現代、この本が患者さんと主治医との信頼関係の醸成に役立ち、本を手にしていただいた方がより良い納得できる医療が受けられることを願います」――監修の両先生をご紹介いただくにあたり、お書き添えいただいたその言葉は、まさに患者である私たちの願いでもあります。

「信頼関係に基づいた納得できる医療を！」

この本を読んだ方の落ち込んだ心が少しでも明るくなることを、執筆に携わった皆が願っております。どうぞ皆様の明日がよいものでありますように。

２０１３年12月　豊増さくら

＊本著に掲載する情報・データは、あくまでも一般情報であり、個別の患者さんに特定の治療法などを推奨したりするものではありません。治療に関しての判断は主治医や医療機関と相談のうえ、自己判断・自己責任にてお願いいたします。著者および執筆協力者、健康ジャーナル社は一切の責任を負うものではありません。

本書を監修してくださった先生方

■高尾信太郎

大阪府出身。神戸大学卒業。

神戸労災病院、淀川キリスト教病院、大阪府済生会中津病院などを経て現在、兵庫県立がんセンター乳腺科部長と神戸大学医学部教授を兼務。

日本乳癌学会専門医・評議員。日本外科学会専門医・指導医。検診マンモグラフィ読影認定医。

日本がん治療認定医機構認定医・暫定教育医。

■脇田和幸

神戸大学卒業。

淀川キリスト教病院外科部長などを経て現在、茶屋町ブレストクリニックを開業。

日本乳癌学会専門医・評議員。マンモグラフィ読影認定医（評価A）。日本外科学会専門医・指導医。日本消化器外科学会・認定医。日本臨床腫瘍学会・暫定指導医。

豊増さくら
1971年生まれ。本業は中小企業診断士（二児の母）。乳がん患者会bambi*組初代組長。40歳の誕生日直後に乳がん発覚。「浸潤性乳管がん、ステージⅡb、グレード2、ホルモン陽性（HER2陰性）」というよくあるタイプの乳がんであることから、「自分の治療体験が他の人の役にたつのでは？」とブログを始め、その縁で多くの仲間に恵まれ、乳がん患者会bambi*組を立ち上げる。手術、術後抗がん剤治療を経て現在元気にホルモン療法中。
ブログ：http://bambi1971.blog.fc2.com/
＊講演・執筆の依頼は次のメールアドレスまでお願いします。 bambibook2013@gmail.com

＊公的医療保険や医療費控除等に関して執筆をご協力いただきました則竹由紀子先生（P147）、篠田陽子先生（P167）、ならびに著者豊増さくらは、社会で活躍する女性を支援するため、経営から法務までの相談・顧問サービスを提供する「なでしコンサル東海」のメンバーです。
「なでしコンサル東海」へのお問い合せ：info@nadeshiconsul-tokai.com

イラスト　ぽん太（似顔絵 きらきら工房） ぽん太のニガオエ日記 http://ameblo.jp/nigaoekirasora

私たち100人の乳がん体験記
乳がんと診断されたらすぐに読みたい本

2014年3月15日　初版発行
2021年9月15日　第9刷発行

著　者　　豊増さくらと乳がん患者会bambi*組

発行者　　小林真弓

発行所　　株式会社 エッセンシャル出版社
〒103-0001　東京都中央区日本橋小伝馬町7-10 ウインド小伝馬町Ⅱビル6F
Tel 03-3527-3735　Fax 03-3527-3736
URL https://www.essential-p.com/

印刷・製本　シナノ印刷株式会社

ISBN978-4-907838-71-3　C0047
＊定価はカバーに表示してあります。
＊落丁・乱丁などがありましたら、弊社送料負担の上、お取替えいたします。